Cómo mejorar la salud con la Reflexología

Estimada Sra. Carter:

La última vez que nos contactamos fue en aquella ocasión en la que usted me escribió para comentarme acerca de la importancia de llevar sus enseñanzas a los misioneros que trabajan en los países del Tercer Mundo. Pues bien, acabo de regresar de Jamaica, adonde fui como parte de uno de esos viajes, y tuve gran éxito. Combinado con el ayuno y la oración, un solo tratamiento resultó suficiente para mejorar la salud de algunas personas de manera sorprendente, y pude enseñarle a un pastor, su esposa y dos aldeanos, cómo aplicar el método. Grabamos en video la capacitación para su revisión futura, y pretendo volver más adelante para darle capacitación a grupos más numerosos.

Mis manos se han vuelto muy sensibles al contacto con la gente ahí en donde puedo percibir sus problemas o padecimientos, y mi cuerpo entra en un estado de intenso calor que es sentido por el paciente conforme trabajo en él. Mi esposo me dice que, con tan sólo acercárseme, puede sentir un intercambio de energía, y yo me preguntaba si ésta también sería su experiencia. Diversos doctores que me han permitido trabajar con ellos me han dicho que soy capaz de elaborar diagnósticos más certeros que ellos, y que eso representaba la mayor parte del tiempo una amenaza a la comunidad médica, que, en Estados Unidos, por ejemplo, genera toneladas de dinero proveniente de las compañías de seguros en aquellos casos en los que se usa la medicina moderna, pero, en las situaciones que se presentan en el Tercer Mundo, cualquier tipo de medicina es bienvenida. Le agradecería si se pone en contacto conmigo a la primera oportunidad que tenga.

–B.V., Florida.

Estimada Sra. Carter:

Usted ha hecho lo que desde hacía largo tiempo yo he querido hacer pero no he hecho por falta de tiempo: un libro sobre reflexología y nutrición combinadas. Siempre he dicho que la reflexología es sencillamente tan buena como nuestro torrente sanguíneo; estimular la circulación no resulta de gran ayuda, a menos que la sangre sea rica en nutrientes que ayuden a curar y a limpiar nuestro cuerpo.

Durante muchos años he padecido de una condición que me produce un fuerte dolor que me llega casi hasta la parte media de la espalda, debajo de las costillas del lado derecho. Los doctores de manera invariable me mandaban hacer estudios de rayos X, y sencillamente se encogían de hombros: "No hay ningún problema con sus pulmones". En algún lugar leí que ese dolor proviene del hígado, pero que no existía aún remedio alguno para él. Decidí hacer la prueba con la reflexología; en ningún lugar encontré puntos que me produjeran dolor, pero a menudo me sentía mejor después de un tratamiento general. Y un buen día, detecté lo que parecía ser un forúnculo bajo mi piel. Se encontraba en la planta de mi pie derecho, entre el dedo más pequeño del pie y el dedo que le sigue, aunque un poco más abajo, más o menos a la altura de la base de ese dedo más pequeño, a pesar de que en el pie izquierdo no tenía dolor alguno. El caso es que comencé a darle masaje a ese punto, ¡y el dolor de espalda arriba descrito desapareció! Desde entonces, el dolor ha vuelto a aparecer, pero con breves tratamientos desaparece de nuevo. Y yo quería compartir lo anterior con otras personas que deben enfrentar al mismo tiempo una sensación de frustración y la carencia de una cura. No creo haber encontrado esto en ningún otro libro. También he aprendido a darle tratamiento a la parte interior, trasera y delantera de los dedos de mi pie izquierdo, algo que me ayuda a mejorar mi sentido del oído.

Atentamente,

–W.P., Canadá.

Estimada Sra. Carter:

Han pasado ya más de doce meses desde que acudí a usted y le comenté que los doctores del Hospital Gardner me habían dicho que padecía de leucemia y que mi esperanza de vida era de probablemente entre doce y dieciocho meses. Usted sabe perfectamente lo mal que me sentía en ese momento y lo difícil que me resultaba aceptar esos hechos. Desde entonces he tenido una mejoría considerable, y es ahora con inmensa satisfacción que quiero informarle que, como resultado de los avances que he tenido, mis doctores están haciendo planes para mí con base en periodos de cinco años, y que actualmente me encuentro en una absoluta remisión.

Lo que a los doctores pudiera parecerles un avance médico, yo lo considero como un avance que puedo atribuir de manera principal a dos importantes factores. El primero lo son las numerosas oraciones que mis amigos han dicho por mí, y el segundo el apoyo que usted me ha brindado, tanto mentalmente como en los hechos, por el tiempo que me ha dedicado a través de la reflexología.

Estoy segura que recordará que cuando usted comenzó a trabajar con mis manos, los resultados parecían infinitesimales, y que, en un principio, mis pies estaban tan sensibles que no podía usar zapatos ni soportar que usted los tocara siquiera. Pero ahora puedo usar zapatos sin problema alguno y los resultados de mis análisis de sangre de manera continua muestran que mis órganos están ahora haciéndole frente al problema por sí solos.

Han pasado tres meses desde que comencé a hacer uso de la reflexología regular, con base únicamente en los tratamientos reflexológicos que he aprendido de usted. Las palabras no bastan para expresarle mi gratitud por haberme dado un nuevo periodo de vida. Tal vez en ocasiones sienta usted que no valoro de manera suficiente lo mucho que ha hecho por mí. Sin embargo, estoy seguro que le provocará una gran satisfacción el saber que he podido volver a un empleo normal de cuarenta horas semanales. Todo lo que puedo decirle es gracias por todo lo que ha hecho por mí. No sólo a nombre mío, sino también de aquellos a los que amo.

Mis doctores también comparten mi estupefacción por el avance que he logrado. Le doy gracias a Dios por haberla encontrado a usted y a la reflexología.

Atentamente,

– A.K., Australia.

Cómo mejorar la salud con la Reflexología

El arte de curar al alcance de su mano

MILDRED CARTER
y TAMMY WEBER

Library of Congress Cataloging-in-Publication Data:

Carter, Mildred.
  [Body reflexology. Spanish]
  Como mejorar la salud can la reflexologia : al arte de curar al alcance de su mano / Mildred
Carter y Tammy Weber. — Ed. corr. y aum.
    p.   cm.
  Includes index.
  ISBN 0–13–858044–8 (cloth.)   —   ISBN 0–13–848730–8 (paper)
  1. Reflexotherapy.   I. Weber. Tammy.   II. Title.
RM723.R4303718   1997
359.9'8'0973—dc21   97–15496
                                                                                       CIP

Título del original en inglés: *Body Reflexology*

Traducción de *René James y Daniel González*
Fotografías de *Jennifer Rodgers*

La información presentada en este ibro tiene el propósito de ayudar al lector a tomor decisiones bien informadas acerca de su salud. No tiene el propósito de sustituir la atención médica, ni debe utilizarse como manual de autotratamiento. Si usted piensa que tiene algún problema médico, debe buscar consejo médico profesional lo antes posible.

Impreso en Estados Unidos de América

10 9 8 7 6 5 4 3 2

ISBN 0-13-858044-8 (C)   ISBN 0-13-848730-8 (P)

PRENTICE HALL
Career & Personal Development
Paramus, NJ 07652
A Simon & Schuster Company

On the World Wide Web at http://www.phdirect.com

Prentice Hall International (UK) Limited, *London*
Prentice Hall of Australia Pty. Limited, *Sydney*
Prentice Hall Canada, Inc., *Toronto*
Prentice Hall Hispanoamericana, S.A., *Mexico*
Prentice Hall of India Private Limited, *New Delhi*
Prentice Hall of Japan, Inc., *Tokyo*
Simon & Schuster Asia Pte. Ltd., *Singapore*
Editora Prentice Hall do Brasil, Ltda., *Rio de Janeiro*

Printed in the United States of America

Otros libros de Mildred Carter

Helping Yourself with Foot Reflexology
Hand Reflexology: Key to Perfect Health

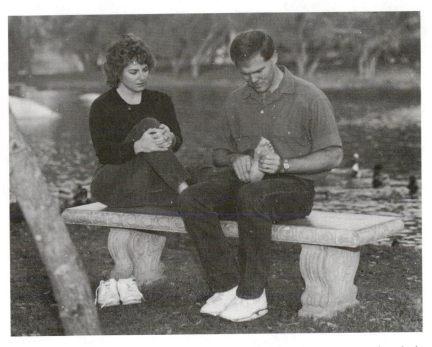

La reflexología es una manera innovadora y simple para mantener la salud en armonía con la naturaleza. No hay que comprar equipo caro ni utilizar instalaciones caras.

Agradecimientos

Deseo expresar mi amor y gratitud a mi familia y amigos, y a los muchos quiroprácticos, médicos naturopáticos, y doctores en medicina que han dado su tiempo y apoyo ayudándome a escribir esta obra.

Me gustaría agradecer especialmente a mi hija Tammy, por su invalorable ayuda para la revisión de este libro. También les doy gracias especiales a mis nietos — Brian, Sandy, Sherry y Kevin — y a Gordon, Cindy, Christina, Chelsea, Malery, y a Roy y Jennifer por su alegría y ayuda en la fotografía.

Agradezco a Stirling Enterprises, Inc. de Cottage Grove, Oregon, por dejarme usar sus aparatos reflexológicos en este libro.

Con mucho afecto y agradecimiento, yo aprecio a todos ustedes, mis alumnos, compañeros reflexólogos y lectores. Es mi privilegio y placer tener la oportunidad de compartir con ustedes esta forma natural para mejorar la salud. Espero que la reflexología le muestre el camino a la energía mental abundante y a la salud física excelente. ¡Que usted y sus seres queridos tengan una vida llena de amor y felicidad!

Introducción

CÓMO USTED PUEDE SENTIRSE
COMPLETAMENTE BIEN AL INSTANTE

La reflexología es una técnica sensacional y dinámica, aunque sencilla, que nos permite irradiar salud. No requiere ni equipo especial ni drogas o medicamentos. A través del masaje reflexológico, usted podrá eliminar las causas y los síntomas de la enfermedad y el dolor provenientes de prácticamente cualquier parte del cuerpo. La reflexología es segura y fácil de usar para cualquier persona, en cualquier momento y en cualquier lugar. Las poderosas fuerzas curativas de la reflexología le darán integridad física, le traerán un vigor, una belleza y una vitalidad renovadas, y harán que la enfermedad y el dolor se alejen de su vida.

Su cuerpo está integrado por las mismas fuerzas de energía que mantienen en su lugar a las estrellas, la luna y el sol. Es controlado por el equivalente a un sistema eléctrico con muchos interruptores de "apagado" y "encendido". Existen "circuitos principales" para cada órgano, glándula y nervio, y estos circuitos tienen terminaciones, o puntos de presión, que se encuentran en las manos, pies y otras partes de su cuerpo. Al darle masaje a, o trabajar, estos puntos de presión, usted puede detener el dolor, y también enviar una fuerza curativa a todas las partes del cuerpo, abriendo aquellas "líneas eléctricas cerradas" que han interrumpido el flujo de la fuerza vital universal. Cuando estas líneas de vida están cerradas o bloqueadas, las glándulas y los órganos que estén funcionando de manera deficiente harán que usted se enferme.

La reflexología llega a la raíz de un problema restableciendo el flujo de energía a los muchos y diferentes sistemas y funciones del cuerpo. En este libro le enseñaré cómo darle masaje a los puntos reflejos de ciertas partes de su cuerpo y cómo hacer que esa energía curativa fluya para traer un alivio natural y rápido a prácticamente todo tipo de dolor y malestar, ya sea crónico o agudo.

A través de la reflexología, he descubierto que en nosotros existe una fuerza capaz de curar; a través de nuestras manos podemos enviar una radiación curativa que penetre en el campo de energía de otra persona. La mayoría de nosotros, sin embargo, no hemos desarrollado esta fuerza en toda su capacidad. En este libro, le mostraré cómo puede usar su poder a través de la reflexología para curarse a sí mismo y a otras personas, obteniendo resultados casi instantáneos.

Usted aprenderá métodos y técnicas que le permitirán detener dolores de cabeza, de muela y de espalda en cuestión de minutos, curar el estreñimiento, dolor de garganta, falta de aliento, dolores del corazón, problemas estomacales, dolores de oído, ciática, hemorroides, dolores de parto, resfriados, gripe, asma, artritis y muchos más. En esta edición corregida y aumentada del libro, he añadido capítulos sobre el síndrome premenstrual y la menopausia, la fibrosis quística y la esclerosis múltiple, la pérdida de peso de manera natural, la eliminación de la tensión y el estrés físico, la importancia de la respiración profunda, la superación de adicciones, el uso de la reflexología para niños y para las mascotas.

La reflexología del cuerpo también le permitirá detectar problemas de salud antes de que se conviertan en problemas serios. Usted obtendrá más energía juvenil y descubrirá cómo mantenerse más joven de su edad actual. Aprenderá cómo tomarse un descanso reflexológico para obtener un refuerzo de energía inmediato adondequiera que se encuentre –en la oficina, al ir de compras a una tienda, al manejar su auto, o cuando sus hijos pudieran parecer difíciles de manejar.

El masaje reflexológico da lugar a una acción calmante que trae alivio a los nervios tensos y a los músculos rígidos. En cuestión de minutos, elimina la fatiga y envía una nueva fuerza vital a través del cuerpo entero. También provoca un mayor flujo de energía que recorrerá su cuerpo entero sin causar ninguna presión o esfuerzo indebido, y sin forzar al corazón. De esta forma, la reflexología ayuda a la nutrición del cuerpo en general.

He pasado muchos años viajando por todo el mundo, estudiando todo método de curación natural que he encontrado a mi disposición para poder transmitírselo a usted. He aprendido muchas cosas maravillosas para curar el cuerpo, para hacerlo más bello, y para encontrar un renovado interés en la vida. Pero a lo largo de todos mis estudios acerca de la curación natural, jamás he encontrado uno que se compare con la reflexología en lo que se refiere a traer alivio a la mayoría de los padecimientos. Y, no obstante, la reflexología resulta todavía desconocida para la mayoría de la gente. Es por eso que escribí la edición original en inglés de cómo mejorar la salud con la reflexología, y que la he actualizado y expandido para la década de los noventa.

Otros libros que tratan acerca del masaje reflexológico del cuerpo son complejos y difíciles de comprender. En éste, usted encontrará las técnicas reflexológicas ilustradas de manera completa y sencilla por medio de diagramas y fotografías. En esta nueva edición, he incluido más fotografías y diagramas más detallados, de modo que las técnicas y métodos del masaje reflexológico sean aún más fáciles de usar. En un esfuerzo para hacer que la reflexología le resulte a usted lo más sencilla posible, he incluido únicamente aquellos reflejos que más le beneficiarán.

Ninguna persona debe depender de la reflexología como si fuera un recurso que lo cura todo. Existen ocasiones en las que se puede necesitar un médico. Sin embargo, la reflexología sí representa un método alternativo efectivo que sirve para aliviar dolores y tratar muchas enfermedades. Una persona es un ser estructural, químico y espiritual, y con el masaje reflexológico usted aprenderá cómo hacer que esos tres elementos alcancen un equilibrio de modo que pueda darle tratamiento a la persona integral, en vez de tratar solamente una parte de su cuerpo. Si todas las partes del cuerpo no están en equilibrio, no podrá existir un alivio completo del dolor y la enfermedad.

La reflexología es realmente mágica, pero no es necesario ser mago para hacerla funcionar en uno mismo o en cualquier otra persona. La energía se encuentra en sus propias manos. Úsela hoy y todos los días para eliminar el dolor y la enfermedad y alejarlos de su vida, y de las vidas de aquellas personas que ama, y de todas esas otras personas a las que desee ayudar.

Una palabra de la autora

Desde la publicación en 1983 de la primera edición en inglés de cómo mejorar la salud con la reflexologia, he recibido cientos de cartas de personas de todo el mundo que han descubierto los enormes poderes curativos del masaje reflexológico. Usando las sencillas técnicas reflexológicas especiales descritas en mi libro, estas personas han encontrado curación para casi todo tipo de enfermedades, y sus estilos de vida han cambiado dramáticamente. Ahora disfrutan de más vitalidad y energía, se deprimen menos, y tienen una mayor confianza en sí mismas.

El cuerpo tiene una capacidad asombrosa para curarse a sí mismo. Los secretos para esta salud renovada son una circulación sanguínea vigorosa, una relajación completa, actividad diaria, y una dieta adecuada. Y tal como esta nueva edición de mi libro se lo demostrará, la reflexología contribuye a todos estos elementos críticos, ayudándole al cuerpo a resistir la enfermedad y a combatir las molestias de la mayor parte de los problemas de salud.

Para las personas ciegas, he producido cintas de audio que describen con detalle las técnicas reflexológicas que se encuentran en mis libros. Espero que estas cintas le resulten a las personas ciegas tan útiles como lo han sido mis libros para las personas que ven. El propósito de estas cintas no es el de recuperar la vista, sino el de ayudar a los ciegos a comprender y a utilizar el masaje reflexológico para aliviar el dolor y otros problemas de salud.

Quisiera expresar mi aprecio y dedicatoria a aquellos que me han escrito para hacerme llegar los milagrosos testimonios que describen cómo es que la reflexología los ha ayudado a ellos mismos o a alguna persona en sus vidas. Es probable que encuentren su propia historia en este libro. Sin embargo, he tratado de respetar su privacidad y, por lo tanto, únicamente los he identificado por sus iniciales.

Les doy las gracias y les reitero que siempre será un placer tener noticias de ustedes.

Mildred Carter

Contenido

CAPÍTULO 1

Cómo la reflexología ayuda al cuerpo a curarse a sí mismo

Más de veinte millones de estadounidenses han sido testigos a través de la televisión, de la efectividad de la reflexología y han leído acerca de esta técnica de curación natural en muchas revistas nacionales, y en la mayoría de los periódicos. En ocasiones se la describe con diferentes nombres, pero todos estos métodos hacen uso de la misma técnica, que consiste en hacer presión en ciertos puntos del cuerpo.

Yo he demostrado, más allá de toda duda, el poder curativo del masaje reflexológico en mis libros *Hand Reflexology: Key to Perfect Health* y *Helping Yourself with Foot Reflexology*.

Ahora daremos un paso más con las maravillas del masaje aplicado al cuerpo, que también obrará milagros curativos en su vida y en la vida de sus seres queridos.

Si usted sigue las instrucciones en este libro, verá cómo el uso de la reflexología resultará en la activación de muchos procesos en el cuerpo entero.

Por medio de la reflexología, usted liberará el poder curativo del sistema linfático al permitir que el flujo del fluido linfático circule a las áreas del cuerpo dañadas. De la misma forma, acelerará el efecto de las fuerzas curativas por medio de la activación del sistema nervioso al darle masaje a los puntos reflejos indicados y equilibrar el flujo de energía vital entre los diferentes sistemas.

Observe el Diagrama 1 por un momento. En él podrá ver cómo la energía y la circulación se vuelven más lentas cuando existe un bloqueo en la línea. Al eliminar este bloqueo y permitir a la energía vital fluir libremente a todas las partes de nuestro cuerpo, comenzamos a hacer que la salud sea restaurada.

Un punto sensible en cualquier parte de nuestro cuerpo es indicativo de una congestión en las líneas de energía, lo cual, a su vez, quiere decir que existen problemas en algún área que puede encontrarse alejada de ese punto sensible.

Ahora usted comprenderá por qué la reflexología es capaz de producir esos milagros curativos. Este sencillo milagro de la curación mágica ha sido pasado por alto durante muchos años, precisamente a causa de su misma simplicidad.

Médico se convence

La explicación de la Sra. Carter acerca de por qué su reflexología sí funciona entra en un conflicto tan grande, con aquello en lo que yo o cualquier otro médico que haya estudiado el sistema nervioso creemos, que mi primera reacción a su libro fue muy negativa. Pero entonces recordé la sabiduría de un dicho: "El por qué una cosa funciona no es tan importante como el hecho de que funcione". El "por

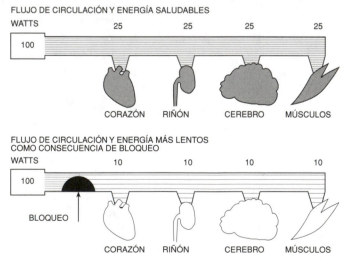

Diagrama 1

qué" de cualquier método que dé resultados puede variar, pero no existe ningún "por qué" que le permita a cualquier método que *no funcione* dar resultados.

Por ello, decidí someter a prueba a la señora Carter, pidiéndole que usara su reflexología en diversas personas, y encontré, para mi sorpresa, que todo lo que afirmaba en su libro era cierto. Ahora no tengo duda alguna acerca de la eficacia de este método.

–Dr. Van. S.

Cómo funciona la reflexología

Hacer presión con el dedo sobre un cierto "punto" (terminación nerviosa) del cuerpo puede dar como resultado una extraña sensación de hormigueo en un área totalmente diferente, y con ello usted sabrá que un punto reflejo está conectado con esa zona alejada de él. Mantenga la presión sobre ese punto durante unos cuantos segundos; si el punto es sensible, oprímalo varias veces. Ahora usted cuenta con una prueba contundente de que la presión curativa ejercida sobre un reflejo está llegando a la raíz del problema.

En ocasiones usted sentirá ese hormigueo del que hablamos en el momento en el que menos lo espera. Lo anterior no siempre sucede, pero cuando así ocurra, usted sabrá que ha descubierto una corriente de salud dadora de vida. Es este descubrimiento lo que hace del masaje reflexológico algo tan valioso. Abarca todas las partes del cuerpo y hace que éstas queden bajo control. Evita que se genere una corrosión que podría ocasionar problemas más adelante.

No se impaciente. Tenga en cuenta que ha sido mucho el tiempo que se ha requerido para llegar al estado que usted tiene actualmente. Deberá darle a la naturaleza algo de tiempo para corregirlo, aunque con frecuencia la mejoría es tan rápida, que parece como si se tratara de un milagro.

En ciertos casos, para aliviar el dolor será necesario hacer uso de un estímulo durante un periodo de tiempo más largo, en ocasiones de entre veinte minutos y una hora, así que no se dé por vencido si el dolor no desaparece de inmediato. ¡Sí funcionará!

TRATE HASTA LOS MÁS PEQUEÑOS DOLORES

Cada vez que experimente dolor, inclusive la más leve sensación de dolor, en cualquier parte de su cuerpo, no importa de qué lugar se trate, ¡haga presión sobre esa parte y déle masaje *de inmediato*! El dolor es el mecanismo que el cuerpo utiliza para enviarle por la vía de los puntos reflejos una señal de que existe algún problema. En algún lugar existe un bloqueo que ocasiona un funcionamiento deficiente en cierta área del cuerpo. Puede encontrarse bastante alejado del emisor que envía la señal, pero si usted oprime el punto correspondiente en ese momento, podrá evitar que la enfermedad se presente de manera inesperada más adelante. Esté atento a lo que le indica su cuerpo. Siempre recibirá una señal de advertencia antes de que la enfermedad se presente, de modo que préstele atención como si se tratara de la luz roja del semáforo en una calle. *Deténgase* y oprima el punto reflejo, y verá que continuará viviendo libre de enfermedades.

EVIDENCIA CIENTÍFICA DE QUE LA REFLEXOLOGÍA SÍ FUNCIONA

Desde la introducción de la acupuntura en el mundo occidental, los doctores que se han interesado en ella han tratado de encontrar evidencia científica de que el estímulo de ciertas partes del cuerpo detiene el dolor y ayuda a curar la enfermedad. (Por "evidencia científica" entendemos aquélla que se obtiene bajo condiciones de laboratorio controladas.)

Diversas investigaciones llevadas a cabo recientemente en Francia, Israel, Gran Bretaña, Escocia, Canadá, Estados Unidos y otros países occidentales, han producido una serie de descubrimientos que arrojan luz sobre la forma en la que la reflexología, lo mismo que la acupuntura, podría funcionar.

El Dr. Roger Dalet, especialista del Hospital Beaujon de París, nos dice en su libro *How to Give Relief from Pain by the Simple Pressure of a Finger*, que el estímulo de ciertos puntos de acupuntura (que son los mismos puntos de la reflexología) hace que la sangre se enriquezca y produce una mejoría considerable en la función respiratoria, especialmente los pacientes que padecen de asma. Los pacientes con ritmos cardíacos alterados también presentan una notable mejoría después de la acupuntura.

El Dr. Dalet nos describe también en su libro una serie de registros de los movimientos del estómago y los intestinos, lo que se conoce como peristalsis. Estos registros han revelado que en aquellos casos en los que la peristalsis ha sido excesiva, algo que puede resultar muy doloroso, la aplicación de agujas de acupuntura en la parte frontal del abdomen ha producido una reducción considerable de su actividad y un efecto calmante del cuerpo en general.

En este libro, le enseñaré a usted cómo lograr los mismos resultados, utilizando nada más que la presión sobre ciertos puntos del cuerpo en vez de las agujas de acupuntura.

LA CIENCIA EXPLICA POR QUÉ LA REFLEXOLOGÍA FUNCIONA

Los puntos reflejos son conexiones de energía que transmiten y refuerzan el flujo de energía a través de diferentes líneas meridianas del cuerpo, transmitiendo esa energía hacia los diferentes órganos del cuerpo y el sistema nervioso.

El Dr. Becker y varios colegas suyos han estado experimentando con electrodos, y han encontrado evidencia científica de que la corriente eléctrica es transmitida más fácilmente a lo largo de las líneas meridianas del cuerpo. Lo anterior demuestra que existen propiedades eléctricas específicas en los puntos reflejos y a lo largo de los meridianos, que difieren de las de los tejidos que los rodean.

Después de muchos meses de pruebas en la Universidad de Aberdeen y en la Universidad de California, en La Jolla, se descubrieron en el cerebro una serie de mensajeros químicos muy similares en composición a la droga conocida como morfina. A estos mensajeros se los conoce como endorfinas, y tienen el mismo efecto que la morfina para suprimir el dolor. Al parecer trabajan bloqueando la transmisión de los impulsos propios del dolor de una neurona a otra.

Ahora se han descubierto una serie de estas sustancias, todas ellas químicamente bastante similares. Se sabe que tienen un efecto calmante o incluso de euforia, pudiendo producir optimismo e incluso felicidad, dependiendo de su estructura química y de la parte del cerebro afectada.

Un científico canadiense, el profesor Pomeranz, de Toronto, descubrió que la acupuntura libera a estas mismas endorfinas. La reflexología logra el mismo efecto, utilizando la presión en vez de agujas.

SON MUCHAS LAS PERSONAS A LAS QUE
LA REFLEXOLOGÍA HA AYUDADO

El tratamiento reflexológico que permite ayudar a la naturaleza a abrir los canales de la salud a cualquiera y todas las partes del cuerpo, ha demostrado ser muy exitoso, y nunca falla si se le aplica apropiadamente. La reflexología no sólo ayuda a la naturaleza a abrir estos canales cuando se encuentran congestionados, sino que también envía un suministro de fuerza vital y magnética que cargará a los diversos canales que existen en el interior del cuerpo como si se tratara de una onda de choque curativa.

Para ayudarlo a comprender mejor la simplicidad de la reflexología, quiero pedirle que trate de recordar algún momento de su vida en el que haya experimentado el paso de una "señal" eléctrica que haya recorrido sus nervios. Tal vez fue alguna ocasión en la que se asustó repentinamente; o probablemente cuando el dentista le dijo que necesitaba sacarle una muela; o tal vez le haya sucedido al momento de tirar de unos cuantos de sus cabellos... pero sea cual fuere el caso, la señal que recorrió sus nervios fue muy definida. Lo más probable es que esa sensación haya recorrido todo su cuerpo, de pies a cabeza.

Éste es un buen ejemplo de cómo, al usar la reflexología, la energía eléctrica portadora de vida viaja a través de los circuitos nerviosos. Sin embargo, la diferencia es que, con este dinámico poder curativo, uno por lo general puede "sentir" la fuerza curativa vital que proporciona ese alivio tan completo (y, en algunos casos, inmediato).

He recibido cientos de cartas de personas de todo el mundo contándome acerca de curas sensacionales a casi cualquier tipo de enfermedad por medio del uso de la reflexología. A continuación reproduzco las cartas de unas cuantas personas a las que la reflexología ha ayudado.

Ayuda para aliviar dolor por cadera artificial

Estimada Sra. Carter:

Soy un fiel creyente en que no se debe utilizar cualquier tipo de medicamentos. Me liberé de la dependencia de las medicinas (que me eran prescritas por el doctor de mi familia) gracias a la acupuntura. Muy rara vez llego a utilizar incluso una aspirina. Es por ello que, como podrá imaginar, al momento de leer su libro sobre reflexología estuve de acuerdo con él en un cien por ciento. Y ya lo he puesto en práctica en mi mismo en muchas ocasiones.

Mi esposa, que tiene todo tipo de problemas, no creía para nada en la reflexología. Sin embargo, el otro día me dejó trabajar en sus pies. Y sintió un alivio inmediato, especialmente en el área en la que tiene un implante de cadera artificial. También ha padecido de hinchazón. Después de trabajar con sus pies, esa hinchazón ha desaparecido, de tal forma que después de tan sólo un tratamiento ya podía distinguir perfectamente el contorno de su tobillo. Todavía no lo puede creer, pero tampoco puede negar la evidencia de que sí funciona.

Soy maestro de escuela y todo esto me parece bastante gratificante. Me gusta estar ocupado y también ayudar a otras personas. La reflexología puede proporcionar ambas cosas, y ser al mismo tiempo muy placentera.

Atentamente,

–S.F.R.

Feliz y saludable a los ochenta y seis años de edad

Estimada Sra. Carter:

Gracias por escribir sus libros. De joven me dedicaba al teatro y tenía un hermoso cabello rubio. Durante treinta años me teñí el cabello usando un producto sintético. Y, no obstante, después de haber comenzado a utilizar la reflexología en mis manos, pies y cuerpo, al igual que a pulir las uñas de los dedos de mis manos... mi cabello ha pasado de tener un color gris a tener otro más atractivo. Por otro lado, hace tres años me informaron que tenía cataratas; y un año después comenzaron a empeorar... pero este año han regresado a un estado normal.

Tampoco podía caminar bien. Tan precario era mi estado de salud, que andaba en una motoneta eléctrica. Pero comencé a aplicarme tratamientos reflexológicos y ahora puedo caminar durante 15 minutos sin experimentar dolor alguno... ¿sabe de alguien que necesite una motoneta?

Al llegar a los 76 años hubo necesidad de que me instalaran una válvula triple en el corazón, pero todavía hoy me siento como si tuviera 60. Mientras veo televisión ejercito los dedos de manera vigorosa sobre mi cabeza, pies, manos y cuerpo... y debo decirle que mi cuerpo experimenta una especie de cosquilleo, y que a los 86 años de edad me encuentro feliz y completamente saludable.

Atentamente,

–G.B.

Reflexología ayuda a un marinero en sus travesías por todo el mundo

Estimada Sra. Carter:

Que Dios le dé más energía para poder seguir ayudando a la gente a través de sus maravillosos libros, no sólo en Estados Unidos, sino en todo el mundo. Soy marinero y trabajo en un buque que viaja por todo el mundo. Y sucede que, por casualidad, leí su libro *Hand Reflexology* en algún lugar en Corea.

Su libro me reveló el asombroso secreto de la salud que pone en movimiento al dinámico poder curativo de los misteriosos "circuitos nerviosos" del cuerpo. Hace poco, al abordar la embarcación en Malta, comencé a experimentar en ambos tobillos un tremendo dolor que casi me paralizaba. Ya podrá imaginarse el temor que tenía de no poder realizar mi trabajo a bordo; pero gracias a su libro, que llevaba conmigo, pude trabajar con los reflejos mencionados en él. Poco a poco, el dolor comenzó a ceder y pude caminar normalmente, y ahora me siento bien. ¡De verdad creo que reactivar los reflejos es algo realmente efectivo!

Quiero que sepa que me encuentro en deuda con usted, Sra. Carter, por haber compartido conmigo este método para la curación física, y pienso que la única forma en la que puedo pagarle es comunicando y demostrando a otros, incluyendo a todos mis parientes y amigos, lo que su libro puede hacer por todos nosotros. Una vez más, reciba mis más sinceros saludos.

Atentamente,

–A.M.M.

La reflexología ayuda a mujer de ochenta y tres años

Estimada Sra. Carter:

Por medio de la presente quisiera contarle acerca de los maravillosos resultados que estoy obteniendo a través del masaje corporal. Tengo ochenta y tres años de pura juventud y, gracias a usted, me conservo joven todavía. Antes de enterarme a través de usted de los reflejos del cuerpo, difícilmente podía arreglármelas. No tenía ni siquiera la fuerza que se necesitaba para ejercer suficiente presión en mis pies y manos, aunque sí obtenía algunos resultados. Y entonces decidí hacer la prueba con su método integral que consiste en trabajar los diferentes reflejos que existen en el cuerpo y, gracias a Dios, pude llevarlo a cabo y experimentar los resultados. Sencillamente colocaba todos los dedos de ambas manos y oprimía con fuerza ahí en donde necesitaba un alivio, o sea, en la mayor parte de mi cuerpo. Y de verdad podía sentir cómo ese efecto curativo funcionaba. Qué maravillosa es la reflexología y qué maravillosa es la forma en la que me siento hoy. ¡Hasta pienso que voy a encontrar un esposo joven!

Estoy segura de que usted fue enviada a esta tierra para ayudar a los hijos de Dios, que tanta necesidad tienen de estos métodos de curación naturales. Siga adelante; mis plegarias están con usted.

–N. M.

Carta de un ministro eclesiástico

Estimada Sra. Carter:

Quisiera contarle acerca de lo que he hecho con la reflexología. Un domingo, después de mi sermón, le dije a mi congregación que iba a enseñarles a aquellos que estuvieran interesados a cómo recuperar y conservar su salud por medio del uso de métodos naturales. Les pedí que le dieran masaje a ciertos puntos reflejos en sus manos, y luego les pedí que se quitaran los zapatos y les enseñé en dónde se encontraban ciertos puntos reflejos de sus pies. El caso es que todo esto les encantó. Eso fue hace un mes; me gustaría que usted pudiera ver la diferencia en los que lo hicieron. Muchos de ellos ahora están mucho más saludables y más contentos. No pasa día sin que alguien venga a contarme de los maravillosos resultados que está obteniendo desde que les enseñé el milagro derivado del dar masaje a sus reflejos.

La reflexología es un verdadero milagro de Dios que hemos tenido con nosotros todo el tiempo.

Oramos por usted todos los días, le damos las gracias a Dios y también agradecemos a usted por el milagro de la reflexología.

–Reverendo D.W.

Técnicas para ejercer presión sobre los puntos reflejos de todo el cuerpo

Para describir la manera de usar los puntos reflejos del cuerpo, lo mejor es comenzar por aquellos que se encuentran en las manos y los pies.

Coloque el pulgar de una mano en el centro de la palma de la otra mano o en el centro de la parte inferior de su pie y, realizando un movimiento giratorio, oprima y deslice el pulgar como si estuviera tratando de deshacer un terrón de azúcar. Haga lo mismo unas cinco veces, y pase a otro lugar. Usted sabrá qué puntos reflejos son a los que les está dando masaje estudiando los Diagramas 2, 3, 4 y 5. No deberá darle masaje a la *piel*, sino a los puntos reflejos que se encuentran *debajo de la piel*. Use este método para darle masaje a los puntos reflejos, a excepción de aquellos casos en los que se le pida que mantenga una presión uniforme.

Un método más avanzado para darle masaje a las manos y los pies consiste en comenzar a frotar el pulgar o el dedo grande del pie, para luego darle un masaje completo a cada uno de los dedos de las manos y los pies, tratando al mismo tiempo de detectar puntos reflejos sensibles. En este caso, no use solamente sus dedos. Utilice algo como un lápiz o la pequeña sonda reflexológica para mano descrita en el capítulo sobre aparatos reflexológicos. Haga girar la sonda entre los dedos del pie y también entre los dedos de la mano. Se quedará sorprendido de ver todos los puntos causantes de dolor que descubrirá en estas áreas.

En los Diagramas 6A, 6D y 6E, verá que existen también importantes puntos reflejos en la parte superior de los pies y la parte trasera de las manos. Asegúrese de darle masaje a estos puntos reflejos, ya que con ello estimulará muchas áreas del cuerpo. Mantenga una presión firme y constante mientras cuenta lentamente hasta siete, y luego retire la presión contando hasta tres. Hágalo tres veces más en las pantorrillas por aproximadamente quince minutos para aliviar el dolor en el cuerpo entero (ver Diagrama 6H).

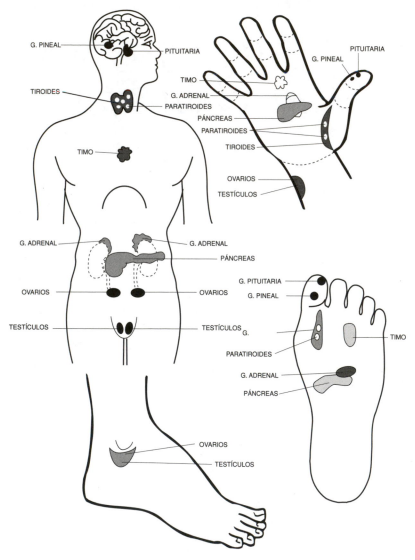

Diagrama 2

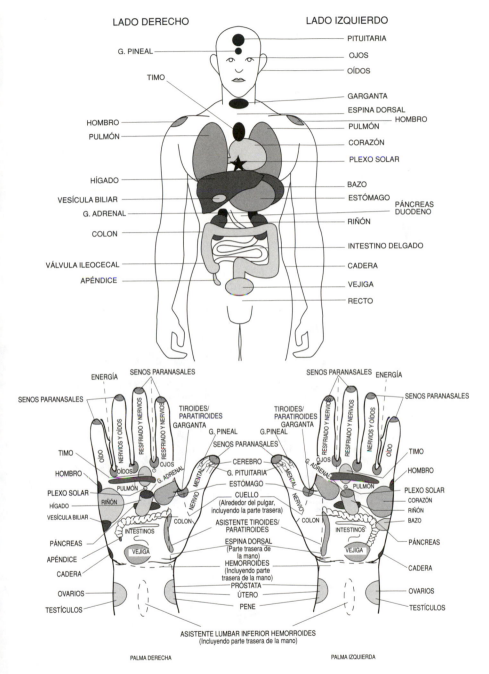

Diagrama 3

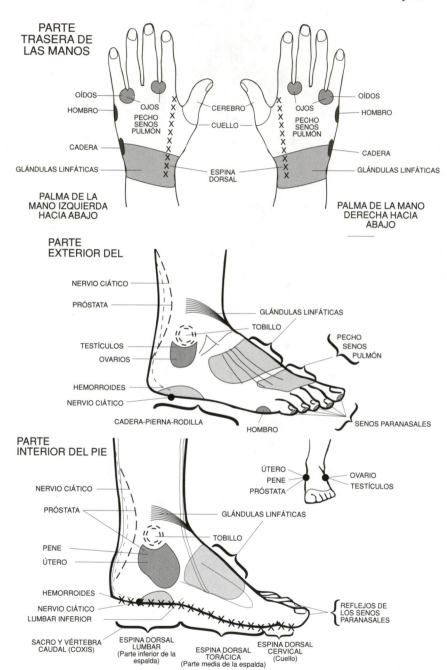

PARTE TRASERA DE LAS MANOS

OÍDOS
HOMBRO
CEREBRO
OJOS
PECHO SENOS PULMÓN
CUELLO
OÍDOS
HOMBRO
CADERA
GLÁNDULAS LINFÁTICAS
ESPINA DORSAL
CADERA
GLÁNDULAS LINFÁTICAS

PALMA DE LA MANO IZQUIERDA HACIA ABAJO

PALMA DE LA MANO DERECHA HACIA ABAJO

PARTE EXTERIOR DEL

NERVIO CIÁTICO
PRÓSTATA
GLÁNDULAS LINFÁTICAS
TOBILLO
TESTÍCULOS
OVARIOS
PECHO SENOS PULMÓN
HEMORROIDES
NERVIO CIÁTICO
CADERA-PIERNA-RODILLA
HOMBRO
SENOS PARANASALES

PARTE INTERIOR DEL PIE

ÚTERO
PENE
PRÓSTATA
OVARIO
TESTÍCULOS
NERVIO CIÁTICO
PRÓSTATA
GLÁNDULAS LINFÁTICAS
TOBILLO
PENE
ÚTERO
HEMORROIDES
NERVIO CIÁTICO
LUMBAR INFERIOR
REFLEJOS DE LOS SENOS PARANASALES
SACRO Y VÉRTEBRA CAUDAL (COXIS)
ESPINA DORSAL LUMBAR (Parte inferior de la espalda)
ESPINA DORSAL TORÁCICA (Parte media de la espalda)
ESPINA DORSAL CERVICAL (Cuello)

Diagrama 4

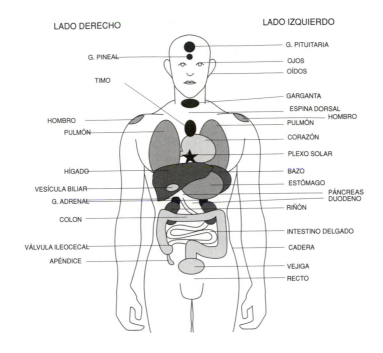

LADO DERECHO   LADO IZQUIERDO

G. PINEAL

TIMO

HOMBRO
PULMÓN

HÍGADO
VESÍCULA BILIAR
G. ADRENAL

COLON

VÁLVULA ILEOCECAL
APÉNDICE

G. PITUITARIA
OJOS
OÍDOS

GARGANTA
ESPINA DORSAL
HOMBRO
PULMÓN
CORAZÓN

PLEXO SOLAR

BAZO
ESTÓMAGO
PÁNCREAS
DUODENO
RIÑÓN

INTESTINO DELGADO

CADERA

VEJIGA
RECTO

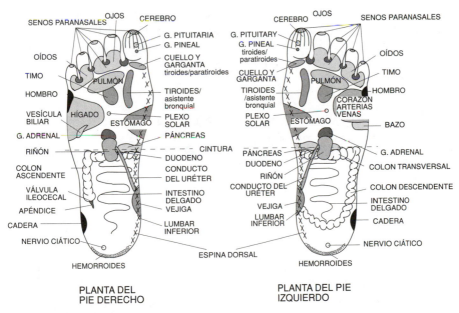

SENOS PARANASALES
OJOS   CEREBRO

OÍDOS

TIMO

HOMBRO

VESÍCULA
BILIAR
G. ADRENAL

RIÑÓN

COLON
ASCENDENTE

VÁLVULA
ILEOCECAL
APÉNDICE

CADERA

NERVIO CIÁTICO

HEMORROIDES

PULMÓN

HÍGADO

ESTÓMAGO

G. PITUITARIA
G. PINEAL
CUELLO Y
GARGANTA
tiroides/paratiroides

TIROIDES/
asistente
bronquial
PLEXO
SOLAR
PÁNCREAS

CINTURA
DUODENO
CONDUCTO
DEL URÉTER
INTESTINO
DELGADO
VEJIGA

LUMBAR
INFERIOR

ESPINA DORSAL

**PLANTA DEL
PIE DERECHO**

CEREBRO   OJOS
SENOS PARANASALES

G. PITUITARY
G. PINEAL
tiroides/
paratiroides
CUELLO Y
GARGANTA
TIROIDES
/asistente
bronquial
PLEXO
SOLAR

ESTÓMAGO

PÁNCREAS
DUODENO

RIÑÓN
CONDUCTO DEL
URÉTER
VEJIGA
LUMBAR
INFERIOR

PULMÓN

CORAZÓN
ARTERIAS
VENAS

OÍDOS

TIMO

HOMBRO

BAZO

G. ADRENAL

COLON TRANSVERSAL

COLON DESCENDENTE

INTESTINO
DELGADO

CADERA

NERVIO CIÁTICO

HEMORROIDES

**PLANTA DEL PIE
IZQUIERDO**

Diagrama 5

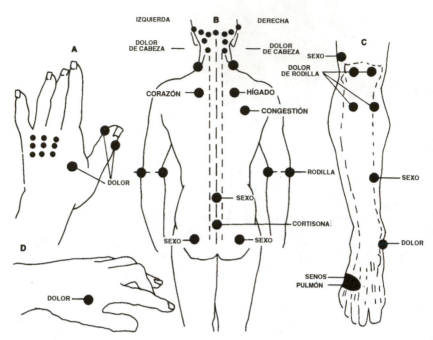

En este diagrama se muestran varios botones reflejos para el control del dolor que son estimulados por medio de la presión, a fin de provocar la liberación de sustancias químicas naturales inhibidoras del dolor que se encuentran en el cerebro y a las que se les conoce como "endorfinas". También se muestran varios botones reflejos estimuladores de energía ubicados en diferentes lugares.

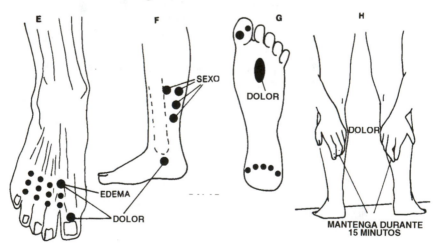

Diagrama 6

La energía eléctrica presente en sus manos

La palma de la mano derecha es positiva y estimula el flujo de energía, produciendo con ello un efecto vigorizante.

La palma de la mano izquierda es negativa y tiene un efecto sedante, calmante y limpiador.

El uso de ambas manos le dará el efecto combinado de ambos tipos de energía.

Las partes traseras de las manos tienen una energía eléctrica opuesta a la de las palmas. La parte trasera de la mano derecha es negativa, y la parte trasera de la mano izquierda es positiva.

La parte trasera de la cabeza es positiva, mientras que la parte frontal de la cabeza es negativa. Si coloca la palma de su mano derecha sobre la parte trasera inferior de su cabeza y la palma de la mano izquierda sobre la parte frontal de su cabeza, estará activando las energías naturales de la cabeza, y el resultado será una sensación de bienestar y fortaleza. Si invierte usted este procedimiento, dará lugar a una disminución de la eficiencia del cerebro, algo que tendrá un efecto perturbador.

Así que recuerde que cada vez que oprima un punto reflejo con la finalidad de suprimir un dolor, trate de usar la mano izquierda. Si está utilizando un implemento reflexológico para suprimir el dolor, sosténgalo con la mano izquierda. Si lo que usted está buscando es enviar fuerzas curativas energizadas a áreas del cuerpo que están bloqueadas y tienen un funcionamiento lento y atrofiado, podrá obtener mejores resultados haciendo uso del efecto revitalizador proveniente de su mano derecha.

La reflexología es un método de curación natural, sin importar en dónde o cómo lo use, pero le resultará más efectivo si se encuentra usted consciente de la energía eléctrica positiva y negativa presente en sus manos.

La reflexología prolonga la vida del esposo

Estimada Sra. Carter:

Hace algún tiempo los doctores le dijeron a mi esposo que le quedaba menos de una semana de vida. Después de hablar con usted, comencé a aplicar la reflexología en todo su cuerpo. Y fueron sus libros sobre reflexología de manos y pies, que yo ya tenía en ese entonces, los que me ayudaron a mantenerlo con vida. Posteriormente comencé a practicar en él la reflexología corporal, y vivió cuatro años más. Los doctores creen que estoy loca al usar la reflexología, pero ésta hizo por él lo que ellos jamás pudieron hacer, y yo misma me mantengo todavía con vida y saludable gracias a la reflexología.

–M. L.

Los puntos reflejos del cuerpo

En los diagramas que aparecen a continuación usted podrá ver que, a diferencia de los puntos reflejos de las manos y los pies, los otros puntos reflejos del cuerpo no siempre siguen una línea meridiana recta. Existen *varios* puntos reflejos que se encuentran en ciertas áreas del cuerpo y que estimularán la revitalización en más de un área disfuncional.

Es por ello que al hacer uso de los puntos reflejos del cuerpo tendremos que usar una técnica un tanto novedosa. Como algunos de estos puntos reflejos se encuentran en áreas en las que resulta difícil aplicar masaje, no es fácil dar instrucciones sencillas.

Si observa detenidamente los diagramas, se dará cuenta de lo que quiero decir. En el Diagrama 12 podrá ver los muchos puntos reflejos que existen en tan sólo una porción de la cabeza. ¿Cómo hacer para encontrar un punto específico? De aquí la necesidad de la utilización de algunas técnicas nuevas. A lo largo del libro encontrará fotografías de la mayoría de ellas. Es probable que a veces sea necesario pedirle a otra persona que nos ayude.

Observe los Diagramas 7 y 8. En ellos encontrará una serie de puntos reflejos distribuidos en varias partes del cuerpo. Ahora observe los Diagramas 9, 10 y 11. Muchas personas no están familiarizadas con los órganos y glándulas que existen en el interior del cuerpo; me gustaría, si éste es su caso, que estudie las posiciones de estas glándulas y órganos de modo que pueda asociarlos con ciertos puntos reflejos en el momento en el que se le pida aplicarles masaje para ayudar a aliviar padecimientos específicos.

CÓMO TRABAJAR LOS PUNTOS REFLEJOS DEL CUERPO PARA OBTENER LOS MEJORES RESULTADOS

Observe los Diagramas 3 y 5. Note cómo los puntos reflejos se encuentran más o menos a la altura de las glándulas y órganos que representan. Para oprimir estos puntos reflejos específicos, utilice el dedo medio, que es el que tiene el mayor flujo de energía, o utilice el método de los cuatro dedos, que en determinadas ocasiones pareciera tener la potencia de un rayo láser. Existen varias formas en las que usted puede aplicar masaje a estos puntos reflejos sensibles. Todos los puntos reflejos que aparecen sin nombre en las ilustraciones son puntos que estimulan el flujo de energía y que son importantes para muchas áreas del cuerpo. En la práctica, usted también encontrará muchos puntos reflejos sensibles que no aparecen marcados en los diagramas. Pero no se preocupe por esto. Si esos puntos provocan una sensación de dolor, quiere decir que alguna parte de su cuerpo se encuentra en problemas y le está pidiendo ayuda. De modo que trabájelos.

Es mejor comenzar dándole masaje a todos los puntos reflejos *importantes* que se encuentran en diversos lugares de todo el cuerpo.

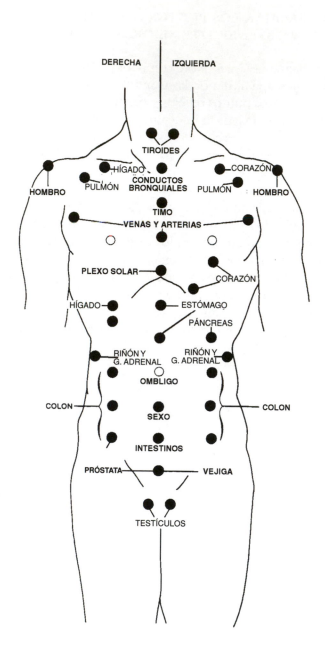

Diagrama 7

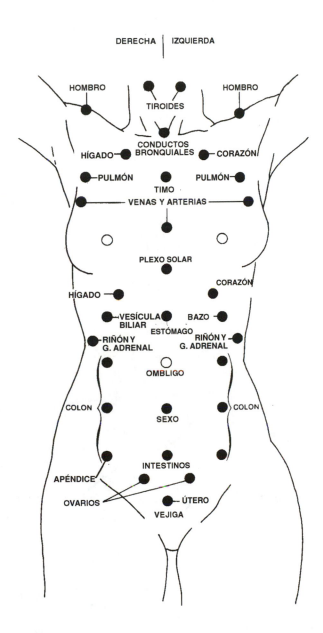

Diagrama 8

IMAGEN DE ESPEJO

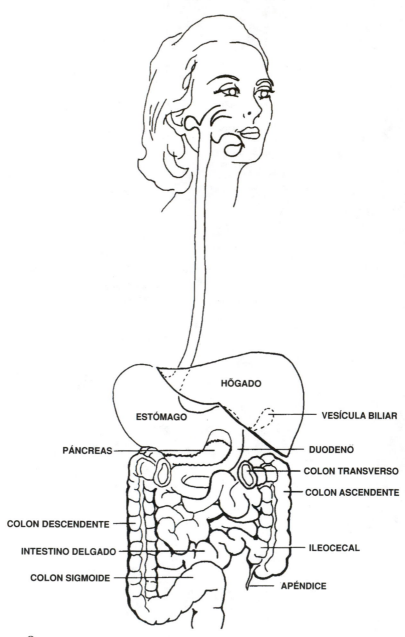

HÕGADO

VESÍCULA BILIAR

ESTÓMAGO

PÁNCREAS

DUODENO

COLON TRANSVERSO

COLON ASCENDENTE

COLON DESCENDENTE

INTESTINO DELGADO

ILEOCECAL

COLON SIGMOIDE

APÉNDICE

Diagrama 9

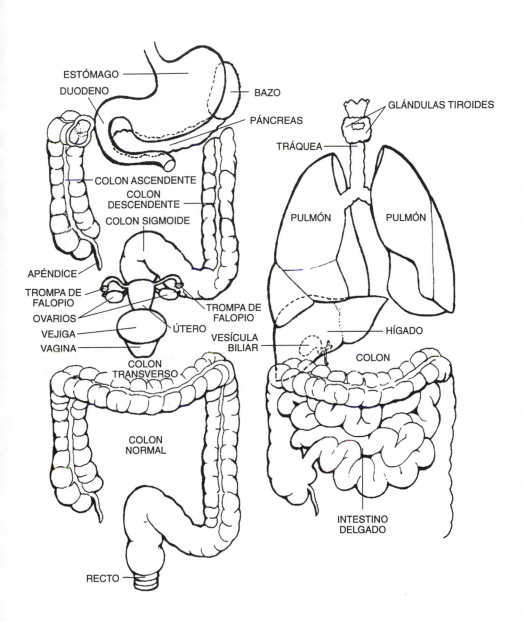

Diagrama 10

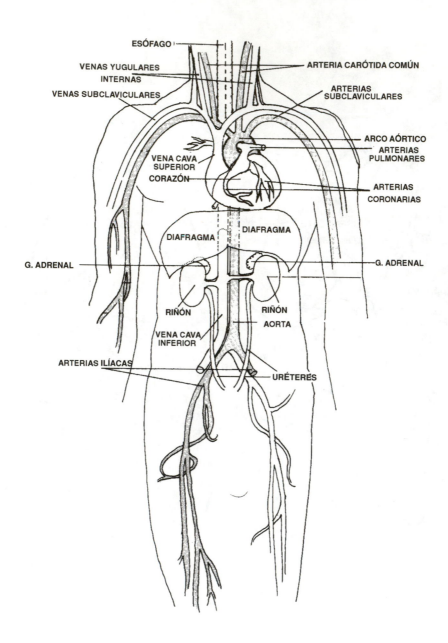

ESÓFAGO

VENAS YUGULARES INTERNAS

ARTERIA CARÓTIDA COMÚN

VENAS SUBCLAVICULARES

ARTERIAS SUBCLAVICULARES

ARCO AÓRTICO

ARTERIAS PULMONARES

VENA CAVA SUPERIOR

CORAZÓN

ARTERIAS CORONARIAS

DIAFRAGMA

DIAFRAGMA

G. ADRENAL

G. ADRENAL

RIÑÓN

RIÑÓN

VENA CAVA INFERIOR

AORTA

ARTERIAS ILÍACAS

URÉTERES

Diagrama 11

Use el dedo medio para ejercer una ligera presión sobre cada punto reflejo. Si esto le provoca dolor, entonces sabrá que existe una congestión en algún lugar. Supongamos que encuentra un punto generador de dolor en el área del estómago. Esto no necesariamente quiere decir que el estómago sea el órgano que está en problemas. Si se fija en los Diagramas 7 y 8, podrá ver que los puntos reflejos sensibles podrían estar emitiendo señales de dolor provenientes de otros nervios o tejidos disfuncionales en un área congestionada. Si al oprimirlo experimenta dolor, dé por hecho que existe una línea bloqueada que está inhibiendo el paso de la fuerza vital eléctrica a un área congestionada. Mantenga la presión en este punto reflejo hasta que el dolor desaparezca, o durante siete segundos cada vez. Al darle masaje a estos puntos reflejos que le están enviando señales para advertirle de la congestión, o el funcionamiento deficiente, un órgano, glándula o tejido específico, tenga en mente que lo que usted está haciendo es algo más que meramente diagnosticar áreas con un funcionamiento deficiente. También estará tratando el *padecimiento*, restableciendo la salud por medio de la eliminación del bloqueo que inhibe el flujo de energía.

Tanto en el caso del pecho como del abdomen, utilizaremos la presión de los dedos para darle masaje a los puntos reflejos (ver Fotografías 2, 3, 4, 5 y 6). Sin embargo, a algunas personas les gusta usar en estas áreas un aparato conocido como la rueda para masaje reflexológico (ver Fotografías 7 y 8). En un capítulo posterior explicaré el uso de varios implementos reflexológicos.

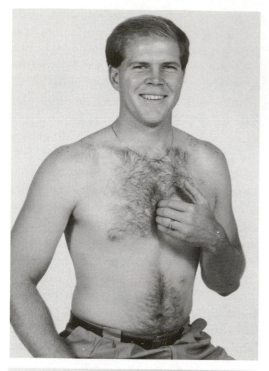

Fotografía 2: Posición para oprimir puntos reflejos para el timo, las venas y las arterias.

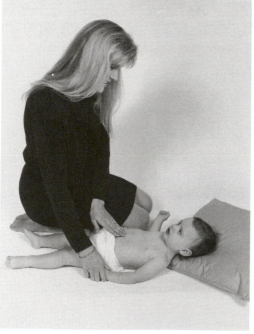

Fotografía 3: La aplicación de una ligera presión sobre el estómago de un niño ayuda a aliviar malestares estomacales, etcétera.

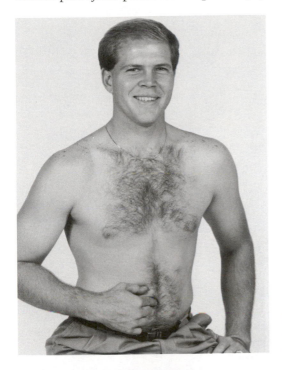

Fotografía 4: Ejerciendo presión con el dedo al interior del ombligo para dar energía a todo el cuerpo.

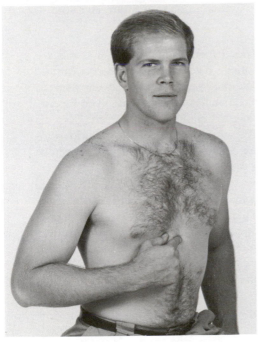

Fotografía 5: Ejerciendo presión con el dedo sobre los puntos reflejos al estómago para aliviar úlceras dolorosas y otros problemas estomacales.

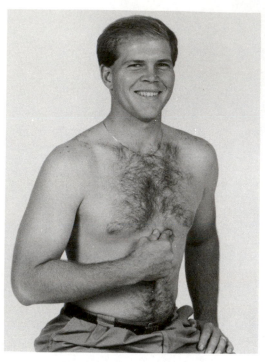

Fotografía 6: Oprimiendo uno de los puntos reflejos del corazón.

Reflexología del cuerpo ayuda a una mujer que vive sola

Estimada Sra. Carter:

Quiero darle las gracias por haberme introducido a la reflexología. Tengo setenta y tres años de edad y vivo sola en el campo. Siempre he sido muy sana, de modo que no me importa vivir tan alejada de la gente. Un día comencé a sentirme mal, y de repente parecía como si mi cuerpo no estuviera funcionando bien. Cada día me sentía peor, así que decidí llamarla a usted. Llevaba varios años utilizando la reflexología para conservarme sana, y ahora necesitaba saber qué era lo que andaba mal.

Después de que usted me explicó cómo funciona la reflexología del cuerpo, y de haberme dicho cómo usarla de manera combinada con el masaje a los pies y las manos, me he recuperado por completo y me siento mejor que nunca. Mis amigos me convencieron de ir al doctor, aunque usted ya me había aconsejado hacerlo. Y el médico me dijo que gozaba de una perfecta salud, que aparentaba menos años de los que tenía, y que continuara haciendo lo que estaba haciendo.

Lestoy verdaderamente agradecida. Una vez más, gracias.

–M. G.

Cómo usar la prueba del pulso reflexológico en el abdomen

Con el dedo medio, o usando todos los dedos de una o ambas manos, haga presión al interior de su ombligo de manera firme pero cuidadosa. Para obtener el máximo beneficio de esta prueba, deberá recostarse sobre su espalda. Si usted tiene una acumulación de grasa en el área abdominal, entonces tendrá que usar los dedos para ejercer una presión profunda que le permita trabajar a través de ella. Ahora, trate de detectar pulsaciones en esa área. ¿Las siente? De ser así, eso es una señal de que existen problemas en esta área, y de que ésta necesita ayuda. ¿Cómo hacerlo? Mantenga la presión en este punto reflejo mientras cuenta hasta siete. A continuación, realice un movimiento giratorio, manteniendo los dedos en el área donde haya detectado las pulsaciones.

Ahora pasaremos a otros puntos reflejos que se encuentran en el abdomen. Fíjese en los Diagramas 7 y 8. Utilizando el mismo método de prueba con el dedo, trate de detectar en cada punto reflejo indicado, el ritmo de las pulsaciones. Si no las encuentra, puede sentirse feliz, pues eso quiere decir que el área está libre de problemas. Si percibe las pulsaciones, entonces sabrá que el órgano correspondiente está funcionando mal o que existe algún problema en la zona para este punto reflejo.

No olvide sedar todos aquellos puntos reflejos que produzcan dolor ante una ligera presión manteniendo ésta mientras cuenta hasta siete. Si necesita oprimir un poco más profundamente para sentir las pulsaciones, deberá estimular este punto ejerciendo una presión mayor. Muchos de estos puntos reflejos pueden resultar muy dolorosos al oprimirlos. Al oprimir y darle masaje a estos puntos generadores de dolor, se sorprenderá de lo rápido que éste desaparece. Por lo general esto sucede mientras usted se encuentra usando el sistema de presión reflexológica. Se quedará realmente sorprendido al notar cómo desaparece el dolor justo debajo de las puntas de sus dedos. En ese momento usted habrá realizado un milagro curativo, ya que cuando el pulso no puede ser sentido y el dolor bajo las puntas de sus dedos desaparece, el problema en el órgano correspondiente también desaparece. ¡En ese momento habrá liberado las fuerzas curativas de la naturaleza para revivir la actividad glandular!

La prueba reflexológica matutina

Antes de levantarse cada mañana, hágase una prueba reflexológica ejerciendo presión sobre los puntos reflejos que se encuentran en el abdomen y el pecho. Esta prueba no sólo le permitirá detectar señales de peligro, sino que también estimulará sus órganos y glándulas y le ayudará a prevenir cualquier congestión que pudiera estar acumulandose en varias líneas vitales que van a diferentes partes del cuerpo.

Cuando el dolor ceda ante la presión ejercida con el dedo, usted sabrá que se ha eliminado la tensión, y sentirá también que el dolor proveniente de otra parte del cuerpo desaparece. Al levantarse tendrá una sensación de energía y bienestar que seguramente no ha sentido en mucho tiempo.

Estos ejercicios deberá hacerlos cada mañana, no sólo para que pueda disfrutar de una buena salud, sino también para que siga sintiéndose lleno de energía y con una salud óptima durante el resto de su larga vida.

Si detecta pulsaciones o algún problema en determinado punto reflejo, realice un movimiento giratorio con el dedo por unos cuantos segundos para ayudar a aliviar ese punto reflejo que se encuentra produciendo dolor.

Supondremos que usted se encuentra recostado sobre su espalda con el abdomen expuesto. Coloque su dedo medio en el ombligo y busque las pulsaciones que ya hemos mencionado (ver Fotografía 3). Después de mantener esta posición contando hasta siete, masajee alrededor del ombligo usando todos los dedos menos el pulgar. Luego, con la palma de la mano, comience a dar masaje en el ombligo realizando un movimiento en la dirección de las manecillas del reloj, trabajando hacia afuera en círculos cada vez más grandes hasta encontrarse dando masaje a todo el abdomen. Haga lo mismo tres veces. A continuación, repita el mismo procedimiento pero en dirección opuesta a las manecillas del reloj. Verá cómo la energía de su mano estimulará el área abdominal en su totalidad. Recuerde que cuando el dolor irradia desde el ombligo hacia otras partes del cuerpo, este masaje no sólo constituye una prueba, sino también un tratamiento para aliviar a las partes del cuerpo enfermas.

La técnica del cubo de hielo

Al trabajar con cualquier punto reflejo que parezca resistir a recuperarse por completo, puede hacer la prueba con el método del cubo de hielo.

Utilice el mismo movimiento giratorio sobre el punto reflejo sensible, pero con la esquina de un cubo de hielo. Oprima con la esquina del cubo el punto adolorido por unos tres segundos, y luego coloque la mano en ese punto durante un segundo; a continuación, repita con el cubo de hielo una vez más.

Los puntos reflejos que se encuentran en el pecho

Ahora pase a los puntos reflejos que se encuentran en el pecho (ver Fotografías 2, 6 y 7). Utilice en ellos la misma técnica de masaje que usó en el abdomen, con la diferencia de que encontrará que estos puntos reflejos se ubican en su mayor parte sobre huesos y músculos, de modo que no tendrá que presionar con los dedos con la misma profundidad con que lo hizo en el abdomen. Sin embargo, sí deberá continuar haciendo una presión uniforme para detectar los puntos sensibles, usando el masaje giratorio cada vez que encuentre un punto que genere dolor. En muchos casos, golpear ligeramente varias veces con los dedos dará mejores resultados. Aunque muchos de los puntos que se muestran en las ilustraciones son puntos reflejos especiales para glándulas y órganos específicos, conforme vaya cubriendo el pecho y el abdomen con las puntas de sus dedos busque puntos reflejos adicionales. A muchas personas les gusta usar la rueda para masaje reflexológico para ayudarse a localizar los puntos reflejos que pudieran haber pasado por alto al utilizar únicamente los dedos (ver Fotografías 7 y 8).

Un refuerzo de energía eléctrica

Antes de levantarse por la mañana, pula sus uñas para darse un refuerzo de energía eléctrica que llenará todo su ser con un resplandor eléctrico que le durará todo el día (ver Fotografía 9). En mi libro *Hand Reflexology: Key to Perfect Health*, explico cómo pulir las uñas para estimular el crecimiento de cabello nuevo. Desde entonces, he recibido muchos reportes acerca de la forma en que esta técnica también estimula la aparición de una vitalidad y una energía renovadas en el cuerpo entero.

En el capítulo referente al cabello encontrará una explicación completa acerca de cómo pulir las uñas.

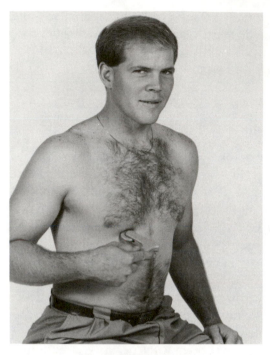

Fotografía 7: Cómo usar la rueda para masaje reflexológico para darle masaje a los puntos reflejos del pecho.

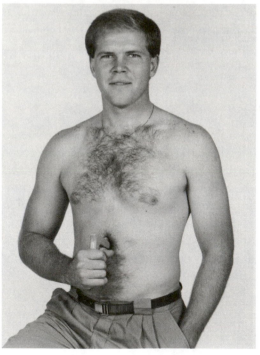

Fotografía 8: Cómo usar la rueda para masaje reflexológico para estimular los puntos reflejos abdominales.

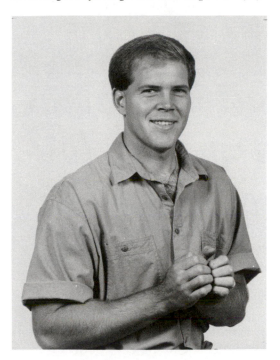

Fotografía 9: Posición para pulir las uñas para energizar al cuerpo entero y promover el crecimiento del cabello.

CAPÍTULO 3

Cómo usar ejercicios para estimular los puntos reflejos en la cabeza

En este capítulo se incluyen varios diagramas de la cabeza. A medida que los vaya estudiando, se sorprenderá de los muchos puntos reflejos que encontrará y de la forma en que se encuentran relacionados con todas las partes de su cuerpo.

Cuando yo le dé instrucciones específicas para estimular estos puntos reflejos, comprenderá mejor su importancia. No necesita aprenderse de memoria en dónde se encuentran ellos ubicados, pero con un poco de práctica aprenderá a reconocer sus ubicaciones aproximadas por medio del tacto. Lo mismo se aplicará en la mayoría de los casos a lo largo de este libro. Estudie los diagramas y fotografías conforme vayamos avanzando.

TÉCNICA PARA DAR MASAJE A LOS PUNTOS REFLEJOS EN LA CABEZA

Estudie los diagramas 12, 13 y 14. Fíjese en los muchos puntos reflejos que existen en esta parte del cuerpo. No necesitará usted recordar su ubicación; más adelante yo misma le recordaré en dónde se encuentran. Lo único que quiero es que se familiarice con la importancia de las diferentes técnicas para trabajar los puntos reflejos que existen en la cabeza.

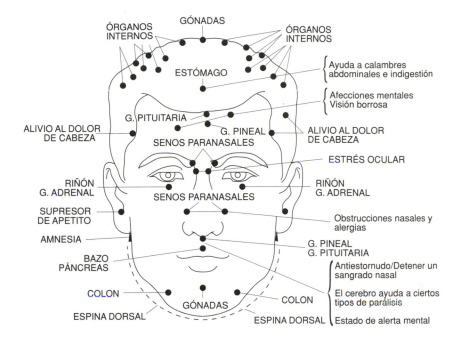

Diagrama 12

Utilice sus dedos para encontrar áreas especiales en la cabeza. En el Diagrama 12 podrá ver que en el centro mismo de la parte superior de la cabeza encontramos los puntos reflejos a los órganos reproductivos. Un poco más abajo de la frente se encuentra el punto reflejo al estómago. Debajo de la nariz encontramos el punto reflejo a las glándulas pineal y pituitaria, y un poco más abajo aquellos al bazo y al páncreas. Y abajo de estos puntos reflejos encontramos los puntos reflejos a las gónadas en la barbilla. Estos puntos parecerían indicar el meridiano central que recorre el cuerpo.

Una forma de darle masaje a estos puntos reflejos es usando el dedo medio, que recibe el nombre de dedo de fuego, ya que envía un flujo de energía de manera más intensa que los demás dedos. Usando este dedo, haga presión sobre el centro de la frente, justo debajo del comienzo del cuero cabelludo. Realizando un movimiento de deslizamiento combinado con un poco de presión, trate de detectar un punto sensible con el tacto. No frote la piel; más bien, frote suavemente el área del hueso que se encuentra debajo de la piel. Ahora, mueva el dedo hacia abajo hasta llegar a la parte central de la frente,

Parte trasera de la cabeza

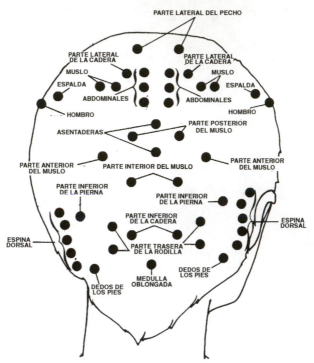

Diagrama 13

y trate de detectar otro punto sensible, el punto reflejo a la glándula pineal (al que comúnmente se le conoce como el tercer ojo). A la mitad entre este punto y el puente de la nariz se encuentra otro punto reflejo sensible que necesita masaje. Este punto reflejo afecta a los senos paranasales.

Déle masaje únicamente a ciertos puntos reflejos

Aquí tiene una forma de darle masaje a puntos reflejos específicos que se encuentran en la cabeza. Pero usted no necesita darle masaje a todos estos puntos reflejos a menos que así se indique con un propósito específico más adelante en este libro. Posteriormente describiremos otros métodos más fáciles para estimular todos estos puntos reflejos existentes en la cara y la cabeza de una manera más completa. Pero, por ahora, tome nota de que los puntos reflejos en la cabeza son muy importantes.

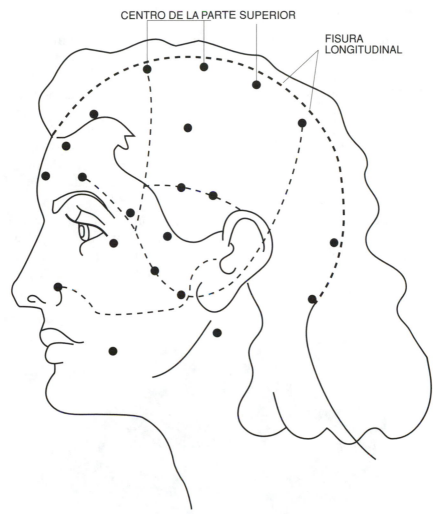

CENTRO DE LA PARTE SUPERIOR

FISURA LONGITUDINAL

Diagrama 14

Observe el Diagrama 13, que ilustra la parte trasera de la cabeza. Fíjese en todos los puntos reflejos que se encuentran ahí. Ahora, pase al Diagrama 14 para ver la ubicación de los puntos reflejos que se encuentran a un lado de la cabeza. Es probable que usted tenga que consultar de nuevo estas ilustraciones de vez en cuando al seguir indicaciones para tratar áreas con un funcionamiento deficiente en otras partes del cuerpo. Por otro lado, para fines de estimulación, son tres los métodos que habremos de utilizar.

Métodos de estímulo

1. Tome mechones de su cabello y tire de ellos. Esto estimulará no sólo el cabello, sino también a los puntos reflejos en el cuerpo entero (ver Fotografía 10).

2. Cierre los puños pero sin apretarlos mucho y balancéelos hacia arriba y hacia abajo a partir de las muñecas como si estuvieran fijados a bisagras. Ahora, use estos puños no muy apretados para dar pequeños golpecitos en su cabeza (ver Fotografía 11). Dé esos golpecitos muy rápidamente. No lo haga por más de treinta segundos. Esto será suficiente para traer vida a cada órgano y glándula en su cuerpo.

3. Si tiene un cepillo con cerdas de alambre, utilícelo para dar pequeños golpecitos en toda su cabeza (ver Fotografía 12). Este procedimiento es un excelente estímulo para los puntos reflejos y también estimulará los folículos capilares para ayudar a promover un cabello nuevo y abundante.

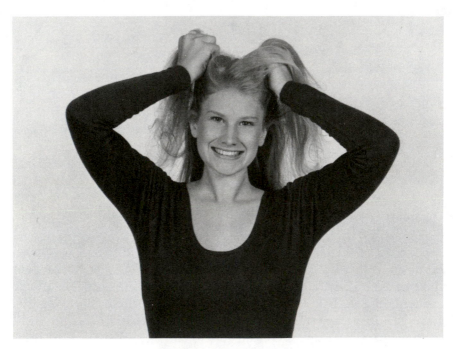

Fotografía 10: Tirar del cabello estimula al cuerpo entero, ayuda a aliviar indigestión, resaca (cruda), etcétera.

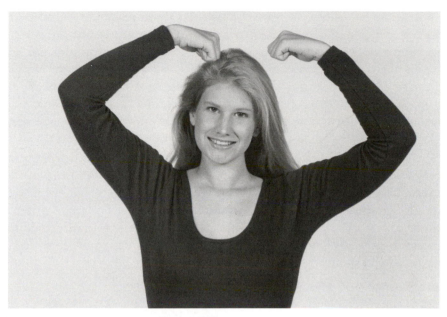

Fotografía 11: Dé pequeños golpecitos en su cabeza para promover el funcionamiento eficiente de la vejiga y una buena actividad sexual, al igual que para obtener otros beneficios.

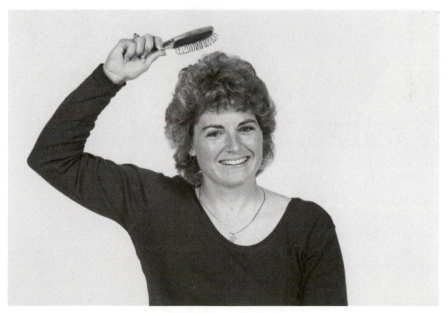

Fotografía 12: Dar pequeños golpes en la cabeza y en el cuerpo con el cepillo de alambre estimula todos los puntos reflejos del cuerpo.

El ajuste del cráneo

Se cree que el flujo del fluido cerebroespinal es afectado por el movimiento casi microscópico de los huesos craneales durante la respiración. También se cree que si estos huesos en el cráneo se pegan, el fluido no circulará lo suficientemente bien a través de la columna vertebral, y los músculos se debilitarán, ya que la energía relacionada con el fluido cerebroespinal no podrá circular libremente.

El ajuste de los huesos craneales deberá dejarse a un doctor que esté familiarizado con esta técnica. Pero si usted encuentra que sus músculos abdominales son débiles, esto podría deberse al hecho de que los huesos parietales se encuentran pegados en la parte superior de la cabeza. Para reforzar los músculos abdominales, deberá darle masaje a su frente como si tratara de separar el cráneo a lo largo de la unión que existe entre los huesos (ver Fotografía 13).

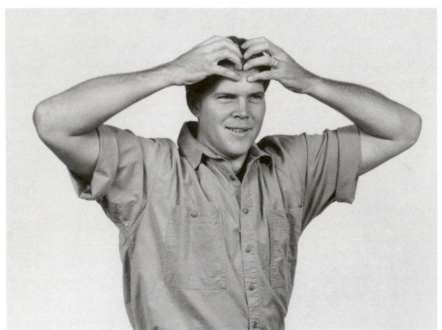

Fotografía 13: Posición para trabajar puntos reflejos en la cabeza y la frente.

En una ocasión me di un golpe en la cabeza con la puerta del auto (la puerta del automóvil golpeó mi cabeza, impactándola contra la parte superior del auto). Comencé a sentirme rara y a tener extraños dolores de cabeza durante varios días. Sentía que los huesos craneanos se me habían pegado. Ninguno de los doctores disponibles en el área estaba familiarizado con la técnica de ajuste del cráneo, de modo que comencé a oprimir y tirar de mis huesos craneanos yo misma. Después de unos cuantos días, ya me encontraba mejor y las incómodas sensaciones en mi cabeza habían desaparecido. Eso fue hace varios años, y todavía me siento bien.

La importante médula oblongada

La médula oblongada es un punto reflejo que usaremos en repetidas ocasiones a lo largo de este libro. Es uno de los puntos mágicos que harán que su generador de energía entre en acción. Le permitirá abrir los conductos de energía que van a todas las partes del cuerpo. Le traerá alivio a la tensión nerviosa cotidiana cada vez que lo necesite. Este punto reflejo generará una energía casi instantánea. Se le puede usar en cualquier momento y casi en cualquier lugar sin que nadie sepa que usted lo está haciendo.

En el Diagrama 13 usted podrá ver el punto reflejo que se encuentra en la parte ahuecada ubicada en la base del cráneo, en la parte trasera de la cabeza. Ésta es la médula oblongada, un punto reflejo generador de vitalidad. Es la parte alargada de la médula espinal, justo después de que entra al cráneo. Es un agente de control gigantesco que contiene al centro cardiovascular y al centro respiratorio. Controla la presión sanguínea y la dilatación y constricción de los vasos sanguíneos. Controla el equilibrio postural y los puntos reflejos relacionados con la ingestión, el vómito y muchas otras acciones. Aun cuando la médula espinal se encuentra en la parte interior del cráneo, usted provocará reacciones cada vez que le aplique cualquier tipo de terapia refleja. Toda la red que existe en nuestro cuerpo canaliza impulsos al interior de la médula espinal. Estos mensajes son transmitidos a los centros generadores de energía del cerebro y el cuerpo. Los mensajes son enviados a todas las glándulas endocrinas. En el Capítulo 8 veremos la importancia de cada una de estas glándulas, cómo cada glándula es una importante productora de hormonas, y también una fuente de salud, belleza, vigor y vitalidad.

El punto reflejo de la médula oblongada le dará energía inmediata cada vez que usted lo necesite. Es un punto reflejo muy importante y se hará referencia a él muchas veces en este libro, de modo que es importante que aprenda la mejor técnica para darle masaje.

La técnica reflexológica

Para activar este sensacional dínamo generador de acción, busque un pequeño hueco que se encuentra entre dos ligamentos musculares en la base del cráneo. Fíjese en el punto que aparece marcado con el nombre de médula oblongada en el Diagrama 13. Use tanto el dedo medio de una mano como los de ambas manos, lo que le resulte más cómodo. Ahora, coloque el o los dedos en esa área ahuecada y oprima. ¿Siente algún dolor? ¡Lo siente! ¡Déle masaje! Éste es el fantástico punto reflejo mágico que le puede dar esa energía ilimitada que todo el mundo necesita en estos días tan ocupados y llenos de estrés.

LOS PUNTOS REFLEJOS CALENTADORES DEL CUERPO

En el Diagrama 14 se muestran varios puntos especiales marcados en diferentes lugares al lado de la cabeza. A estos puntos se los conoce como receptores neurovasculares. Yo los llamaré puntos reflejos calentadores corporales para que nos resulte más fácil recordarlos. Cada uno de estos puntos reflejos especiales se encuentra en una posición relativa. Recuerde que no todas las cabezas tienen la misma forma, de modo que tendrá usted que aprender cuáles son sus áreas aproximadas tratando de detectar puntos sensibles. Con un poco de práctica, aprenderá a encontrarlos en usted mismo y en otras personas con gran facilidad, sencillamente estirando las manos y tocando con los dedos. En las fotografías 13, 14, 15, 16 y 17 podrá ver las diferentes posiciones utilizadas para dar masaje a estos puntos reflejos calentadores del cuerpo que se encuentran en la cabeza. Ellos mantienen las líneas abiertas a los calentadores especiales en diversas partes del cuerpo.

A estos calentadores corporales los podemos comparar con pequeños calentadores eléctricos que controlan la temperatura del cuerpo entero. Si usted no es capaz de ajustarse a los cambios de temperatura propios del clima, puede que algunos de sus calentadores corporales no estén funcionando apropiadamente y necesitan ser reactivados.

Estos calentadores corporales recolectan y regulan la energía de los órganos digestivos, sexuales y respiratorios, al igual que de otros órganos. Trabajan en cooperación con los pulmones, el intestino delgado, los riñones, el corazón y los órganos sexuales.

El meridiano de los calentadores corporales comienza en la raíz de la uña del dedo meñique y asciende hasta la parte trasera del cuerpo. Si usted se fija una vez más en el Diagrama 14, comprenderá mejor cómo

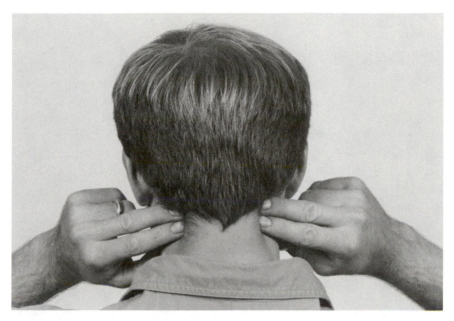

Fotografía 14: Haciendo presión sobre el borde del cráneo para aliviar dolores de cabeza y otras molestias.

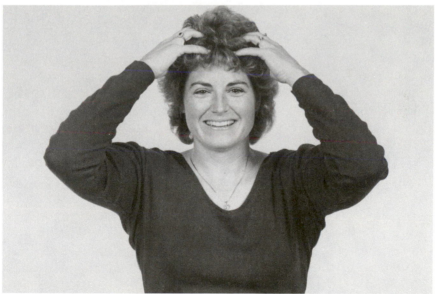

Fotografía 15: Posición para oprimir los puntos reflejos que se encuentran en la parte superior de la cabeza para energizar áreas en el cuerpo entero. Este procedimiento también es de gran utilidad para mejorar las condiciones mentales.

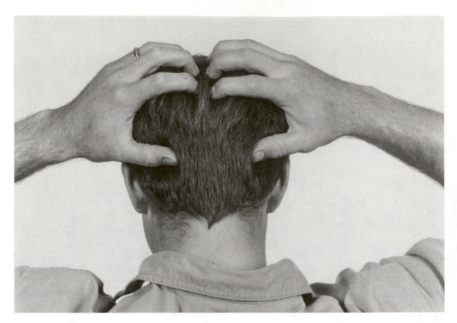

Fotografía 16: Posición para dar masaje a los puntos reflejos que se encuentran en la parte posterior de la cabeza y energizar muchas áreas del cuerpo.

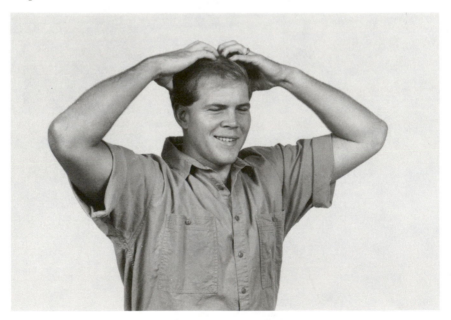

Fotografía 17: Posición para estimular la tiroides, las gónadas, los pulmones y el corazón.

es que los ejercicios que le describo para darle masaje a la cabeza le ayudarán a estimular la mayor parte de, si no todos, los puntos reflejos calentadores corporales que existen en todo el cuerpo.

A medida que trabajemos los puntos reflejos en otras partes del cuerpo, tendremos que hacer presión y dar masaje a muchos de los calentadores corporales sin necesariamente tener que aprender sus ubicaciones exactas. Tenga en mente que si encuentra un punto reflejo sensible, sin importar de qué parte de su cuerpo esté obteniendo una señal de molestia, deberá oprimirlo y mantener esa presión hasta que el dolor desaparezca.

Cómo utilizar la reflexología en las orejas

Tal como se puede observar en el Diagrama 15, en las orejas existen muchos puntos reflejos importantes. Estos puntos reflejos le permitirán a usted estimular un flujo renovado de fuerza vital a cada parte de su cuerpo al momento de oprimirlos, tirar de ellos y darles masaje. Las orejas, al igual que las manos y los pies, tienen puntos reflejos relacionados con el cuerpo entero. A causa de la relación entre los puntos reflejos de las orejas con el resto del cuerpo, el masaje reflexológico de las orejas puede ayudar a corregir muchos síntomas de órganos con un mal funcionamiento.

La oreja y sus acupuntos

La oreja es un complejo órgano sensitivo que cuenta con cientos de acupuntos. Su accesibilidad la hace ideal para el acupunturista, que utiliza agujas para producir estímulos que promueven la salud en el resto del cuerpo.

Ahora hemos aprendido cómo utilizar los dedos para estimular estos puntos reflejos sensitivos. Las personas se doblan, tiran y pellizcan las orejas de manera inconsciente, especialmente los lóbulos, cada vez que se sienten perturbadas por algo que las molesta. Así, de manera instintiva, se reinventa esta maravillosa técnica de curación.

Como en las orejas existen alrededor de cien puntos reflejos, resulta casi imposible identificarlos a todos con precisión, de modo que haremos algunos ejercicios para estimular tantos puntos reflejos como sea posible.

LA OREJA

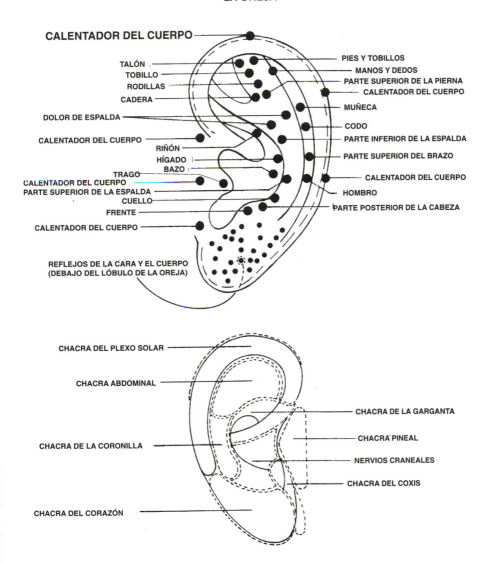

Diagrama 15

Veamos la Fotografía 18. Coloque los dedos detrás de las orejas y flexiónelas hacia adelante de modo que queden en una posición plana sobre su cabeza. Al mismo tiempo que detiene la oreja con los dedos tercero, cuarto y quinto, golpéela ligeramente con su dedo índice hasta obtener un sonido semejante al de un tambor. Haga lo anterior cinco veces a fin de estimular la vesícula biliar.

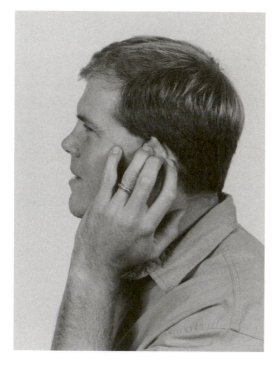

Fotografía 18: Flexionando la oreja hacia adelante para dar golpes ligeros.

Ahora, coloque la mano como si fuera una copa sobre una de sus orejas y golpéela ligeramente con la otra mano hasta obtener el sonido de una concha marina. Esto estimulará los riñones y los órganos de calentamiento triple.

Diagnóstico de enfermedades a través del examen de las orejas

Los investigadores médicos nos dicen que es posible utilizar la oreja para diagnosticar dolores y enfermedades en el resto del cuerpo observando el cambio en su temperatura, al igual que su sensibilidad. Se dice que la precisión en el diagnóstico a través de la oreja es tan buena que un experto puede alcanzar hasta un noventa por ciento de exactitud en el diagnóstico de muchas afecciones.

Existen varios cambios que se presentan en ciertas partes de la oreja cada vez que se estimulan determinadas áreas del cuerpo. La oreja puede volverse muy dolorosa como respuesta al tacto en un área localizada que corresponda a una parte específica del cuerpo.

La presión reflexológica utilizada en áreas específicas de la oreja ha sido demostrada en público, habiéndose alcanzado resultados casi inmediatos. Los individuos con los que se trabajó se recuperaron de diversas enfermedades casi inmediatamente.

Usted puede encontrar alivio a áreas con un funcionamiento deficiente en otras partes del cuerpo utilizando la presión reflexológica en puntos específicos de la oreja (ver Diagrama 15). Como la oreja es un área demasiado pequeña como para contener tantos puntos reflejos, usted tendrá que utilizar la técnica de presión y sensación. Puede ejercer la presión con las uñas de los dedos, o bien usar grapas reflexológicas (ver fotografías 19, 20 y 21).

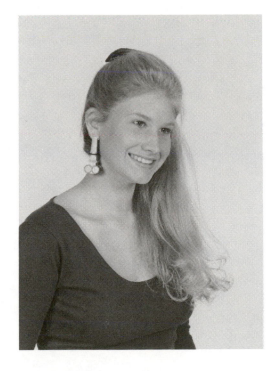

Fotografía 19: Grapa reflexológica en la oreja derecha para anestesiar áreas del lado derecho del cuerpo.

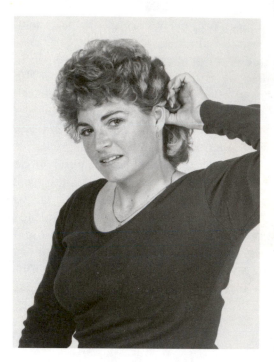

Fotografía 20: Dando masaje a los puntos reflejos de la oreja relacionados con la salud y la belleza.

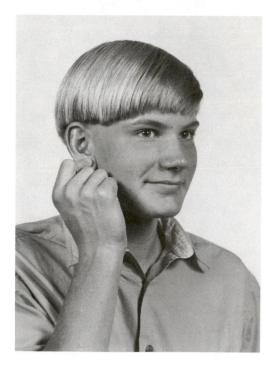

Fotografía 21: Los niños pueden aprender a dar masaje a los puntos reflejos de las orejas y otras partes del cuerpo, algo que será de gran beneficio para su salud.

Siga nuestro lema: "Si le duele, frótelo", aun cuando no sepa con exactitud a qué parte del cuerpo corresponde. Si un cierto punto de la oreja le duele al tocarlo, eso quiere decir que existe un problema de salud en alguna otra área del cuerpo que está enviando un llamado de ayuda. En algún lugar existe una línea que no está recibiendo un suministro completo de energía. Cada vez que tenga problemas de salud que deba resolver, no se olvide de chequear los puntos reflejos de la oreja junto con todos los demás puntos reflejos.

CÓMO ESTIMULAR LOS PUNTOS REFLEJOS EN LAS OREJAS

Los puntos reflejos de la oreja se asemejan ligeramente a la forma de un feto humano. El lóbulo de la oreja representa la cabeza; conforme vaya ascendiendo por la oreja notará puntos reflejos relacionados con las diferentes partes del cuerpo, y en la parte superior del lóbulo se encuentran los puntos reflejos relacionados con los pies.

Comience por las partes superiores de las orejas, pellizcándolas entre los dedos pulgar e índice. Trabajando con las dos orejas al mismo tiempo, pellizque toda esta área usando la técnica de pellizcar y flexionar (ver Fotografía 20). Al ir recorriendo la oreja en su totalidad, es probable que encuentre muchos puntos reflejos sensibles. Tire de sus orejas hacia arriba, manteniéndolas cerca de la cabeza. Haga descender sus dedos a la parte angosta de las orejas, utilizando todavía el método de pellizcar y flexionar, y tire de sus orejas hacia afuera, es decir, alejándolas de la cabeza. Haga lo mismo varias veces. Fíjese cómo empiezan a zumbarle y a calentarse las orejas.

Ahora pasemos a los lóbulos inferiores de las orejas. Utilice el método de masaje de pellizcar y flexionar para jalar, pellizcar y tirar de estos lóbulos por unos cuantos segundos (ver Fotografía 21). A continuación, con los dedos, comience a trabajar desde la parte superior de la oreja, pellizcando y flexionando el borde exterior en su totalidad hasta llegar a los lóbulos. Ahora introduzca sus dedos meñiques en los agujeros de sus orejas y tire de ellos hacia afuera en todas direcciones. Concluya este masaje pellizcando y dando masaje a la pequeña aleta (el trago) que se encuentra enfrente del orificio de la oreja.

Ahora, presione los puntos reflejos que se encuentran justo detrás de los lóbulos de las orejas, primero en la sección ósea y luego en la cavidad. Estos son también puntos reflejos mágicos que lo pueden liberar de la tensión y curar dolores de cabeza y problemas de sinusitis.

Cómo curar el *tinnitus*

El *tinnitus* es un molesto problema ocasionado por una serie de ruidos extraños que se presentan en los oídos. En algunos casos, se ha pensado que es imposible de curar, pero yo creo que cualquier tipo de malestar puede ser curado por medios naturales. En primer lugar, asegúrese de que no exista ninguna acumulación de cerilla en el oído. Consulte el Diagrama 15 y masajee todos los puntos reflejos de la oreja, prestándole especial atención a los puntos reflejos que aparecen indicados como calentadores del cuerpo y al punto reflejo que se encuentra debajo del lóbulo de la oreja. Además del punto reflejo ubicado en la cavidad que se encuentra debajo de los lóbulos de la oreja, existen tres puntos reflejos calentadores del cuerpo para cada oreja. Trabaje en ambas orejas pellizcando, flexionando y apretando cada punto reflejo mientras cuenta lentamente hasta siete (ver Fotografías 20 y 21).

Oídos de buceador ayudados por la reflexología

En una ocasión, mientras esperaba la llegada de un bote turístico en Hawai, comencé a conversar con una joven que se encontraba sentada junto a mí en una cafetería.

Me dijo que daba clases de submarinismo y de buceo en alta mar, aunque parecía muy joven para ese tipo de trabajo. Me dijo que los oídos se le habían "rayado". Ese es el término que los buzos utilizan cuando el oído se les ha dañado por bucear a demasiada profundidad o por subir a la superficie demasiado rápido.

La joven experimentaba una comezón en el interior de la cabeza que a ratos casi la volvía loca, y le habían dicho que ya nada se podía hacer al respecto. Siempre estoy interesada en saber qué es lo que la reflexología puede hacer en casos inusuales como éste, así que le pedí a esta joven que me permitiera su mano por un momento. Cómo el único oído afectado era el derecho, tomé su mano derecha y encontré que los dedos anular y meñique estaban muy sensibles. Después de darles masaje durante unos cuantos segundos, ¡no creerían la cara de asombro que puso esta mujer! Me dijo: "¡La comezón desapareció! No puedo creerlo. Siento la cabeza normal y despejada. ¿Qué fue lo que usted hizo?"

Le enseñé dónde y cómo dar masaje a los puntos reflejos relacionados con los oídos y le sugerí que se lo enseñara a sus compañeros buceadores para evitar esos problemas en un futuro. También le dije que hiciera lo mismo con los dedos de sus pies para ayudar a superar lo que podrían ser dolencias más serias ocasionadas por el buceo a profundidad.

CÓMO ELIMINAR EL ZUMBIDO EN LOS OÍDOS

Muchas personas han eliminado el zumbido en los oídos trabajando con dos puntos reflejos que se encuentran cerca de las orejas. Primero, abra bien la boca. Ahora, con el dedo índice, busque una depresión que se forma frente a los oídos. Éste es un punto reflejo calentador del cuerpo. A continuación, cierre la boca y trabaje ligeramente con este punto reflejo realizando un movimiento circular durante un minuto aproximadamente. El otro punto reflejo se puede encontrar detrás de la oreja, en un punto suave y hendido (ver Diagrama 15).

Si estas áreas son demasiado sensibles, puede trabajar con los puntos reflejos en las manos o los pies. La ubicación que corresponde a los oídos se encuentra debajo de los dos últimos dedos de la mano o los dos últimos dedos de los pies (ver Diagramas 12, 13 y 14).

LOS PUNTOS REFLEJOS QUE AYUDAN A OÍR MEJOR

Tal vez parezca imposible que oprimiendo unos cuantos puntos reflejos una persona que no ha podido oír durante muchos años pueda repentinamente recuperar su capacidad auditiva. Para estas personas, se trata realmente de un milagro maravilloso.

Los médicos que están familiarizados con la práctica de la reflexología han utilizado este método durante muchos años para ayudar a las personas sordas a oír. Los osteópatas, los quiroprácticos y los doctores naturopáticos que han utilizado este método de curación han obtenido resultados sorprendentes.

Curando la sordera

En un libro anterior hablé acerca de muchas personas que habían recuperado la audición, algunas de las cuales habían estado sordas durante años. Usted también puede utilizar este sencillo método reflexológico para hacer que las personas sordas recuperen su capacidad auditiva.

Un método sencillo que se puede utilizar para recuperar el oído consiste en oprimir y trabajar con los puntos reflejos que se encuentran en la punta del cuarto dedo de la mano o el pie. Oprima la parte superior, los costados, y la parte inferior del dedo, en donde éste se conecta con la palma de la mano, por varios minutos cada vez, haciendo lo mismo varias veces al día si es posible. Este método también sirve para aliviar dolores de oído.

El método de la goma de borrar

Otro método que también ha sido utilizado con éxito es el de la goma de borrar. Usted puede usar cualquier objeto esterilizado como, por ejemplo, una goma de borrar dura, u otro objeto que le resulte útil. Colóquelo en el espacio que se encuentra entre la última pieza dental y el maxilar, es decir, detrás de la muela del juicio. Con ello estará ejerciendo presión sobre un punto reflejo que llega hasta el oído y que es estimulado como resultado de una presión constante. Muerda este objeto por unos cinco minutos aproximadamente cada vez. Repita el tratamiento varias veces al día.

El peine reflexológico es también un instrumento muy útil para estimular los oídos. Oprima los dientes del peine contra las puntas de todos los dedos y mantenga la presión por unos cinco minutos (ver Fotografía 22).

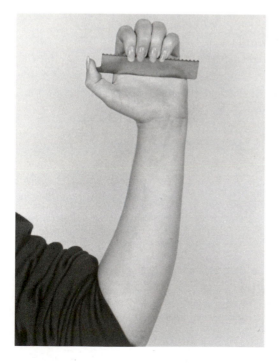

Fotografía 22: Posición de sostenimiento del peine reflexológico para aliviar dolores en muchas partes del cuerpo.

La reflexología para una mejor audición

Una de mis estudiantes me contó de un hombre ya casi sordo que acudió a ella en busca de ayuda. El hombre no podía oír muy bien, aunque usaba un aparato para la sordera. Sin su audífono, prácticamente no podía oír nada. Después de haberle hecho a mi estudiante tres o cuatro visitas para recibir tratamientos reflexológicos, su capacidad auditiva comenzó a aumentar considerablemente. El hombre le dijo recientemente que inclusive podía oír el agua que corría por un pequeño riachuelo que pasa a un lado de su casa, algo que nunca antes había podido hacer. Su capacidad auditiva ha estado mejorando día a día, e incluso ya se deshizo de su audífono.

> Estimada Sra. Carter:
>
> Me acabo de enterar de la reflexología y debo decirle que ya me ha dado buenos resultados. Durante más de cuarenta años no pude oír bien, pues mi oído se dañó durante la guerra. El uso de grapas reflexológicas en mi dedo izquierdo dos veces al día resolvió el problema, y ahora incluso puedo oír con claridad el tic-tac de mi reloj.
>
> –Reverendo S.H.

Aumente su capacidad auditiva trabajando el punto reflejo relacionado con su cóclea, que es una cavidad espiral en forma de caracol que se encuentra en el interior del oído. Deberá energizar las fibras nerviosas sensoriales de modo que éstas puedan transmitir el sonido a su cerebro. Al ir vigorizando estas células receptoras sensoriales, su capacidad auditiva se volverá mucho más aguda. Trabaje con los puntos reflejos relacionados con sus oídos que se encuentran en sus manos y pies.

PROTEJA SUS OÍDOS

Resulta mucho más fácil evitar un problema auditivo que curarlo. Para evitar el daño a los nervios ocasionado por una exposición intensa y continua al ruido (en el caso de las personas que están empleadas en profesiones con altos niveles de sonido) deberá proteger sus oídos con tapones para oídos. Asegúrese de estimular su conducto auditivo trabajando los puntos de presión relacionados con los oídos, al igual que los que se encuentran alrededor de las orejas.

La reflexología ayuda a aliviar la presión ocasionada por la altura

En una ocasión mi hija y su familia regresaban a casa de un viaje a las montañas, en donde la altura era de 2.740 metros por encima del nivel del mar, cuando comenzaron a sentir una presión en los oídos. Mi hija no podía oír la radio muy bien, y le preguntó a su familia si estaban experimentando la misma molestia. Sus hijos estaban bien, pero su esposo le dijo que tenía los oídos "tapados". Trataron de bostezar y de usar goma de mascar para "destaparse" los oídos, ya que eso les había funcionado en el pasado.

De manera instintiva, mi hija comenzó a hacer presión y a trabajar con el punto reflejo de la punta de su dedo anular, ejerciendo presión por encima, a los costados y por debajo de sus dedos anular y meñique. En menos de dos minutos sus oídos se habían abierto y la presión ocasionada por la altura había desaparecido. Le dijo a su esposo que hiciera lo mismo. Él oprimió el extremo de su dedo anular, bostezó y de repente oyó un "chasquido"; sintió un ligero escurrimiento en el oído y de inmediato se sintió mejor. Comentó que siempre se asombra por la forma en la que funciona la reflexología. De repente notaron que el volumen de la radio estaba más alto; su capacidad auditiva se había restablecido a su nivel normal, y pudieron disfrutar del resto de sus vacaciones sin molestia alguna.

Cómo utilizar la presión reflexológica en la lengua

A la boca y a la lengua no se les presta suficiente atención en la mayoría de las discusiones acerca de las fuerzas curativas del cuerpo. Todos los alimentos que comemos y todos los líquidos que tomamos pasan por la boca y entran en contacto con la lengua. Cada vez que bebemos líquidos tanto fríos como calientes, muchas intrincadas y sensibles células se ven expuestas a todo tipo de elementos. Las bebidas alcohólicas y los alimentos, tanto buenos como malos, pasan a través de este conducto antes de que puedan nutrir a nuestro cuerpo. En la medida en que usted vaya estudiando y aprendiendo a usar los puntos reflejos existentes en la boca y la lengua, se irá dando cuenta de la gran importancia que tienen.

LA IMPORTANCIA DE LOS PUNTOS REFLEJOS DE LA LENGUA

La mayoría de las personas no se dan cuenta de que existen algunos puntos reflejos muy importantes en la boca y la lengua. De hecho, la lengua tiene puntos reflejos que cubren casi todas las partes del cuerpo. Todos deberían tener un depresor de lengua y usarlo todos los días para ayudar a conservarse en forma. Tome un depresor de lengua o el mango de una cuchara y ejerza presión sobre la lengua (ver Fotografía 23). Muévala de lado a lado al mismo tiempo que hace presión hacia abajo. ¿Puede usted percibir los puntos sensibles en diversos lugares en la lengua? Oprimiendo los puntos reflejos existentes en la lengua, usted podrá superar muchos tipos de dolor y malestar. En la lengua existen diez zonas que siguen el patrón de las zonas de todo el cuerpo. Fíjese en las zonas que se muestran en al Diagrama 16.

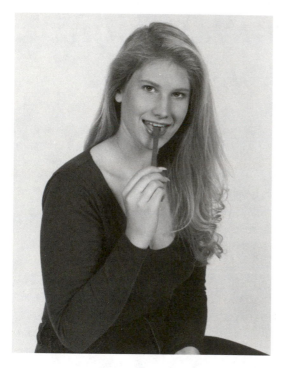

Fotografía 23: Sonda reflexológica para la lengua lista para ser usada en los puntos reflejos que se encuentran en la parte trasera de la lengua.

Los puntos reflejos que se ubican en la parte central de la lengua corresponden al centro del cuerpo. De esta forma, conforme oprime y estimule los puntos reflejos que se encuentran en el centro de la lengua, usted estará enviando una fuerza vital que llegará a toda glándula, órgano y célula en el centro del cuerpo. Conforme ejerza presión sobre los puntos reflejos que se encuentran del lado derecho de la lengua, estará estimulando a todas las glándulas y órganos del lado derecho del cuerpo. Y cuando oprima los puntos reflejos que se encuentran del lado izquierdo de la lengua, estará estimulando a todas las glándulas y órganos del lado izquierdo del cuerpo. Al encontrar un punto extremadamente sensible en cierta área de la lengua, observe las ilustraciones de las zonas del cuerpo para saber en dónde existe una disfunción. Y entonces, ejerza y mantenga la presión sobre este punto sensible mientras cuenta hasta siete.

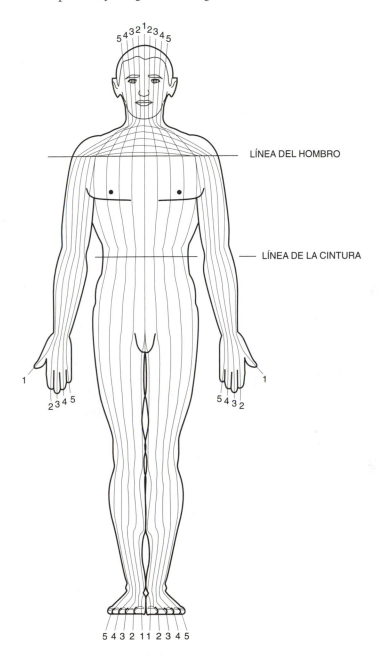

Diagrama 16: TERAPIA POR ZONAS: Cada línea numerada representa el centro de su zona respectiva en el cuerpo. Estos canales de energía corren longitudinalmente a través del cuerpo.

Cómo chequear los puntos reflejos correspondientes

Ahora, busque en la ilustración otros puntos reflejos que existan en otras partes del cuerpo a lo largo de esta línea, y al oprimir los que correspondan al punto reflejo que usted detectó en la lengua, encontrará que también son muy sensibles. Dé masaje a todo punto reflejo que sea sensible. Recuerde que cada vez que encontramos esa sensibilidad o dolor en cualquier parte del cuerpo, es como si sonara el timbre de la puerta para avisarle que tiene un mensaje. La rueda para masaje reflexológico es muy útil para ayudar a localizar puntos sensibles en diversas partes del cuerpo. Su uso se explica con mayor detalle en el Capítulo 36, que trata sobre aparatos reflexológicos.

Muchas personas afirman que siempre tienen a mano un depresor de lengua; y cada vez que salen, adondequiera que vayan, lo llevan consigo en una bolsa de plástico limpia.

Los puntos reflejos de la lengua ayudan a detener los dolores menstruales en las mujeres casi de inmediato. Una mujer embarazada no deberá oprimir los puntos reflejos de la lengua, ya que al parecer esto tiene un efecto relajador en los órganos reproductivos y podría ocasionar un aborto. Así como relajan y eliminan el dolor en diversas partes del cuerpo, es probable que los puntos reflejos de la lengua también puedan resultar benéficos para los hombres que padecen de problemas prostáticos. No cuento con evidencia de ello, pero siempre recuerde que adondequiera que exista malestar en el cuerpo, la reflexología puede ayudar, jamás dañar.

También existen otros puntos reflejos en la boca que ayudan a diversas partes del cuerpo con malestar. Los puntos reflejos que se encuentran debajo de la lengua y en el paladar traen alivio a muchos padecimientos. Oprimiendo el paladar con uno de los pulgares limpio, usted podrá detener la tos en unos cuantos minutos, aunque ninguna otra cosa lo haya podido ayudar.

La importancia de tirar de la lengua

Sujetar la lengua con un pañuelo desechable o un pedazo de tela limpio y tirar de ella tanto como sea posible (al mismo tiempo que se sostiene ligeramente hacia arriba para evitar cortar su parte inferior con los dientes) tiene varios beneficios. Puede curar una voz enferma y detener el hipo. En algunas clínicas de auxilio de emergencia se enseña que tirar de la lengua ayuda a salvar a una persona que se está asfixiando.

EL CEPILLADO DE LA LENGUA

¿Se da usted cuenta de lo importante que es limpiar la lengua? Los asiáticos han recurrido a la limpieza de la lengua por siglos. Para los antiguos romanos, se trataba de una práctica rutinaria, y todavía se usa en el Oriente como un método natural para refrescar el aliento, proteger los dientes y eliminar bacterias y gérmenes perjudiciales para la salud.

Silvia, una mujer de origen chino que fue mi segunda madre, me enseñó hace muchos años la importancia de limpiar la lengua. Ella insistía en que la lengua debía rasparse por lo menos cada mañana y cada noche antes de irse a la cama. Esto era para ella más importante que cepillarse los dientes. No recuerdo lo que usábamos para raspar nuestras lenguas en esa época, pero el hábito permaneció conmigo y siempre me he cepillado la lengua para limpiarla cuando me cepillo los dientes. Tal vez sea por eso que jamás he tenido problemas con mis dientes.

La superficie de la lengua es un campo propicio para el desarrollo de bacterias. La capa que la recubre, cargada de gérmenes, es una importante fuente del mal aliento. También se ha documentado evidencia de que la cantidad de estreptococos formadores de placa se incrementan diez veces después de una semana de no limpiarse la lengua.

La *American Dental Association* de Estados Unidos ahora recomienda la limpieza de la lengua y ha aprobado un limpiador para la lengua que se vende en Estados Unidos conocido como *Lila Tongue Cleaner* (ver Fotografía 24). Si usted no lo encuentra en el mercado, puede adquirirlo directamente a través de *Stirling Enterprises*, Cottage Grove, Oregon 97424.

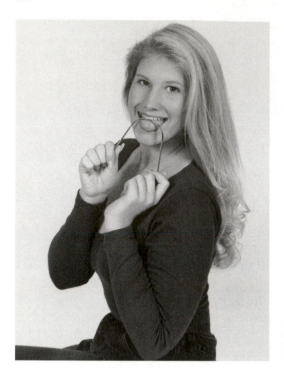

Fotografía 24: Cómo usar el raspador de lengua para limpiar la lengua.

CAPÍTULO 6

Cómo la reflexología puede ayudar a los dientes

No conozco dolor más insoportable que el de un dolor de dientes. Tengo la suerte de haber tenido muy pocos problemas con mi dentadura, y los que he tenido han sido provocados por dentistas. En una ocasión me vi expuesta a un frío muy severo y comencé a padecer de neuralgia en los nervios de la cara, algo muy doloroso. Pensé que el dolor podría haber sido causado por una pieza dental, pero no pude encontrar a un dentista en varios días. Sabía que la reflexología podía ayudarme a detener el dolor, así que utilicé grapas en los dedos de manera periódica hasta que me fue posible ver al dentista. Esto me alivió el dolor, y no sé qué fue lo que me hizo de todos modos mantener mi cita con el dentista, pero el caso es que lo hice. En el momento en que llegué a la silla del dentista, éste no pudo encontrar nada malo con mi dentadura. Estaba muy preocupado por el hecho de que me sintiera bien, de modo que decidió que me tenía que extraer un diente, aun cuando los estudios de rayos X demostraban que ésta se encontraba en perfecto estado, al igual que todos mis demás dientes. No sé por qué, pero dejé que me lo sacara. Creo que cada vez que nos encontramos frente a un doctor o un dentista, es como si de alguna manera nos hipnotizáramos. Es la única pieza de mi dentadura que he perdido en toda mi vida.

UNA PASTA DE DIENTES EFICAZ

Un dentista al que acudí hace muchos años para tratar una infección en la boca me dijo que yo tenía una encía y unos dientes perfectos, y me preguntó qué era lo que usaba como pasta dental. Le dije que toda mi vida había usado sal y bicarbonato de sodio. Me dijo que ésa era la razón por la que tenía dientes y encías fuertes y saludables. La glicerina utilizada en las pastas dentales, me decía, tiende a suavizar las encías. Cuando le comentaba lo anterior a otros dentistas, se burlaban de mí y me decían que no tenía nada que ver con mis encías duras y mis dientes perfectos.

El Dr. Paul Keyes, investigador clínico del *National Institute of Dental Research* de Estados Unidos, afirma que las enfermedades en las encías pueden evitarse sencillamente cepillándolas con sal. Dice que si uno padece de presión sanguínea alta y no debe usar sal de mesa, la puede sustituir por sal de Epsom.

CÓMO FABRICAR SU PROPIO LIMPIADOR DENTAL

Yo utilizo un salero con agujeros grandes. En él, coloco partes iguales de sal y bicarbonato de sodio y dos o tres frijoles para evitar que la mezcla se haga grumos. Espolvoreo un poco de la mezcla en mi mano y la aplico con un cepillo de dientes humedecido. Jamás tendrá usted un aliento más fresco o dientes más blancos. La sal limpia y endurece las encías y el bicarbonato de sodio pule los dientes "sin dañarlos". Después del cepillado, enjuague su boca con agua oxigenada para blanquear sus dientes y limpiar sus encías. El agua oxigenada elimina los gérmenes, lo que ayudará a su boca a mantenerse saludable. Mis hijos tenían dientes perfectos hasta que se fueron de casa y comenzaron a usar pasta de dientes y a consumir productos a base de azúcar tales como dulces y gaseosas. Tal vez si hubieran seguido usando la sal y el bicarbonato de sodio, los productos a base de azúcar habrían sido menos perjudiciales para sus dientes.

El Dr. Keyes hace hincapié en que este programa puede ser de grandes beneficios para cualquier persona con una piorrea incipiente. Más o menos un noventa y cinco por ciento de la población padece de algún tipo de enfermedad de las encías, desde sus etapas simples hasta las avanzadas.

Si usted quiere tener menos problemas con sus dientes, haga la prueba con los métodos que describo en este libro. Obrarán maravillas en usted.

CÓMO CALMAR UN DOLOR DE DIENTES

Para calmar un dolor de dientes o de muelas, aplique grapas cerca de los extremos de los dedos. Chequee las líneas meridianas y oprima los dedos de la mano que se encuentren en el mismo lado de la pieza que le duele (ver Diagrama 16). Siga la línea que pase por la pieza dental con el dolor y que descienda hasta los dedos, y aplique presión en los dedos a los que esta línea conduce. Esto anestesiará el área, y usted quedará liberado del dolor. Si no cuenta con grapas o con ligas, mantenga la presión en los dedos con los dientes hasta que el dolor desaparezca. Es probable que tenga que hacer esto cada quince o veinte minutos para mantener el área anestesiada y libre de dolor hasta cuando vea al dentista.

Alivio al dolor de dientes con un peine y una grapa de dedo

En una fiesta a la que asistí una noche, la anfitriona me comentó que tenía un dolor insoportable en un diente. Como había sido mi paciente, esperaba que yo pudiera ayudarla. Fuimos hasta su tocador y le pedí un peine. Como la pieza dental que le dolía se encontraba del lado izquierdo, comencé a oprimir sus dedos de la mano izquierda. Encontré algunos puntos muy sensibles en la parte interior de sus dedos pulgar e índice. Usando el peine, comencé a ejercer una ligera presión en estas áreas sensibles, y luego aumenté la presión gradualmente al mismo tiempo que hablábamos de temas relacionados con la fiesta por unos diez minutos. Y entonces le pregunté como seguía su diente, y se sorprendió al darse cuenta que el dolor había desaparecido mientras conversábamos. Disfrutó del resto de la noche sin experimentar ningún otro dolor. Le dije que no le vendría mal usar grapas en los dedos (al igual que un peine) de manera periódica en tanto no pudiera ver a su dentista. Me dijo que jamás volvería a prescindir de ellos.

Situación desagradable evitada

Una noche, mi esposo se encontraba en una reunión organizada por una fraternidad. Un hombre que se encontraba sentado a su lado comenzó a quejarse de un terrible dolor en un diente y comentó que pensaba que tendría que marcharse a causa del dolor. El hombre se sentía muy avergonzado, ya que era un importante orador esa noche. Mi esposo le dijo que ejerciera presión firmemente justo en la articulación del dedo medio, ya que la pieza dental que le estaba ocasionando el dolor se encontraba en la tercera línea meridiana del cuerpo. El hombre sabía que mi esposo estaba bien informado acerca de los métodos curativos de la reflexología, de modo que siguió su consejo sin vacilar. Se quedó sorprendido y muy agradecido al descubrir que el diente le había dejado de doler por completo cuando fue llamado a hablar. Más tarde, al darle las gracias a mi esposo por haberlo salvado de una situación desagradable, le confesó que se encontraba tan sorprendido del súbito alivio a su dolor, que casi olvida su discurso.

La percusión reflexológica de las encías

Demos masaje reflexológico a los puntos reflejos que se encuentran cerca de las raíces de los dientes. Usando todos sus dedos, oprima sus mejillas y trate de sentir las raíces de sus dientes superiores. Comenzando por la parte que se encuentra enfrente de las orejas, trabaje con los dedos lentamente hacia el centro de la cara hasta que esté presionando por debajo de la nariz. Mantenga la presión en cada uno de estos puntos reflejos más o menos por unos tres segundos en cada uno. Es probable que encuentre algunos puntos sensibles conforme sus dedos recorran el área. Al hacerlo, mantenga la presión en cualquier punto reflejo que genere dolor por más tiempo, o bien siga adelante y vuelva más tarde para ejercer presión sobre él.

Pasemos a las raíces de los dientes inferiores. Coloque todos los dedos a lo largo de la línea del maxilar inferior, comenzando a la altura de las orejas. Conforme ejerza presión, sentirá las raíces de los dientes inferiores. Trabaje con sus dedos a lo largo del área de la misma forma en que lo hizo con las raíces de los dientes superiores, oprimiendo y dando masaje hasta que se encuentre trabajando en las raíces de los dientes de enfrente a la altura del mentón (ver Fotografía 25). Al trabajar estas áreas con los dedos, estimulará los intestinos delgado y grueso, al igual que los meridianos del estómago. Mientras sus dedos están en esta posición, coloque los pulgares debajo del mentón y dé masaje al área con el resto de los dedos en dirección hacia el mentón. Esto ayuda a reducir la papada (ver Fotografía 26).

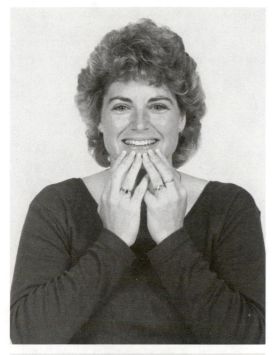

Fotografía 25: Posición para oprimir las raíces de los dientes inferiores.

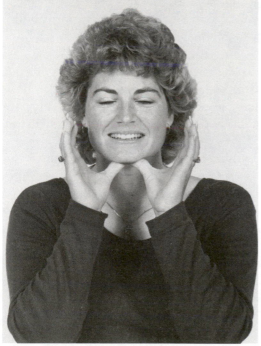

Fotografía 26: Oprimiendo los nodos linfáticos debajo del mentón con los pulgares para hacer esta área más suave y plegable, incrementar la energía y el flujo de hormonas y disfrutar de una piel más saludable y con menos arrugas.

Una prueba para la reflexología

Un día, una amiga acudió a mí a causa de un terrible dolor de muela. Nos encontrábamos en las montañas y no había nadie más que yo para ayudarla. Me pidió que la llevara a un dentista, de modo que dejé todo lo que estaba haciendo y manejé unas veinte millas hasta llegar a un pequeño poblado en el que encontramos el consultorio del dentista cerrado. Finalmente localizamos al dentista y le pedimos que ayudara a mi amiga, aunque en un principio se oponía a hacer cualquier cosa, ya que ella se encontraba embarazada y la muela estaba ulcerada. Después de anestesiar la pieza, finalmente la extrajo. Ya nos encontrábamos a la mitad del camino de regreso y mi amiga comenzó a llorar, quejándose de que todavía tenía el dolor de muela. La llevé de regreso al dentista, pero éste se rehusó a hacer algo por la otra muela, en la que había una gran inflamación. Nos dijo que sería muy peligroso en sus condiciones.

De camino a casa, le dije que podíamos hacer la prueba en esa muela con la reflexología. Mi amiga estaba dispuesta a hacer la prueba con cualquier cosa. Tan pronto como llegamos a casa, le pedí que se sentara en una silla y que me dejara ver su pie desnudo. Comencé a hacer presión en su dedo gordo del pie, y habiendo encontrado un punto reflejo que le producía mucho dolor en la punta del pie, comencé a utilizar de inmediato el método de presión y masaje. En cuestión de segundos me dijo, "ya comienzo a sentirme mejor". En más o menos media hora, el dolor había desaparecido por completo, y se marchó a casa prometiéndome que tan pronto llegara a casa le pediría a su esposo que la llevara al dentista. Al poco tiempo de eso nos mudamos, así que no la vi durante varios meses. La próxima vez que la vi y le pregunté sobre sus dientes, me dijo que no había ido al dentista porque no había vuelto a tener problema alguno.

No olvide comer alimentos con mucho calcio para nutrir sus dientes. Un dentista comenta de la forma en la que trata a sus pacientes con calcio para librarlos de todo tipo de enfermedades de los dientes. La experiencia le ha enseñado que los dientes se curan por sí solos cada vez que la naturaleza es llamada a hacer su trabajo y se le da el material para hacerlo.

Con un poco de conocimiento sobre los dientes y sus necesidades, y acerca de cómo darle a la naturaleza una pequeña mano, usted podrá conservar una dentadura sana por tanto tiempo como viva.

Cómo usar la reflexología en los ojos para mejorar la vista

Nuestros ojos son un verdadero don que Dios nos ha dado. Únicamente aquellos a quienes se les ha negado el don de la vista o aquellos que la han perdido comprenden realmente su importancia.

La reflexología ha ayudado a muchas personas en diferentes etapas de ceguera. No puede hacer ningún daño y siempre será de algún beneficio, aun cuando no le dé a la persona una visión perfecta. El masaje reflexológico siempre relaja, no importa con qué fin lo esté utilizando, y eso de por sí ya es bueno.

Espero poder traer un nuevo nivel de entendimiento a aquellos que tienen problemas con los ojos y, al mismo tiempo, espero que le den al masaje reflexológico la oportunidad de demostrarles que sí los puede ayudar. También podrán darle una mayor belleza a sus ojos utilizando el masaje reflexológico tal como se indica.

CÓMO ESTIMULAR LOS RIÑONES PARA FORTALECER LOS OJOS

Dos de los órganos más importantes que influyen en el funcionamiento normal de los ojos son los riñones.

Para estimular los riñones, deberá masajear los puntos reflejos que se encuentran en el centro de los pies y las manos (ver Diagramas 3 y 5). En los Diagramas 7 y 8 encontrará los puntos reflejos del cuerpo a los riñones. Trabaje con ellos para ayudar a estimular el mejor funcionamiento de los ojos.

Veamos ahora los puntos reflejos de los ojos mismos. En mis libros anteriores sobre reflexología de pies y manos, les enseñé a darle masaje a los puntos reflejos que se ubican justo debajo de los dos dedos próximos a los dedos gordos de ambos pies, ahí es donde se unen al pie. Este masaje deberá aplicarse a ambos pies. Utilice el mismo masaje en los dos dedos que le siguen al pulgar. Si estos dos dedos son sensibles, quiere decir que estos puntos reflejos requieren de masaje para eliminar ciertos bloqueos que están afectando el funcionamiento normal de los ojos.

CÓMO DARLE MASAJE A LOS PUNTOS REFLEJOS DE LOS OJOS PARA DISFRUTAR DE UNA VISTA MEJOR

Pasemos al masaje de los puntos reflejos que se encuentran cerca de los ojos y que nos permitirán corregir muchos problemas oculares. El método siguiente fue ideado y utilizado con éxito por Therese Pfrimmer. Si existe tirantez en los músculos que se encuentran alrededor de los ojos, estos pueden estar tirando del globo ocular, alterando su forma y bloqueando la circulación, dando con ello lugar a problemas de miopía o hipermetropía. Los músculos del párpado tensos a veces pueden provocarle al globo ocular una fricción que lleva a la formación de cataratas. Si los músculos oculares que se encuentran detrás del ojo están tensos, oprimirán a los ductos que permiten el drenado de esa zona y no se podrán vaciar adecuadamente. Esto puede dar lugar a una acumulación de fluido que dé como resultado un glaucoma.

Para disminuir la tirantez de los músculos del ojo, utilice sus dedos índice y medio para masajear los puntos reflejos que se encuentran debajo de ambos ojos (ver Fotografía 27). Al ir recorriendo estos puntos y encontrando músculos tensos, comience a ejercer presión. Cuando encuentre que un músculo está tenso, es probable que también encuentre un punto endurecido o que sienta que los músculos se deslizan rígidamente debajo de sus dedos. Al estimular los puntos reflejos a los ojos, estos de inmediato recibirán una vida y una energía renovadas. Al principio, no estimule estos puntos reflejos muy a menudo. Estimular los ojos en exceso puede ocasionarle un terrible dolor de cabeza. Le sugiero que lo haga únicamente una vez el primer día, y que luego aumente la frecuencia conforme vaya sintiendo que es posible, pero siempre sin estimularlos en exceso. Esto también se aplica a los demás masajes reflexológicos para los ojos y a los ejercicios para los ojos que le daré más adelante.

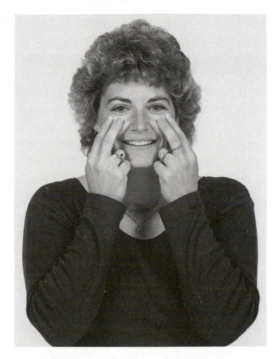

Fotografía 27: Cómo oprimir los puntos reflejos a los riñones y las glándulas adrenales para disfrutar de una visión mejor.

Pasemos ahora a los huesos que se encuentran encima de los ojos y repitamos el mismo procedimiento. Es probable que para esta posición le resulte más fácil usar los pulgares. Al dar este masaje, no trabaje con los músculos, sino a través de ellos.

Usando el dedo medio o el pulgar, trabaje a través de los músculos que se encuentran en la parte superior de la nariz, comenzando de manera profunda en la cuenca ocular. Es probable que encuentre esta parte muy sensible, pero recuerde nuestro lema: "si le duele, frótelo". Hágalo con ambos ojos, y luego a través de los músculos de la frente justo encima de las cejas. Si siente un punto duro o una zona tensa, sabrá que ha encontrado un músculo tenso que podría estar restringiendo el flujo natural de energía eléctrica en forma de puntos reflejos. Es probable que este músculo esté muy sensible, pues la circulación de la línea de fuerza vital está siendo bloqueada por estas áreas duras o sensibles.

Masajear estos puntos reflejos alrededor de los ojos también puede ayudar a corregir los ojos "saltones", los ojos adoloridos o muy sensibles a la luz, y los ojos desviados a causa de tensiones musculares.

Masajear la cabeza también puede ayudar a estimular el flujo de una nueva vida a los ojos (ver Capítulo 3 acerca de la cabeza).

Un baño ocular completamente natural

Otro método para ayudar a los ojos a regresar a su condición normal consiste en lavarlos con miel. Simplemente coloque una gota o un poco más de miel en los ojos, y en muy poco tiempo notará una mejoría. Al principio arde como si se hubiera quemado, pero sólo durante unos segundos; las lágrimas pronto lavarán la miel. En una ocasión padecí de un cuadro muy severo de ceguera nocturna. Me enteré de que mucha gente se estaba poniendo miel en los ojos, de modo que decidí hacer la prueba. Poco tiempo después de haber usado la miel, me vi obligada a manejar a casa ya de noche. Había manejado durante varias millas cuando me di cuenta que podía ver tan bien como lo hacía de día. Eso fue hace varios años, y todavía puedo ver muy bien de noche. Usé la miel sólo durante unos diez días, después estuve demasiado ocupada y olvidé utilizarla de nuevo.

El uso de las palmas de las manos para ayudar a los ojos

Otra cosa que ayuda a los ojos es usar las palmas de las manos en ellos. Un hombre incluso salvó su vista usando las palmas de las manos en sus ojos varias veces al día. Para hacerlo, coloque las palmas de sus manos en cada uno de sus ojos, entrecruzando los dedos un poco. Ajuste los dedos de modo que no penetre por ellos nada de luz. Mantenga los ojos abiertos. Manténgalos en esta posición durante varios minutos, asegurándose de que esté viendo en completa oscuridad. Esto es también muy relajador para el sistema nervioso en su totalidad. Si lo desea, hágalo varias veces al día.

Cómo aliviar la fatiga visual

Mejorar la circulación sanguínea a la frente y las sienes le ayudará a aliviar la fatiga visual. Use los nudillos o la punta de sus dedos índice y medio y, realizando un ligero movimiento circular, trabaje las sienes, que se encuentran a ambos lados de la frente en el extremo de cada ceja.

Las vitaminas A y C son importantes para poder gozar de una buena visión. En este sentido, yo en lo particular he encontrado que un extractor de jugos representa una magnífica inversión. Es difícil consumir suficientes ensaladas frescas como para poder obtener toda la nutrición natural que se requiere para una buena visión.

Ajuste el pie para enderezar el ojo

Mi hermano siempre había tenido un problema con su pie izquierdo. Lo tenía hacia adentro, y su pie derecho siempre tropezaba con él, haciendo que frecuentemente se cayera.

Mi hijo tenía el mismo problema al nacer . También noté que tenía el ojo derecho desviado hacia adentro. Le coloqué a sus zapatos una plantilla ortopédica para ayudarlo a enderezar el pie, y cuando el pie se enderezó, lo mismo sucedió con su ojo.

EJERCICIOS PARA LOS OJOS

A continuación encontrará algunos ejercicios para los ojos que resultan muy útiles para fortalecerlos. Hace algunos años, mientras mis padres se encontraban en busca de depósitos de minerales en las montañas, conocimos a un doctor que nos enseñó a hacer estos ejercicios. Pienso que es gracias a ellos que no tuvimos que usar anteojos durante muchos años, y, si hubiéramos seguido con los ejercicios, es probable que jamás hubiéramos tenido que hacerlo. Hice que mi hija hiciera estos ejercicios después de haber padecido una severa fatiga ocular que la hacía parpadear de manera continua. Sus ojos regresaron a una condición normal en tan sólo unos cuantos días.

Siéntese en algún lugar en donde pueda colocar una marca centrada en alguna pared frente a usted, al nivel de su vista. Todo lo que se necesita es un punto muy pequeño. El baño es un lugar excelente para hacerlo, ya que solamente lleva unos cuantos minutos, y además ahí nadie lo molesta a uno. Si lo desea, puede enseñarle a toda la familia a hacer este ejercicio para fortalecer la vista. Le garantizo que lo puede ayudar a reducir sus gastos médicos.

Siéntese con el punto justo enfrente. *Muy lentamente*, gire la vista a la izquierda tanto como pueda pero sin mover la cabeza, y, *muy lentamente*, regrésela a este punto central. Repítalo, pero ahora girando la vista a la derecha y luego de regreso al mismo punto. A continuación, partiendo del punto central, eleve la vista tanto como pueda. Asegúrese de mantener la cabeza derecha e inmóvil y de regresar siempre los ojos al punto marcado antes de hacer el siguiente movimiento. Haga esta serie de movimientos sólo una vez durante los primeros días. Si se excede en la práctica de estos ejercicios, experimentará el peor de los dolores de cabeza que jamás haya tenido, lo que demuestra lo potentes que son. Aumente el número de repeticiones cada varios días hasta que pueda hacerlos diez veces al día.

Una vez que los ojos se hayan acostumbrado a este ejercicio, comience a hacerlos girar. Gire los ojos a la izquierda tanto como pueda, y luego comience a girarlos hacia arriba *lentamente*. Muévalos hacia arriba y a la derecha, y posteriormente gírelos hacia abajo hasta que queden de nuevo del lado izquierdo. Al principio, hágalo únicamente una vez por día. Mantenga la cabeza derecha y haga este ejercicio *muy lentamente*. Puede ir incrementando el ejercicio gradualmente hasta que pueda hacerlo diez veces al día.

¿Cada cuándo mira algo que se encuentre en la lejanía? Practique mirar algo alejado e inmediatamente después algo cercano. Estos músculos también requieren de ejercicio.

Usando uno o varios de los métodos que le he proporcionado, usted deberá poder desarrollar una visión perfecta.

Enséñele estas técnicas para fortalecer los ojos a sus hijos, y le garantizo que se verán bendecidos con una visión perfecta por el resto de sus vidas.

Uso de grapas reflexológicas en las cejas

Estimada Sra. Carter:

He estado experimentando con las grapas reflexológicas y realmente han hecho milagros en muchas partes de mi cuerpo, además de en los dedos de mis manos y pies. Si se las coloca en los labios, uno puede estimular la circulación a los músculos flácidos que se encuentran alrededor de la boca. Si uno se las coloca en las cejas, no sólo estimulan la circulación a las arrugas que se encuentran alrededor de los ojos, sino que también fortalecen los ojos. En una ocasión le mostré estas grapas a un doctor, y de inmediato se puso una en la ceja, en vez de en el dedo, antes de darme tiempo a explicarle cómo usarlas.

El doctor es una persona partidaria de las posibilidades de estimular la fuerza vital curativa en muchas partes del cuerpo. Me explicó que el uso de esta forma de presión en cualquier parte del cuerpo permite aumentar la productividad del sanamiento a través de una mayor circulación.

–C.S.

Cómo estimular las glándulas endocrinas con la reflexología

Las glándulas endocrinas no tienen ductos y secretan sus hormonas directamente al interior del torrente sanguíneo. Si usted observa el Diagrama 2, podrá ver las glándulas endocrinas más importantes y su ubicación en el cuerpo. Las personas que estudian las enseñanzas hindúes las conocen como chakras o centros de energía.

La glándula pituitaria, junto con la glándula pineal, se encuentra cerca del centro de la cabeza. La tiroides y la paratiroides se encuentran cerca de la laringe en la base del cuello. El timo se encuentra en el área del pecho. El páncreas se encuentra debajo del estómago y encima de las adrenales (o suprarrenales), que son como pequeños tapones en los riñones. Más abajo se encuentran las gónadas o glándulas sexuales (testículos y ovarios) del hombre y la mujer.

LA IMPORTANCIA DE LAS GLÁNDULAS ENDOCRINAS

Todas estas glándulas se complementan e interactúan entre sí. Su desarrollo y funcionamiento normales son de gran importancia para el bienestar de todo individuo. Las hormonas que secretan son responsables de las diferencias entre una persona de baja estatura y una alta, entre un genio y un individuo de poca inteligencia, entre una persona feliz y una triste. Estas glándulas controlan lo que somos; nuestra energía, nuestra actividad y estabilidad, y la vigorización de los procesos de la vida. Su influencia permea todo lo que somos y hacemos. Son las responsables de determinar las formas de nuestros cuerpos y el funcionamiento de nuestras mentes.

LA GLÁNDULA PITUITARIA

Una persona relajada y normalmente feliz, sin frustraciones, con seguridad tiene una glándula pituitaria normal y saludable. Si usted carece de estas cualidades, deberá entonces revisar los puntos reflejos a la glándula pituitaria, que se encuentran en el centro de la yema del dedo grande del pie y en el centro de la yema del pulgar (ver Diagrama 2). También encontrará puntos reflejos a la pituitaria en la frente (ver Diagrama 12). Esta glándula también ayuda a evitar una excesiva acumulación de grasa. Si usted está tratando de bajar de peso, existe motivo para darle una atención especial a los puntos reflejos a la glándula pituitaria.

En un estudio realizado hace varios años, se encontró que la desobediencia, la agresividad, el mal humor y muchos tipos de delincuencia infantil eran ocasionados por una glándula pituitaria deficiente.

La glándula pituitaria se asemeja a un primer violín en lo que respecta a mantener el cuerpo en armonía. Si esta glándula está desafinada, el cuerpo en su totalidad carecerá de armonía, y nadie puede sentirse en buenas condiciones si no están *todas* sus glándulas funcionando armoniosamente entre sí. Esta glándula es la responsable del crecimiento apropiado de las glándulas y órganos del cuerpo, incluyendo el desarrollo sexual normal.

La glándula pituitaria es uno de los reguladores del crecimiento, así que si usted está preocupado por el índice de crecimiento de su hijo o hija, asegúrese de darle masaje a los puntos reflejos a su glándula pituitaria. Esto le permitirá que ese índice de crecimiento sea el normal, ya sea que esté creciendo demasiado rápido o demasiado lento. Si esta área es sensible, deberá masajearla a menudo. Enséñele a sus hijos cómo darle masaje a este punto especial para ayudar a que su crecimiento sea normal, y para que aprendan a usarlo también para ayudar a otras áreas que no se encuentren funcionando bien.

LA GLÁNDULA PINEAL

La glándula pineal controla el desarrollo de las demás glándulas, manteniéndolas dentro de los márgenes apropiados. Un funcionamiento deficiente de la glándula pineal influirá en las glándulas sexuales, ocasionando el desarrollo prematuro del cuerpo en su totalidad. Esta glándula hace que la actividad del sistema endocrino sea armoniosa y eficiente.

LA GLÁNDULA TIROIDES

El grado de actividad tiroidea hace que una persona se encuentre aletargada o alerta, animada o deprimida, que sea lenta o rápida. El desarrollo y la actividad de las glándulas sexuales también dependerá de una tiroides normal y saludable.

Los importantes puntos reflejos a la glándula tiroides están en las manos y los pies. El punto reflejo a la glándula tiroides se encuentra en el lado inferior de la parte lateral (el pulpejo) ubicada cerca de los dedos gordos de ambos pies. Los puntos reflejos que se encuentran en el pie izquierdo estimularán el lado izquierdo de la tiroides, y los que se encuentran en el pie derecho estimularán el lado derecho de la tiroides. Lo mismo se aplica también a los puntos reflejos que se encuentran en las manos cerca de los pulgares (ver Diagrama 2).

Utilice el pulgar, los dedos o un aparato de masaje reflexológico para hacer presión sobre el pulpejo en los pies y manos (ver Fotografías 28 y 29). Es probable que en esta área encuentre algunos puntos muy sensibles, así que deberá dar masaje hasta que el dolor desaparezca, pero no en una sola ocasión. El envío del flujo de estas fuerzas curativas vitales a la tiroides con un funcionamiento deficiente deberá ser de a poco, hasta que la tiroides recupere su nivel de funcionamiento normal y saludable.

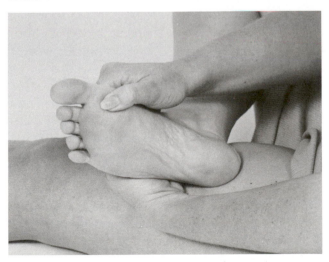

Fotografía 28: Posición para dar masaje a los puntos reflejos en el pie y estimular la glándula tiroides.

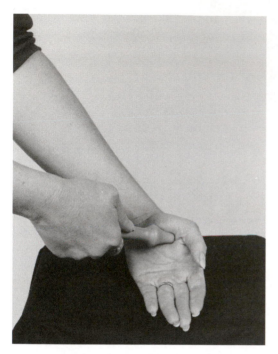

Fotografía 29: Uso de la sonda reflexológica para mano para dar masaje a importantes puntos reflejos a diversas partes del cuerpo, incluyendo los puntos reflejos a la tiroides.

Ahora veremos los puntos reflejos a la tiroides en otras partes del cuerpo. Si observa los Diagramas 2 y 10, podrá ver que la tiroides se encuentra a ambos lados de la garganta, y en los Diagramas 7 y 8 verá que los puntos reflejos a esta misma glándula se encuentran en el cuello. En la Fotografía 30 se muestran las posiciones para darle masaje a los puntos reflejos a esta importante glándula. Coloque los dedos de una mano a un lado de la garganta, a excepción del pulgar, que deberá colocar del lado opuesto (ver Fotografía 31). Comenzando cerca de la mandíbula, haga un movimiento de frotación suave con los dedos. No necesita oprimir muy duro, de lo contrario podemos lastimar la tiroides. Haga este masaje por frotación trabajando de manera descendente hasta llegar a la clavícula. Ahora, utilice el mismo masaje por frotación pero trabajando hacia arriba hasta regresar al maxilar. Después, cambie de manos de modo que el otro pulgar quede del lado opuesto de la garganta y, de nuevo, realice el mismo procedimiento dando masaje hacia abajo hasta llegar a la clavícula y luego hacia arriba hasta regresar al maxilar. Yo le aconsejaría que el primer día lo hiciera lentamente una o dos veces. Después, al ir sintiendo que es necesario, aumente el tiempo que le dedica a este masaje de manera gradual.

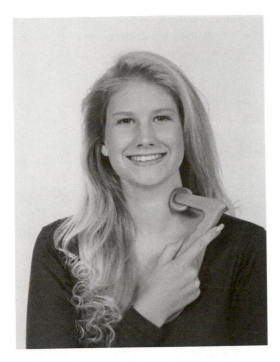

Fotografía 30: Usando la rueda para masaje reflexológico para estimular la glándula tiroides.

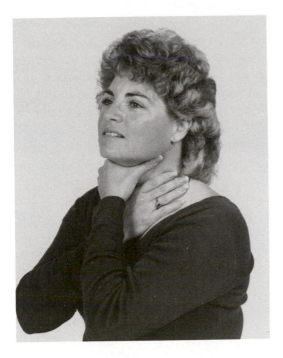

Fotografía 31: Posición para dar masaje a los puntos reflejos en el cuello y garganta a fin de estimular la tiroides y otras glándulas productoras de hormonas.

Fíjese en la Fotografía 26 cómo los pulgares se encuentran situados debajo del maxilar y el mentón. Esto deberá hacerse realizando un movimiento de presión suave dos o tres veces en cada lado. Al estimularlos por medio del masaje tal como se lo he mostrado, estos puntos reflejos le ayudarán a tener una piel hermosamente suave y firme, algo de lo cual hablaré con más detalle en el Capítulo 34, que trata acerca de la belleza. También se dice que evita que salgan canas.

Veamos un punto reflejo más a la glándula tiroides. Exactamente en el punto central de la parte superior de su cabeza, encontrará un punto reflejo sensible a la glándula tiroides (ver Fotografía 17). Este punto reflejo, desde luego, estimulará también a la paratiroides, y lo encontrará en línea recta a partir de la parte frontal de sus orejas. Trate de detectarlo con el tacto; cada cabeza tiene una forma diferente. Coloque los dedos medios de ambas manos sobre este punto reflejo y manténgalos oprimiendo durante unos cuantos segundos. Haga lo mismo tres veces, ninguna de ellas por más tiempo que la primera. Puede utilizar únicamente el dedo índice de una mano si siente que de esta forma puede obtener mejores resultados.

La paratiroides

La paratiroides, que está formada por cuatro glándulas pequeñas del tamaño de una gota que se encuentran incrustadas en la superficie de la tiroides, juega un papel muy importante en lo que respecta a mantener a su cuerpo funcionando de manera perfecta. El funcionamiento normal de estas glándulas da como resultado tranquilidad y equilibrio. Influyen en la estabilidad al interior del cuerpo, al igual que en el mantenimiento de su equilibrio metabólico, controlando la distribución y la actividad del calcio y el fósforo en el cuerpo. Estos elementos, el calcio y el fósforo, representan una cierta polaridad; el fósforo se relaciona con el sistema nervioso; el calcio con el sistema óseo. Espero que usted entienda el factor dinámico con que nos encontramos por un lado y el factor estático que tenemos por otro. Las glándulas paratiroides mantienen un equilibrio entre ellos.

Los puntos reflejos a todas estas pequeñas glándulas tan importantes se encuentran más o menos en la misma área que los puntos reflejos tiroideos en las manos y los pies, aunque en el caso de la paratiroides tendrá que oprimir de manera más profunda. Si considera con atención lo que acabo de mencionar en relación a estas glándulas, podrá reconocer lo importante que es el mantenerlas funcionando perfectamente en todo momento. Es probable que tenga que usar el pequeño aparato para masaje de mano (ver Fotografía 29) de modo que la presión pueda alcanzar una profundidad suficiente como para estimularlos con una fuerza vital eléctrica renovada. A medida que masajee los puntos reflejos que se encuentran en las manos y los pies, es probable que encuentre que son extremadamente sensibles. Deberá darles una atención especial hasta que ya no provoquen dolor alguno al oprimirlos con el aparato para masaje.

Algunas personas siempre encuentran un cierto grado de sensibilidad en los puntos reflejos que se encuentran en las áreas paratiroideas, así que deberá darles masaje cada vez que se dé tratamiento a sí mismo.

La glándula del timo

El timo es un órgano formado por dos lóbulos de color gris rosáceo que se encuentra en la parte superior del pecho detrás del esternón (ver Diagramas 7 y 8).

Ha existido una concepción errónea en lo que se refiere al papel jugado por el timo dentro de nuestra salud en general. Antes se pensaba que al alcanzar la pubertad el timo disminuye de tamaño y deja de tener utilidad, algo que el Dr. John Diamond ha demostrado que es falso. En su libro *Your Body Doesn't Lie*, nos dice que "puede considerarse que el timo es una verdadera glándula endocrina, es decir, un órgano que secreta una hormona al interior del torrente sanguíneo de modo que sea transportada a otra parte del cuerpo en donde surta su efecto".

El Dr. Diamond nos dice que "la evidencia acumulada durante los últimos veinte años en relación al papel jugado por la glándula del timo dentro de nuestra inmunología es apabullante. En un ser humano o un animal en el que la glándula del timo haya sido extraída o destruida, se presenta una pérdida de la efectividad de los mecanismos inmunes del cuerpo que protegen de las infecciones y los desarrollos cancerosos".

Al envejecer la gente, se vuelve más susceptible a todo tipo de enfermedades porque permite que su timo se debilite. Es probable que el timo sea una de las glándulas más importantes del cuerpo; es la sede de la energía vital. Cuando el timo se debilita, usted pierde energía.

La glándula del timo se relaciona con la fuerza de la contracción muscular, y puede someterse a prueba utilizando la kinesiología aplicada (que también puede ser utilizada para superar el estrés o determinar su causa).

El timo tiene que ver con el flujo de linfa a través del cuerpo. El sistema linfático drena la materia extraña, los desechos celulares y las toxinas de las células, y los transporta al torrente sanguíneo para su disposición final.

El timo es la residencia de la energía

La glándula del timo supervisa y regula el flujo de energía en todo el sistema de energía del cuerpo, provocando correcciones instantáneas para superar los desequilibrios cuando éstos se presentan y lograr así un reequilibrio y una armonía de la energía corporal.

El Dr. Diamond afirma también que "la glándula del timo es el vínculo entre la mente y el cuerpo; ¡es el primer órgano en verse afectado por las actitudes mentales y el estrés!"

Al ir creciendo, aprendemos que son muchas las cosas en la vida que pueden agotar nuestra energía, ocasionando que todos los músculos del cuerpo se debiliten. Entre estas cosas se hallan el tipo de alimento equivocado, el azúcar y los aditivos químicos. Sentarnos sobre un asiento suave, especialmente en un auto, puede hacer que nos encontremos menos alerta, pues debilita nuestras mentes y nuestros músculos. El simple hecho de encontrarnos cerca de ciertas personas puede drenar nuestra energía. Los pensamientos negativos, la música a alto volumen o carente de armonía y ciertos colores, lo mismo que el estrés continuo, también pueden agotar nuestra energía.

Cómo reactivar el timo

Permítame decirle cómo es que puede usar la reflexología para reactivar rápidamente la energía del timo, fortaleciendo con ello los músculos del cuerpo que estén debilitados. En los Diagramas 2, 7 y 8, fíjese en la ubicación de la glándula del timo en el pecho. Si golpea ligeramente el pecho varias veces por encima de la glándula del timo usando los extremos de los dedos, estimulará a esta glándula de modo que envíe energía rápidamente a todos los músculos del cuerpo.

Un método discreto para hacer que el timo regrese rápidamente a su actividad normal consiste en ejercer presión sobre un punto reflejo al timo que se encuentra en el paladar, justo enfrente de los dientes. Oprima este punto reflejo con la punta de su lengua.

Cómo hacer una prueba al timo usando la kinesiología

Sometamos a prueba el poderoso efecto que el timo tiene sobre el debilitamiento y el fortalecimiento de los músculos haciendo uso del breve y sencillo método de la kinesiología. Para ello necesitará de alguna persona que lo ayude. Haga que esta persona se pare frente a usted con el brazo izquierdo estirado de manera paralela al piso, al mismo tiempo que mantiene el brazo derecho relajado a su costado. Póngase de pie frente a ella y coloque su mano izquierda sobre el hombro de ella de modo que no se mueva. Dígale a la persona que usted va a ejercer una presión hacia abajo sobre el brazo que ella está manteniendo recto y que deberá resistir. Coloque su mano derecha sobre el brazo izquierdo de esta persona justo por encima de la muñeca. Haga presión sobre el brazo firmemente, lo suficiente como para poner a prueba la fuerza de los músculos de esta persona. No se trata de una competencia de fuerza. Si el brazo de la persona es débil, pídale que golpee ligeramente con los dedos el punto reflejo al timo que se encuentra en su pecho o que oprima con la punta de su lengua el punto reflejo al timo ubicado en el centro de su paladar, frente a los dientes, y vuelva a hacer la misma prueba. Los músculos deberán ahora estar fuertes.

Mientras sus músculos se encuentren todavía fuertes, pídale que ponga un poco de azúcar en su boca, que piense en una situación desagradable, que escuche música o sonidos carentes de armonía, o que realice alguna otra acción provocadora de estrés antes de someterse de nuevo a la misma prueba. Si la persona lo hace correctamente, los músculos se habrán debilitado bastante y no podrá resistir la más ligera presión. Piense en todos los músculos de su cuerpo que pierden energía y que se debilitan rápidamente a causa de un motivo de estrés tan insignificante como ése. Ya no lo asombrará toda esa gente que con frecuencia está molesta y enferma sin saber porqué.

CÓMO PROBAR LA ENERGÍA VITAL POSITIVA

Hablemos ahora de aquellas cosas positivas que reactivarán al timo y que harán que la energía vital presente en usted aumente en vez de agotarse.

Existen muchas maneras positivas para hacer que el timo se reactive, pero aquí hablaremos solamente de algunas. Veamos primero en la naturaleza.

El Dr. Diamond nos dice que "la posición normal de la lengua es aquélla en la que la punta de la lengua se mantiene en todo momento contra el punto reflejo central del paladar. En esta posición, el cuerpo en su totalidad se ve tonificado a través de la relación entre el punto reflejo central y el sistema de energía del cuerpo y la energía vital". Cada vez que usted sonríe, está estimulando también los puntos reflejos a la glándula del timo. Sonreír es un mecanismo energizador del cuerpo, así que lo mejor es tener siempre pensamientos positivos; mantenga su mente ocupada con pensamientos positivos y felices en todo momento; sienta las vibraciones del amor por todas las cosas bellas. Siéntese con la espalda recta; escuche buena música; consuma únicamente alimentos naturales. Sea agradecido y alegre en todo momento. ¿Tienen las palabras "amor, fe, esperanza y caridad" un significado más profundo para usted? ¿Nos fueron dadas estas palabras tanto como energizadores del cuerpo como para nuestro mejoramiento espiritual?

Cómo dar masaje a otros puntos reflejos a la glándula del timo

Existe otro punto reflejo al timo que se encuentra en la planta de los pies (ver Diagrama 2). También encontrará este punto reflejo al timo en las manos. En las Fotografías 32 y 33 podrá ver el uso de la rueda reflexo-

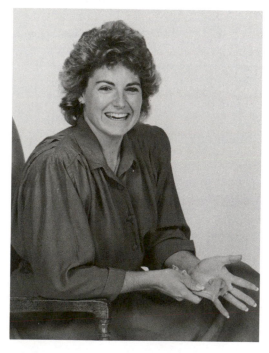

Fotografía 32: Un método fácil que permite usar la rueda reflexológica para darle masaje a los puntos reflejos que se encuentran en la mano. La risa estimula el sistema linfático y ayuda a mejorar la salud.

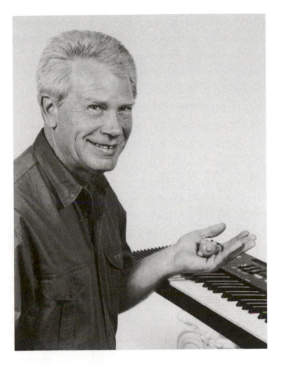

Fotografía 33: Este profesor de órgano le enseña a sus estudiantes cómo usar el aparato mágico para masaje reflexológico antes de tocar instrumentos musicales. Este aparato relaja los dedos y estimula la mente.

lógica y del aparato mágico para masaje reflexológico para estimular todos los puntos reflejos a las partes del cuerpo que se encuentran en las manos.

También encontrará puntos reflejos al timo en la cabeza (ver Diagrama 16). Cualquier punto que se encuentre en la línea central ayuda a estimular la glándula del timo.

Espero que usted esté ahora más consciente de la importancia del timo. Las personas que bailan la cuadrilla (*square dancing*) viven vidas largas y saludables. Estimulan el timo con buena música, con risas y con diversión en sus bailes. Ría y sonría en todo momento; esto hará que la glándula del timo se reactive y aumentará su energía vital en vez de agotarla a través de vibraciones negativas.

EL PÁNCREAS

El páncreas es una glándula grande que se ubica en la sección media del cuerpo. En realidad son dos glándulas: la parte principal del páncreas secreta jugos digestivos, y otras células, en el interior del páncreas, secretan la hormona conocida como insulina, que es la que mantiene el nivel de azúcar en el cuerpo en un nivel adecuado.

En los Diagramas 2, 7 y 9 podrá ver la posición del páncreas en relación a otras glándulas y órganos abdominales en el cuerpo. Fíjese en el Diagrama 7 cómo el punto reflejo al páncreas se encuentra más o menos en la misma posición que el punto reflejo al bazo, que se muestra en el Diagrama 8. Cada vez que le damos masaje a los puntos reflejos en esta área, estamos enviando un estímulo de energía eléctrica al interior de ambas glándulas al mismo tiempo.

También estaremos estimulando a éstas y otras glándulas al darle masaje a los puntos reflejos al páncreas que se encuentran en las manos y los pies. Comience con el pie izquierdo, y, usando su pulgar o cualquier otra cosa que normalmente utilice para dar masaje a los puntos reflejos, comience justo debajo de la parte lateral (el pulpejo) que se encuentra abajo del dedo gordo del pie, que es donde habíamos encontrado los puntos reflejos a la tiroides, (ver Diagrama 2 y Fotografía 34). Utilizando un método de presión y frotación, dé masaje al pie cruzándolo de manera transversal, tratando de detectar al mismo tiempo cualquier punto que genere dolor. Recuerde: cada vez que encuentre un punto que resulte sensible al tacto, no importa en qué lugar se encuentre (a menos que se trate de una contusión o una área inflamada), aplique presión o use la técnica del masaje.

Pasemos ahora a los puntos reflejos que se encuentran en las manos. Usando el pulgar de la otra mano o algún otro instrumento reflexológico, y ejerciendo un movimiento de presión y masaje, masajee completamente a través del centro de la otra mano. Trabaje en dirección a la membrana que se encuentra entre el pulgar y el dedo índice, tratando de detectar cualquier punto sensible al ir cruzando la mano (ver Diagrama 2 y Fotografías 35 y 43). Haga lo mismo en ambas manos dos o tres veces; luego, pellizque y masajee esta membrana en ambas manos, trabajando entre los huesos del pulgar y el dedo índice (ver Diagramas 6A, 6D y 6E y Fotografías 36 y 37). Al parecer ésta es una zona sumamente importante para los puntos reflejos a muchas partes del cuerpo, de modo que no la descuide. Ayuda a activar el flujo de la fuerza vital eléctrica, no importa la parte del cuerpo a la que vayan los canales que estamos tratando de limpiar.

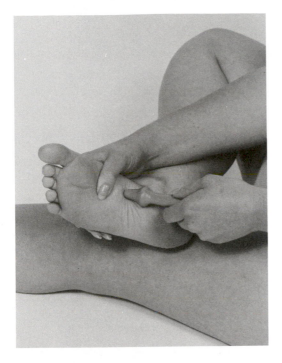

Fotografía 34: Uso de la sonda reflexológica para trabajar puntos reflejos al área del estómago. El pulgar se encuentra sobre el punto reflejo a la glándula adrenal.

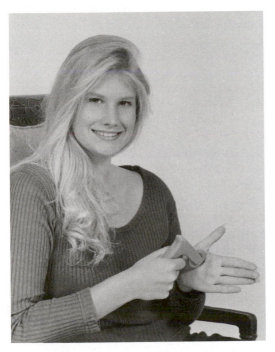

Fotografía 35: Masajeando puntos reflejos en la mano para estimular muchas partes del cuerpo.

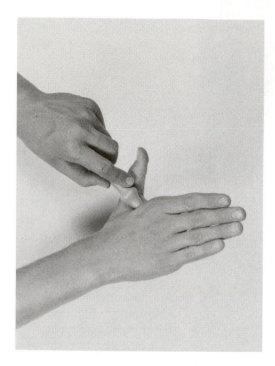

Fotografía 36: Uso de la sonda reflexológica para mano para estimular muchas partes del cuerpo. Excelente para aliviar dolores, insomnio y ansiedad.

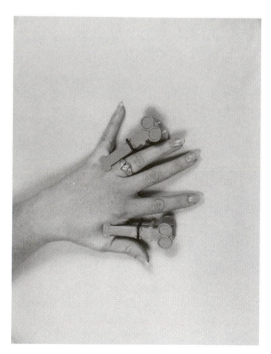

Fotografía 37: Uso de grapas reflexológicas en las membranas de las manos. Esta técnica beneficia a muchas partes del cuerpo.

Veamos el Diagrama 7. Con los dedos de una o ambas manos, dependiendo de qué nos dé mejores resultados, oprima el área que se encuentra un poco más abajo de las costillas. Mantenga la presión contando lentamente hasta tres y libere la presión. Repita lo mismo tres veces. Como el páncreas está distribuido a través de un área grande, puede mover los dedos unos dos o tres centímetros hacia el centro del cuerpo y repetir el procedimiento horizontalmente a lo ancho de casi toda el área.

En el Diagrama 12 podrá ver la ubicación de los puntos reflejos que se encuentran en la cabeza encima de los labios. También existen puntos reflejos en las orejas que no se muestran, pero al darles masaje estará estimulando los puntos reflejos al páncreas.

LAS GLÁNDULAS ADRENALES

Sus glándulas controlan todos y cada uno de los minutos de su vida, desde la cuna hasta la tumba. Las glándulas adrenales promueven su energía interior, el impulso que provocan da lugar a la acción. Las glándulas adrenales constan de dos pequeños cuerpos triangulares que se ubican encima y enfrente a los riñones. El córtex, la parte exterior de las glándulas adrenales, produce tres tipos de hormonas que controlan muchas funciones del cuerpo, incluyendo los equilibrios de agua y sal, al igual que el metabolismo de las grasas, proteínas y carbohidratos. La parte interior de las glándulas adrenales produce la hormona conocida como adrenalina, que prepara de manera instantánea al cuerpo para reaccionar ante una emergencia.

Para estimular las glándulas adrenales y mantenerlas funcionando perfectamente, primero deberá trabajar los puntos reflejos que están en las manos y los pies. En el Diagrama 11 podrá ver que las glándulas adrenales se encuentran sobre la parte superior de los riñones, de modo que los puntos reflejos a ellas se encuentran un poco más arriba de los puntos reflejos a los riñones en el centro de las manos y un poco más arriba del centro de los pies (ver Diagramas 3 y 5). Si esta área es completamente sensible, es probable que las glándulas adrenales le estén haciendo saber que no están obteniendo un suministro completo de energía. En algún lugar de las líneas correspondientes la energía está entrando en cortocircuito, de modo que tendrá que oprimir unos cuantos puntos reflejos para corregir esa carencia de energía. Deberá oprimir y dar masaje a estos puntos reflejos con los pulgares o con un aparato para masaje reflexológico varias veces, pero deberá estar consciente de que estos puntos reflejos se encuentran tan cercanos a los de los riñones que no podrá evitar dar masaje tanto a los puntos reflejos a los riñones como a aquellos a las glándulas adrenales. En un principio no es recomendable dar masaje de manera excesiva a los puntos reflejos a los riñones, así que, para empezar, aplique el masaje solamente por unos cinco segundos.

Observe en el Diagrama 12 la ubicación de los puntos reflejos a las adrenales en la cabeza y en los Diagramas 7 y 8 su ubicación en el cuerpo. También encontrará ahí los puntos reflejos a los riñones; ya hemos visto que en el momento en que le da masaje a los puntos reflejos a los riñones, también está ayudando a las adrenales. Oprima y mantenga la presión suavemente sobre los puntos reflejos del cuerpo que se muestran en los Diagramas 7 y 8.

LAS GÓNADAS—LAS GLÁNDULAS SEXUALES

Las gónadas, en el hombre los testículos, en la mujer los ovarios, se encuentran en la parte inferior del tronco. La glándula pituitaria produce la hormona que activa a las gónadas para dar inicio a la pubertad.

Las glándulas endocrinas son vitales para el funcionamiento correcto, y la reflexología puede normalizar cualquier problema que pudiera presentarse en relación con ellas. Nuestro sistema glandular es el transmisor de las fuerzas vitales que se transforman en funciones en todo el cuerpo. Haciendo uso del masaje reflexológico en los puntos reflejos a estas glándulas, ayudamos a estimular el cuerpo entero (ver Fotografía 38).

En el Diagrama 2 podrá ver la ubicación de las gónadas en el interior del cuerpo. En el Diagrama 4 se muestran los puntos reflejos a las gónadas, los testículos en el caso de los hombres y los ovarios en el de las mujeres, que se encuentran cerca de los tobillos sobre la parte exterior de los pies. En la parte interior del pie (cerca de los tobillos) se encuentran los puntos reflejos para el útero en las mujeres y para el pene en los hombres. Ésta será también un área que deberá masajear en caso de problemas con la próstata. En el caso de los puntos reflejos a las gónadas, también deberá pellizcar con grapas y dar masaje al tendón que se encuentra en la parte trasera de la pierna, el tendón de Aquiles.

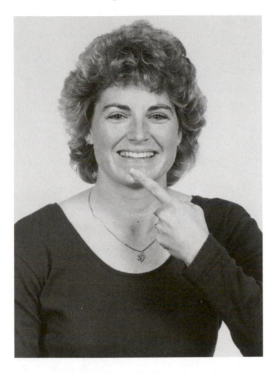

Fotografía 38: Posición para dar masaje a los puntos reflejos a las gónadas, lo que le dará calor al cuerpo, brillo a los ojos, y luminosidad.

En las manos, busque los puntos reflejos que se encuentran cerca de las muñecas. Trate de detectar puntos reflejos sensibles en toda la muñeca. Si encuentra algún punto sensible, déle masaje (ver Diagrama 2 y Fotografía 38).

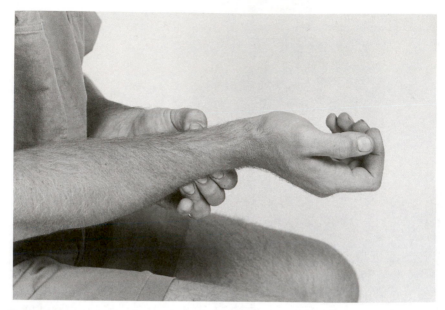

Fotografía 39: Posición para detener nauseas y para darle masaje a los puntos reflejos a los órganos reproductivos y a otras partes del cuerpo.

Existen más puntos reflejos que ayudan a las gónadas y que explicaré con mayor detalle en el capítulo acerca del sexo y problemas relacionados.

Una recuperación completa a través del masaje reflexológico

En una ocasión, mientras me encontraba dando un seminario sobre reflexología en Alaska, conocí a una mujer muy enferma. Por su color supe que había algo terriblemente mal en ella. Era secretaria y me comentó que había sido víctima de un envenenamiento por exposición a insecticidas mientras se encontraba trabajando, y los médicos no sabían qué hacer por ella. La mayor parte del tiempo se la pasaba sufriendo, sin saber cómo obtener ayuda. Le dije que podía ayudarla, pues el veneno probablemente se encontraba en el sistema linfático. La mujer estaba dispuesta a hacer la prueba con cualquier cosa con tal de volver a estar bien.

Le di masaje a su cuerpo entero durante dos horas seguidas, oprimiendo y frotando con las puntas de mis dedos. Tuve que prolongar mi estadía en ese lugar por unos cuantos días, pero valió la pena porque la mujer se recuperó casi por completo antes de partir. Ahora usa la reflexología para ayudar a su cuerpo a liberarse de esa acumulación de veneno.

Cómo fortalecer un corazón enfermo y la circulación sanguínea con la reflexología

Todo el mundo debería estar más pendiente de su corazón y saber cómo darle masaje a sus puntos reflejos para mantenerlo funcionando perfectamente. Todos los procesos de la vida son alteraciones rítmicas de tensión y liberación de tensión. La sangre pasa de los pulmones, en donde es oxigenada, al intestino delgado, en donde comienza a perder oxígeno, haciendo así de estos dos órganos, los pulmones y el intestino delgado, polos opuestos. El corazón late mientras el flujo de sangre oxigenada y desoxigenada pasa por él, provocando tensión y liberación de tensión. La medicina tradicional antigua afirma que "el meridiano del corazón gobierna a las arterias que se encuentran entre los pulmones y el intestino delgado, y el pulmón gobierna al corazón".

El corazón controla la mente. Si el corazón es débil, al igual que un gobernante sin poder, invitará a la revuelta. Cuando son muchas las áreas del cuerpo que están funcionando deficientemente y el problema no puede detectarse, eso significa que la fuerza vital eléctrica no está fluyendo libremente a través de los canales meridianos (ver Diagrama 16).

Un masaje para ayudar al corazón

Estimada Sra. Carter:

Tengo setenta años de pura juventud, y esta mañana pensé que con toda seguridad mi corazón ya había dado todo de sí. Le di masaje a sus puntos reflejos durante media hora y, gracias a Dios, ya me estoy sintiendo mejor.

Le ruego que me informe si existe algún doctor que practique la reflexología en la zona donde vivo. Gracias y Dios la bendiga a usted y a los suyos.

–K. P.

LOS PUNTOS REFLEJOS PARA AYUDAR AL CORAZÓN Y A LA CIRCULACIÓN

No importa cuáles sean sus problemas de corazón, la reflexología lo puede ayudar. Recuerde que un corazón con un funcionamiento deficiente por lo general es consecuencia de un problema en alguna otra área del cuerpo.

Todos somos conscientes de que el corazón es una "planta de bombeo" que mantiene al cuerpo funcionando. Al igual que la bomba de un pozo, si el corazón no funciona a su velocidad normal, la circulación de las líneas vitales tampoco tendrá lugar a una velocidad normal. El fluido, ya sea sangre o agua, no completará su trabajo de circular a todas las áreas requeridas; así, ciertas áreas a las que se les niega una circulación total se debilitarán, y el deterioro comenzará a hacerse notar.

El corazón es un músculo fuerte. Oprimiendo ciertos puntos reflejos ubicados en los pies y las manos y en otros lugares del cuerpo, este gran músculo puede mantenerse en un nivel de eficiencia óptimo. Si existe un funcionamiento deficiente, usted puede ayudarlo a funcionar normalmente oprimiendo y dando masaje a los puntos reflejos al corazón.

Fíjese en los puntos reflejos que se encuentran cerca de la espina dorsal en el Diagrama 18B, en el Capítulo 27. Para ayudar a un corazón enfermo, puede usar estos puntos reflejos, pero necesitará de la ayuda de alguna otra persona. Pídale a esta persona que encuentre los puntos sensibles y los oprima o que les dé masaje hasta que el dolor desaparezca. Si la espina dorsal está desajustada, su quiropráctico puede ayudarlo a regresarla a su lugar. Asegúrese de acudir a un quiropráctico que tenga buena reputación.

TERAPIA MUSCULAR PROFUNDA PARA EL
CORAZÓN

La terapia muscular profunda, de acuerdo con Therese Pfrimmer, también ayuda al corazón. Ella afirma que el masaje muscular profundo la ha ayudado a resolver todo tipo de problemas cardiacos. De modo que, junto con su dieta para el corazón y el masaje reflexológico a los puntos reflejos al corazón, usted deberá ayudar al corazón aflojando los músculos, llegando más allá de los puntos reflejos y dándole masaje a los músculos profundos que podrían estar ocasionando la falta de circulación al corazón.

Primero, trabaje en los músculos del brazo izquierdo, ya que ésta es una importante fuente de sangre al corazón. Comience por darle masaje a los músculos en la muñeca del brazo izquierdo. En este caso, no le estará dando masaje a puntos reflejos, sino a músculos subyacentes y profundos. Recuerde que a medida que sus músculos se van tensando más y más, comienzan a estrangularlo... a oprimir sus arterias y a bloquear su circulación.

Dando masaje a través de los músculos

Haga presión con los dedos tratando de detectar músculos duros y tensos a lo largo del hueso del brazo. Use las puntas de los dedos, o el pulgar, cuando sea necesario.

Importante: no trabaje con los músculos, sino *a través* de ellos. Vaya ascendiendo por el brazo ejerciendo presión y trabajando los dedos por todos sus lados. Si encuentra músculos que parezcan ser bandas de acero, dedíqueles más tiempo, pero sin excederse al principio.

Una vez concluido el masaje a lo largo del brazo, masajee los músculos del cuello (ver Fotografía 40). Si encuentra que estos músculos están muy tensos, dedique algo de tiempo a darles masaje para aflojarlos. Esto también lo ayudará a evitar un ataque apoplético al liberar la circulación de sangre fresca al cerebro. Una vez que haya aflojado estos músculos, pase a los músculos del pecho, especialmente los del lado izquierdo. Dé masaje *a través* de todos los músculos en esta área a partir del brazo, pasando por debajo del brazo y el hombro y luego a través del pecho. Trabaje en cualquier músculo que pudiera sentir tenso al paso de sus dedos. Si cualquiera de estos músculos se encuentra demasiado tenso como para aflojarlo con los dedos, utilice una compresa de vinagre para ayudar a aflojarlo e incrementar la circulación.

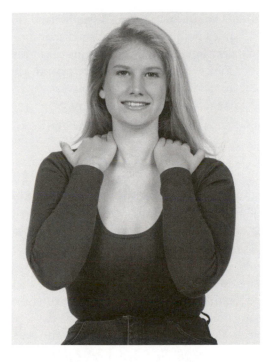

Fotografía 40: Posición para dar masaje a los puntos reflejos en el cuello y los hombros.

Si le resulta difícil aplicar este masaje profundo, otra persona puede hacerlo por usted con mejores resultados. Recuerde simplemente que los músculos tensos pueden ocasionar un ataque cardiaco, así que, de manera combinada con los métodos para ayudar a su corazón por medio del masaje reflexológico y la dieta, asegúrese de mantener estos músculos vitales para el corazón sin tensión y flexibles.

A continuación, permítame darle algunos consejos alimenticios para ayudar al corazón.

CÓMO LA REFLEXOLOGÍA Y LA DIETA AYUDAN AL CORAZÓN Y EVITAN LA APOPLEJÍA

La importancia de la vitamina E

Wilfred E. Shute, M.D., en su libro *Vitamin E for Ailing and Healthy Hearts*, dice que la trombosis coronaria, la principal causa de muerte por ataque cardiaco, es el principal asesino en la actualidad. Tal vez le sorprenda saber que la trombosis coronaria era desconocida como agente de enfermedad en 1900 y que, al parecer, apenas existía en esa época.

El ya fallecido Dr. Paul Dudley White escribió: "Al graduarme de la facultad de medicina en 1911, jamás había escuchado de la trombosis coronaria, una de las principales amenazas a la vida en Estados Unidos y Canadá hoy en día". ¿Cómo explicamos que un agente de enfermedad que no se presentaba antes de 1910 se haya convertido en un aniquilador de la vida humana mayor que cualquier otra plaga registrada en los anales de la historia?

Causa histórica de los ataques cardiacos por trombosis

Cuando se introdujeron a la manufactura de la harina de trigo nuevos y mas eficientes métodos de molienda, permitiendo por primera vez la eliminación completa del altamente perecedero germen del trigo, la dieta en occidente perdió una de sus mejores fuentes de vitamina E. La molienda de la harina experimentó este gran cambio más o menos a principios de siglo, pero fue a partir de 1910 que comenzó a tener auge. Por el bien de su corazón, tome vitamina E todos los días y oprima los puntos reflejos al corazón tal como se muestra en la Fotografía 6.

El Dr. Shute afirma que "la vitamina E es, entre otras cosas, una excelente antitrombina en el torrente sanguíneo". La vitamina E no sólo disuelve coágulos, sino que al circular en la sangre de un individuo saludable evita su formación.

Cómo la vitamina B-6 ayuda a evitar ataques cardiacos y apoplejías

De acuerdo con una serie de investigaciones realizadas en las universidades de Harvard y de Massachusetts Institute of Technology (MIT), la vitamina B-6 puede ayudar a evitar ataques cardiacos y apoplejías. Muchos doctores sostienen que el colesterol no es la causa de las enfermedades cardiacas y de las apoplejías. Los expertos creen que el verdadero culpable es un aminoácido conocido como homocisteína, y que la vitamina B-6 elimina del cuerpo a esa perjudicial sustancia. Los doctores Stephen A. Raymond y Edward R. Gruberg, científicos de MIT, han concluido después de dos años de investigaciones que la homocisteína, un subproducto de las dietas con alto contenido de proteínas, es la verdadera causa del endurecimiento de las arterias, lo cual a su vez ocasiona ataques cardiacos y apoplejía.

El poder de una vitamina nada usual

Los doctores Gruberg y Raymond son neurofisiólogos, investigadores especializados en el estudio del sistema nervioso. Para obtener suficiente vitamina B-6, afirman, uno debe tomar complementos a base de vitamina B-6, o comer más frutas, verduras, granos enteros y nueces. Al mismo tiempo, es necesario reducir el consumo de carne, huevos y productos lácteos. Cuando estos alimentos con alto contenido de proteínas son digeridos, se produce en la sangre el aminoácido conocido como homocisteína. El Dr. Raymond afirma que la homocisteína puede endurecer y estrechar las arterias al estimular de alguna manera el crecimiento de las células a lo largo de las delicadas paredes interiores de las arterias.

La vitamina B-6 evita la acumulación de homocisteína en la sangre, disminuyendo de manera significativa el riesgo de endurecimiento de las arterias, que es la principal causa de ataque cardiaco y apoplejía. Estudios recientes han demostrado que los individuos con enfermedades del corazón tienden a presentar una deficiencia de vitamina B-6 y ácido homocisteínico en la sangre. Los doctores involucrados creen que el consumo diario recomendado por el Departamento de Alimentos y Drogas de Estados Unidos (*Food and Drug Administration*) de dos miligramos de vitamina B-6 es demasiado bajo. También dicen que ellos complementan sus propias dietas con entre 25 y 50 miligramos de vitamina B-6 al día. Si ellos, que han realizado estudios científicos acerca de la importancia de la vitamina B-6, la usan en sus propias dietas, más vale que tomemos en cuenta el ejemplo de los expertos y hagamos lo mismo.

Prevención de ataques cardiacos y apoplejías con una vitamina

Existe la convicción cada vez mayor entre los doctores de que la vitamina C puede evitar los ataques al corazón y las apoplejías. Tres diferentes estudios, uno realizado en la Medical University of South Carolina y dos en el Centro Médico de la Universidad de Lousiana State, revelaron que la vitamina C reduce la tendencia de las plaquetas sanguíneas a pegarse entre sí y a formar coágulos.

Los investigadores hacen notar que esta tendencia, que recibe el nombre de "agregación de plaquetas", contribuye al surgimiento de ataques cardiacos y apoplejías. En el estudio realizado en la Medical University of South Carolina, el Dr. Kay Sarji y sus colegas le suministraron a ocho voluntarios saludables dos gramos de vitamina C al día durante siete días. Se les tomaron muestras de sangre antes y después de la prueba. Una serie de agentes coagulantes se mezclaron con la sangre, y luego se procedió a medir la coagulación sanguínea. En la mayoría de los casos la agregación de plaquetas se redujo en más de un cincuenta por ciento.

Milagros realizados por otra vitamina

Diversos estudios realizados en Rusia han demostrado que la vitamina B-15 mejora la frecuencia cardiaca en pacientes con enfermedades del corazón. El Dr. Richard Passwater afirma que "estos estudios también han demostrado que la vitamina B-15 acelera la curación de cicatrices y limita los efectos colaterales de las drogas o fármacos para el corazón al usarse combinados con ella".

Los estudios más recientes han demostrado que la vitamina B-15 también es efectiva en el hígado para el transporte de las grasas.

Hace que los niveles de colesterol en la sangre, algunas otras grasas y ciertas hormonas regresen a una condición normal. Este efecto regulador es algo inusual, ya que si los niveles son demasiado bajos, los hará aumentar; si son demasiado altos, los hará disminuir. La vitamina B-15 también tiene efectos contra el envejecimiento, manteniendo a las células vivas y saludables al suministrarles cantidades apropiadas de oxígeno. La dosis recomendada es de 150 miligramos al día.

Espero que esto lo aliente a tomar estas importantes vitaminas que lo ayudarán a proteger su corazón. Desde luego, existen también otras sustancias, como es el caso de las demás vitaminas del complejo B y el potasio, que también son importantes para poder disfrutar de un corazón saludable.

UN SISTEMA CIRCULATORIO SANO REDUCE EL RIESGO DE PADECER ATAQUES AL CORAZÓN Y APOPLEJÍAS

La prevención es el factor más conocido para reducir las probabilidades de padecer una apoplejía, una experiencia devastadora que puede ocasionar un daño realmente atemorizante. Evite el riesgo de padecer un ataque al corazón o una apoplejía manteniendo su presión sanguínea dentro de un nivel bajo. Coma menos grasas y menos alimentos ricos en colesterol y disminuya su consumo de sodio.

Una mejor circulación le ayudará a evitar problemas cardiacos potencialmente dañinos y a crear un flujo de vida libre y natural que recorrerá todo su cuerpo, permitiéndole alcanzar un equilibrio natural y una saludable armonía. ¡Realice un trabajo reflexológico completo y concéntrese en el sistema circulatorio para obtener una deslumbrante renovación de su salud!

Un hombre me escribió para comunicarme estas maravillosas noticias:

Hombre cura ataques de amaurosis fugaz en su esposa con la reflexología

Estimada Sra. Carter:

Durante los últimos treinta años, mi esposa ha padecido de ataques de amaurosis fugaz. En una ocasión, durante uno de esos ataques se cayó y se rompió una pierna. Yo no podía entender por qué todos los doctores y especialistas a los que habíamos acudido eran incapaces de dar con el problema y hacer algo por ella. Nuestros esfuerzos eran inútiles; lo único que los doctores hacían era recetarle pastillas que no daban ningún resultado.

Hace más o menos un año comencé a darle a mi esposa tratamientos reflexológicos, y desde entonces no ha vuelto a tener este problema. Gracias a su ayuda, he logrado muchísimo. Mi esposa recientemente viajó a Europa y estuvo ahí un mes sin ningún problema. Pienso que gracias a la reflexología he logrado un gran avance en su caso. Estoy muy orgulloso de mí mismo, y me siento feliz por ella. Sencillamente no puedo creer que yo mismo haya sido capaz de hacer esto y que los doctores y especialistas no hayan tenido éxito alguno.

Gracias.

–J. W., Florida.

Mujer cuenta cómo la reflexología salvó a su esposo de una apoplejía

Estimada Sra. Carter:

En junio se cumplieron diez años desde que mi esposo sufrió una terrible apoplejía, y creo que de haber sabido en ese entonces lo que sé ahora, podría haberle evitado mucho del sufrimiento y de la incapacidad que padece ahora. Mi esposo ha tenido una recuperación maravillosa gracias a la ayuda de buenos doctores y de una amorosa atención. Le practicaron una cirugía a la arteria carótida que resultó exitosa, pero por seis meses no pudo hablar, y durante semanas su lado derecho quedó paralizado: sin embargo, no hubo nadie que trabajara más duro que él mismo para recuperarse. Tuve la fortuna de contar con una amiga experta en la terapia del habla, que me prestó algunos libros sobre el tema. Basándome en ellos, trabajé con mi esposo hasta que pudo hablar de nuevo. No siempre puede decir con exactitud lo que quiere, y no siempre puede recordar los nombres de las personas, pero no nos lamentamos por lo que ha perdido; es más nuestra gratitud por lo que todavía tiene y lo que puede hacer.

La noche anterior al Domingo de Pascua mi esposo tomó un baño y luego entró a la sala, en donde yo me encontraba tejiendo. En ese momento comenzó a mover las manos, como si se le hubieran dormido. Me di vuelta para verlo y noté que estaba tratando de hablar. Movía los labios, pero no emitía ningún sonido. Le dije que se sentara en la silla del recibidor, y comencé a trabajar en sus pies. Su estado realmente me daba miedo, ya que era exactamente del mismo modo que había dado inicio su apoplejía masiva diez años atrás. Trabajé con su diafragma y su plexo solar, sus adrenales y su cerebro. Luego trabajé en todo su pie, pero concentrándome en las tres primeras áreas mencionadas. Después de unos quince minutos pudo hablar de nuevo y no existían signos de daño visible. Trabajo con sus pies casi todos los días; él trabaja con sus manos varias veces al día, y disfruta realmente su "bolita con perillas". Actualmente tiene setenta y seis años de edad y cuida de sus cinco cabras lecheras. Tiene un pequeño taller en donde repara podadoras de césped y otros motores enfriados por aire. Tenemos una huerta en donde cultivamos la mayor parte de nuestros alimentos. Yo, por mi parte, soy una JOVEN de setenta y cinco años, tengo un trabajo *full-time* como asistente de dentista, ¡y de verdad me encanta mi trabajo! Espero ser una reflexóloga activa durante muchos años.

Atentamente,

–L.N.

EL ESTIMULANTE NATURAL

Por encima de todo, recuerde que caminar es el estimulante corporal perfecto de la naturaleza. Aumenta el flujo de oxígeno a los pulmones, enviando así sangre rica a todas las partes de nuestro cuerpo. Alimenta a cada célula desde su cerebro hasta los dedos de los pies, y hace que su corazón trabaje. Cuando su corazón tiene que trabajar, se vuelve cada día más fuerte. Desde luego, si usted tiene un historial de problemas cardiacos, deberá hacerlo bajo la supervisión de un médico. Los doctores le recomiendan a sus pacientes salir y caminar, correr o trotar. Camine con paso firme, balanceando los brazos de manera rítmica; el brazo izquierdo con la pierna derecha, y el brazo derecho con la pierna izquierda. ¡No existen demasiadas vitaminas en el mundo para permitirle tener un corazón fuerte sin ejercicio!

LA REFLEXOLOGÍA EN CASOS EE EMERGENCIA

Me gustaría que todo el mundo aprendiera los sencillos métodos para tratar los ataques al corazón por medio del masaje reflexológico. Es algo sumamente fácil de hacer. Cualquiera, desde una persona de edad hasta un niño pequeño, puede usar con seguridad la técnica de la reflexología en el momento en que se presente una emergencia repentina y no se pueda utilizar ningún otro método para ayudar a la víctima mientras llega auxilio. Saber cómo dar masaje a los puntos reflejos correctamente puede incluso salvar su propia vida. Yo misma he evitado varios ataques cardiacos, y lo mismo han hecho muchos de mis estudiantes; de esta forma, muchos pacientes han sido salvados de un corazón dañado, o de la muerte misma, mientras esperaban la llegada de un paramédico y la atención de un doctor. Estoy segura de que muchas vidas se salvarían y de que el índice de recuperación sería mucho mayor si todos supieran unas pocas técnicas de masaje reflexológico, especialmente los entusiastas del deporte y la gente a la que le gusta la vida al aire libre.

Cada año nos vemos entristecidos por el alto índice de muertes ocasionadas por ataques cardiacos durante la temporada de caza. La gente comienza con felices expectativas de aventura lejos de toda la confusión y la presión de la vida urbana. La mayor parte de la gente está en condiciones físicas muy deficientes. Consumen alcohol excesivamente, someten a sus cuerpos a un esfuerzo excesivo, pues no están acostumbrados al ejercicio vigoroso, y entonces sobreviene el desastre. Sus corazones se detienen y muchos jamás vuelven a ver a sus familias. *¡No deje que esto le pase a usted!*

Chequee los puntos reflejos a su corazón para asegurarse de que esté en buenas condiciones. Utilice el masaje reflexológico para fortalecer y mejorar la condición de su corazón *antes* de someterlo a una presión excesiva a la que no está acostumbrado. Más adelante en este capítulo le diré cómo hacerlo, pero en este momento me gustaría que aprendiera a usar estos métodos especiales de la reflexología en usted mismo y también en otras personas, en caso de tener que enfrentar alguna vez un ataque cardiaco de emergencia. Recuerde que los métodos que se describen a continuación *de ninguna manera son sustitutos de una atención médica apropiada*, sino que se usan en un caso de emergencia cuando no existe disponible ayuda alguna. También se pueden utilizar en combinación con la atención médica normal.

Si usted tiene síntomas de funcionamiento deficiente del corazón

Supongamos que usted está en las montañas y que de repente comienza a sentir que le falta el aliento y a sentir dolores en el pecho u otros síntomas de funcionamiento deficiente del corazón. Como usted sabe cómo usar el masaje reflexológico, no se dejará invadir por el pánico. Se sentará de inmediato. Si está demasiado débil como para hacer la presión necesaria sobre los puntos reflejos de su mano izquierda, apriete el dedo meñique de su mano izquierda (ver Fotografía 41). Sosténgalo firmemente. Esto deberá relajarlo lo suficiente como para permitirle ejercer presión sobre la palma de su mano izquierda y buscar un punto sensible. También masajee al área que se encuentra debajo del dedo meñique. No permita que el dolor de ese punto reflejo lo detenga. Utilice el método que le resulte más fácil (ver Fotografía 29). ¡Relájese! La tensión ocasiona una gran fatiga al corazón. Es probable que usted tenga que oprimir muy duro sobre los puntos reflejos de la mano, utilizando si lo desea algún objeto alargado, pero el caso es que deberá llegar a esos puntos reflejos y darles un masaje vigoroso. Primero dé masaje al punto sensible, luego trabaje a su alrededor, y por último regrese a él hasta que el dolor desaparezca. Si experimenta dolor en el hombro izquierdo, coloque el pulgar en ese lugar y masajéelo por unos cuantos segundos o mantenga sobre él una presión uniforme, y luego regrese para dar masaje a los puntos reflejos en la mano izquierda. Una vez que se sienta mejor, puede quitarse el zapato izquierdo y dar masaje a los puntos reflejos que se encuentran en el dedo pequeño del pie y en el pulpejo debajo del dedo. Recuerde que el corazón es un órgano grande y que ocupa un gran espacio en el pecho. Como usted no sabe cuál es la parte del corazón que está funcionando deficientemente, será bueno dar masaje a toda el área una vez que haya masajeado la mayoría de los puntos reflejos que ocasionen dolor.

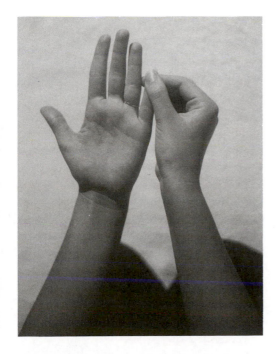

Fotografía 41: Pellizcando el dedo meñique de la mano izquierda para ayudar a un corazón con un funcionamiento deficiente. Pellizcar el dedo pequeño del pie izquierdo resultará igualmente benéfico.

Cómo ayudar a otra persona

Si una persona está teniendo dificultad para aplicar la reflexología en sus propias manos, le sugiero que le quite los zapatos y le dé masaje en el pie izquierdo al dedo pequeño y al pulpejo debajo del dedo (ver Diagrama 5). Es probable que esto resulte bastante doloroso, pero no deje de masajear el área en su totalidad. Tan pronto como sienta que la persona se ha estabilizado, pase al centro de la yema del dedo gordo y ejerza una presión firme. Si esto le produce demasiado dolor, haga una presión menor. Esta presión puede resultar muy dolorosa para algunas personas. Éste es el punto reflejo a la glándula pituitaria, que le ayudará a enviar un flujo de energía vital a través de las glándulas endocrinas. Si lo cree necesario, puede fácilmente usar todos estos métodos reflexológicos en sí mismo.

Si alguna otra persona presenta signos que pudieran ser indicativos de un ataque cardiaco, también puede utilizar el procedimiento que le he enseñado a utilizar en sí mismo. De la misma forma, para mejorar una frecuencia cardiaca deficiente, utilice la sección plana de su puño para golpear la parte de su cuerpo en donde la cabeza se une al cuello (ver Diagrama 6B). Esto estimulará a un nervio que acelera el ritmo cardiaco.

Como en este caso estamos hablando de un tratamiento de emergencia en el que no existe ninguna ayuda disponible, le daré el método del Dr. Lavitan para tratar un ataque cardiaco severo.

La reflexología salva vidas

El Dr. Lavitan nos cuenta de un paciente suyo que tuvo un ataque cardiaco justo en su sala de espera. Sucedió tan repentinamente que cuando el doctor llegó a su lado, la víctima ya no presentaba pulsaciones o presión sanguínea alguna, y había comenzado a sacudirse. La muerte debe haber estado a unos pocos segundos de distancia. El doctor no tenía nada que perder, de modo que tomó la mano izquierda del hombre y comenzó a darle masaje de manera profunda en la palma de la mano (ver Fotografía 29). Al principio no había ninguna reacción. Pero, de repente, la víctima comenzó a jadear. Sus pulsaciones volvieron a aparecer, luego se detuvieron, comenzaron de nuevo, iban y venían, hasta que comenzaron a cobrar ritmo. Finalmente, llegó una ambulancia y el hombre se pudo recuperar bien.

El testimonio de otro doctor tiene que ver con una mujer que padecía severos dolores de angina, algo que se presentaba por lo menos una vez al mes. Los dolores eran tan intensos y se presentaban tan inesperadamente, que la mujer vivía siempre con el temor del próximo ataque. Se encontraba sujeta a un régimen regular de medicamentos que incluía nitroglicerina, a pesar de que los medicamentos que tomaba en realidad no detenían los ataques ni eliminaban el dolor. Cuando el doctor la examinó, dedicó diez minutos a darle masaje a los puntos reflejos que le acabo de explicar. Esto sucedió hace un año y medio, y no ha vuelto a tener un solo ataque desde ese primer tratamiento.

Vacaciones rescatadas por la reflexología

Me encontraba de vacaciones con una amiga mucho más joven que yo. Habíamos alquilado un cuarto de hotel en un segundo piso, y mientras estábamos descargando el auto, ella tomó una maleta y subió las escaleras. Cuando llegué al segundo piso, vi que estaba sentada sobre la maleta. Estaba actuando de manera muy extraña, se encontraba sudando y se veía pálida. Me dijo que estaba mareada, que no podía ver bien, y que se sentía demasiado débil como para pararse. Tomé su mano izquierda y le pedí que hiciera presión sobre su dedo meñique mientras que yo presionaba algunos de sus puntos reflejos corporales al corazón. También trabajé con sus puntos reflejos en la cabeza. Después de unos cuantos minutos, mi amiga se sintió mejor y entró al cuarto. Como nos encontrábamos en un lugar extraño, se rehusaba a ver al doctor. Le pedí que permaneciera en cama todo el día siguiente mientras yo trabajaba en sus puntos reflejos al corazón y a las glándulas endocrinas. Únicamente perdimos un día de nuestras vacaciones, y al llegar a casa el doctor le dijo que estaba bien. Como era maestra de escuela, no estaba muy acostumbrada a hacer mucho ejercicio. Someter al corazón a un esfuerzo excesivo puede ser peligroso; el conocimiento de la reflexología puede salvar una vida.

Estoy segura de que usted estará de acuerdo conmigo en que la reflexología es algo que todo el mundo debería aprender. Espero que jamás tenga que usar esta información de emergencia, pero si la llega a necesitar sólo una vez en su vida, se alegrará de haber sabido qué hacer.

Alivio a dolores de cabeza y de corazón

Estimada Mildred Carter:

Un grupo de la iglesia a la que asisto, formado por personas de cuarenta, cincuenta y sesenta años de edad, había salido de excursión. Nos encontrábamos ascendiendo una colina muy escarpada; íbamos ascendiendo en zig-zag. Durante parte del ascenso y al llegar a la cima, a un hombre y a una mujer les comenzó a faltar el aliento y empezaron a sentir dolores en el pecho y a presentar un ritmo cardiaco más acelerado. Comencé por darle masaje al punto reflejo al corazón en la mano izquierda de la señora, explicándole al mismo tiempo cómo hacerlo. Luego le di masaje al punto reflejo al corazón del hombre. Ambos experimentaron un alivio inmediato y no se cansaban de darme las gracias.

En otras tres ocasiones he tenido la oportunidad de ayudar a eliminar dolores de cabeza de una manera similar de rápida. Muchas Gracias.

–D. W., enfermera titulada

PRUEBA REFLEXOLÓGICA PARA DETECTAR POSIBLES PROBLEMAS DEL CORAZÓN

Permítame hablarle sobre algunas técnicas bastante sencillas que usted puede usar para asegurarse de que su corazón esté en perfectas condiciones. Deberá realizar esta prueba unas semanas antes de planear hacer cosas que lo sometan a un esfuerzo excesivo tales como practicar deportes, ir de excursión, palear nieve en invierno, etcétera.

Ya antes en este mismo capítulo, le comenté de varios métodos para revisar los puntos reflejos al corazón. A continuación se encuentra otro método tal como lo describe el Dr. Lavitan.

Ejerza una presión firme sobre la parte superior de la yema del pulgar izquierdo. Si usted no tiene mucha fuerza en las manos, puede usar el aparato de masaje para mano que se describe en el Capítulo 36 (ver Fotografía 29). Es recomendable tener siempre a mano un aparato mágico para masaje reflexológico, un aparato para masaje de mano, un peine reflexológico y una sonda para lengua.

Este método reflexológico puede advertirle de un ataque al corazón que esté por venir. De acuerdo con el Dr. Lavitan, si usted ejerce presión en la parte superior de la yema del pulgar y le duele, se trata de un aviso de que los vasos sanguíneos que van al corazón se están estrechando, reduciendo el suministro de sangre y disminuyendo su oxígeno. Si es en la mitad inferior de la yema en donde se produce el dolor, entonces son las arterias de su corazón las que se están atascando.

Si se trata solamente de un pequeño dolor, es probable que se presente un ataque al corazón, aunque sea muy remoto. Si usted expresa un "¡ay, esto sí que me duele!" y tiene que dejar de ejercer esa presión por el dolor que le provoca, son mayores las posibilidades de que se presente un ataque al corazón. Siempre será mejor prevenir el peligro de un ataque al corazón, para que pueda hacer algo para fortalecerlo de inmediato. Consúltelo con su quiropráctico o con el médico. Existen muchas otras cosas que podrían estar mal, pero lo cierto es que se le habrá dado un aviso a tiempo para evitar un ataque si es que está en peligro de tener uno.

Nota importante: Si también le duele el pulgar de la mano derecha en la yema, es probable que no esté en peligro de padecer un ataque al corazón. Esto tal vez le esté diciendo alguna otra cosa.

El Dr. Lavitan dice: "A mí en lo particular me gusta esta prueba del ataque al corazón porque es muy rápida. No cuesta nada, no se requiere de ningún equipo, y usted mismo se la puede hacer en tan sólo quince segundos".

En algunos casos, a una persona se le puede haber diagnosticado una afección cardiaca, por lo general angina, y no obstante el dolor no ser muy intenso. Esto se debe a que muchos casos de angina pueden no ser una verdadera afección cardiaca, sino que sencillamente se trata de una costilla fuera de lugar, la cual puede ocasionar espasmos musculares sentidos como un dolor del corazón o como si se tratara de un ataque cardiaco. Si usted sospecha que éste podría ser su caso o el de un amigo, consulte con un buen quiropráctico. De acuerdo con el Dr. Lavitan, esta opinión es compartida por el Dr. Wilfred Shute, un eminente cardiólogo.

El médico ya no daba ninguna esperanza

Estimada Sra. Carter:

A mi hermana, una mujer de setenta y tres años, le aplicaron una inyección contra la gripe. Unos días más tarde tuvo que ser internada, víctima de una afección cardiaca. El doctor lo describió como un fallo cardiaco. En el momento en que el médico le avisó que no le daba sino horas de vida, mi otra hermana me llamó. Yo vivía en otro pueblo a treinta millas de distancia. Llamé a un taxi y rápidamente me fui al hospital. La encontré con un ritmo cardiaco muy deficiente; su corazón estaba muy débil. Le di el tratamiento reflexológico al corazón, y en menos de quince minutos su ritmo cardiaco había regresado a un nivel normal. Comenzó a percatarse de la gente que estaba en su habitación y pudo sostener una conversación conmigo. Esto fue un sábado por la noche, y más o menos a las 8:30 a.m. del martes, su doctor la dio de alta para que se marchara a su casa. Él no sabía qué era lo que le había permitido recuperarse tan rápido. ¿Acaso debí habérselo dicho?

–M.O.

Reflexología ayuda a calmar el corazón

Estimada Sra. Carter:

Soy una mujer de sesenta y dos años, y he trabajado en el área médica por mucho tiempo. El año pasado me sometí a dos operaciones contra el cáncer y a sesiones de quimioterapia y, además, tengo la presión alta. Últimamente me he enfrentado a una gran cantidad de estrés y he estado trabajando duramente en el jardín y en el patio de mi casa durante muchas horas. Hace poco tiempo, tuve un ritmo cardiaco irregular por un día y medio. No llamé al doctor. Puse mis pies en agua y le di masaje al área refleja que se encuentra debajo del dedo gordo de mi pie para luego pararme y caminar. Me quedé sorprendida y sumamente complacida de encontrar que mi frecuencia cardiaca era normal una vez más. Fue todo realmente un alivio, después de una tarde, una noche y una mañana preocupándome pero tratando de no ser víctima del pánico. No se trataba de algo psicosomático, pues ya he tenido alteraciones del ritmo cardiaco en otras ocasiones a lo largo de los años como consecuencia de esfuerzos excesivos, y sabía que esta vez había trabajado muy duro y por mucho tiempo.

Con gratitud,

–E.G.

Reflexología reduce la presión sanguínea

Estimada Sra. Carter:

Dios la bendiga por proporcionarnos una forma nada costosa para mantenernos saludables. Tengo setenta y cuatro jóvenes años. Estoy tomando tabletas para la presión sanguínea y mi nivel de colesterol es de 246; mi presión sanguínea está bajo control, pero al parecer no puedo reducir mi nivel de colesterol. Estoy caminando tres millas diarias junto con tres amigos, algo que nos toma una hora. Todo el tiempo utilizo la reflexología en mi cuerpo para mantenerme saludable.

Gracias. Amor y Bendiciones.

–H.P.

Reflexología puede haber salvado una vida

Estimada Sra. Carter:

La semana pasada, tuve algunas experiencias bastante agobiantes. Alguien se metió en mi casa y huyó con algunos objetos valiosos e insustituibles. Posteriormente, aunado a lo anterior, tuve algunas otras experiencias bastante desgastantes. Parecía como si jamás fuera a terminar. Por lo general soy capaz de hacerle frente a la adversidad y salir adelante con serenidad. De la misma forma, con mucha frecuencia he podido ayudar a otras personas a recuperar la paz y la tranquilidad, pero, por alguna razón, la semana pasada experimenté una gran necesidad de ayuda. Aunque oraba, la gran carga que todo esto representaba me seguía agobiando. Sentía como si de verdad estuviera enfermando. Un día, me desperté a las 3:30 de la madrugada, tomé su libro de reflexología y comencé a darle masaje al punto reflejo al corazón. Le di masaje al pulpejo debajo del dedo pequeño del pie, en dirección hacia el centro del pie, y nada sucedió. Comencé a dar masaje de manera ascendente en dirección al dedo pequeño. Justo debajo de este dedo, en dirección al dedo que le sigue, detecté un punto que me producía dolor y comencé a hacer presión sobre él. De repente, un dolor agudo y punzante comenzó a recorrer mi pierna izquierda hacia arriba, directamente por el lado izquierdo de mi cuerpo hasta llegar al corazón. Mordí fuertemente mis labios y seguí trabajando este punto. Sentí como si se tratara de una pequeña cuenta que se deslizaba debajo de mi dedo conforme presionaba. Mi mano se encontraba ya algo cansada, pero una pequeña voz en mi interior continuaba diciéndome: "que no te canse esto que te hará bien". Así que seguí trabajándolo hasta que el dolor cedió. Trabajé toda esa área de punto reflejo al corazón. En realidad, le di masaje a mis dos pies y me volví a dormir.

Gracias... ¡Tal vez haya salvado mi vida!

Dios la bendiga.

–A.B., Nueva York

Interrumpió transfusiones sanguíneas después del uso de la reflexología

Estimada Sra. Carter:

Tengo una amiga a la que frecuentemente le tenían que estar haciendo transfusiones sanguíneas a consecuencia de una anemia aplástica y de una serie de análisis de médula ósea. Se encontraba en muy mal estado. El punto reflejo al bazo ha sido el punto reflejo más efectivo para ayudar a esta mujer . Utilicé la técnica consistente en calentar sus pies (con una secadora de pelo) y luego los envolví, pues los tenía muy fríos. El método que usted enseña consistente en frotar las manos entre sí para generar fricción y luego aplicarlas a la zona en cuestión la ayudó mucho, pues le dolían los pies incluso al más ligero contacto. Lo anterior obró maravillas. Su sangre y su médula ósea han mejorado y ahora ya no requiere de transfusiones sanguíneas. Fue enviada a Carolina del Norte para su revisión por un nuevo grupo de doctores, y presentó una mejoría, pasando de un conteo sanguíneo de 8.1 a uno de 9.6. Estamos muy felices con su mejoría. También recuperó un kilogramo de peso, que mucho necesitaba. ¡La reflexología es algo MARAVILLOSO!

–S. C.

La reflexología me mantiene saludable

Estimada Sra. Carter:

Durante los primeros años de mi niñez, tuve que hacerle frente al sarampión y a la tos ferina. Todo el resto de mi vida ha transcurrido libre de enfermedades contagiosas... aunque sí me ha tocado visitar a otros enfermos. Como esto también ha sido algo común en mi familia, únicamente puedo suponer que parte de nuestra herencia consiste en un timo fuerte y saludable. Sin embargo, todos mis parientes ya fallecidos han muerto de enfermedades cardiacas o de ataques al corazón. ¡Y de nada más! Así que es por eso que a veces experimento un dolor localizado en el punto reflejo al corazón que se encuentra en el pie, mientras estoy en la cama o sentado en una silla. De modo que ahora le doy masaje cada vez que siento esa señal. El médico de mi compañía de seguros no ha encontrado nada malo en mí, pero la Madre Naturaleza sí me habla.

Con mis más cariñosos saludos,

–V.M.

CÓMO PUEDE LA REFLEXOLOGÍA AYUDARLE A DESHACERSE EE LAS VENAS VARICOSAS

Las venas varicosas se presentan cuando existe una interferencia en el sistema circulatorio. A menudo, el funcionamiento inadecuado de la sangre puede ocasionar un ligero dolor o una sensación de cansancio en la piernas acompañado de venas azuladas.

Una vecina de mi hija me preguntaba si conocía alguna forma para hacer desaparecer esas venas azuladas en sus piernas. Ella había estado teniendo este problema más o menos por unos cuatro meses. Ronda trabaja en una oficina en donde permanece sentada varias horas al día en el mismo lugar. Desafortunadamente, su inactividad contribuye a empeorar su ya de por sí deteriorada circulación. Es una mujer joven y alta, y me decía que la mayor parte del tiempo permanece con las piernas cruzadas, lo que agrava su problema aún más.

Le sugerí que trabajara los puntos reflejos que se encuentran en sus pies y manos, y le di algunos ejercicios para mejorar la circulación. Primero le expliqué la maravillosa ventaja de trabajar en sus manos. Se trata de algo que no resulta engorroso, y uno puede hacerlo en cualquier momento, mientras se está en el escritorio o en cualquier otro lugar. Una técnica básica consiste en colocar el pulgar de una mano en la palma de la otra, cubriendo su parte trasera con los otros dedos. Utilice su pulgar para ejercer presión sobre los puntos reflejos que se encuentran del lado de la palma. Esto le hará sentir como si estuviera tratando de oprimir el pulgar y los dedos entre sí a través de su mano. Mueva el pulgar describiendo círculos pequeños y lentos al mismo tiempo que hace presión con él. Trabaje el pulgar, y cada dedo, prestándole una atención especial a cada articulación, y a las membranas que se encuentran entre dedo y dedo. Trabaje yendo y viniendo por toda su mano hasta llegar a la muñeca.

Trabaje entonces toda la muñeca para después ascender por el antebrazo, siendo ésta el "área de referencia" a sus pantorrillas, con lo cual beneficiará la circulación a sus piernas y pies. Repita este procedimiento en la otra mano, muñeca y brazo (ver Fotografía 42). Utilice esta técnica de referencia en casos avanzados en los que los tobillos estén inflamados o tenga calambres en las piernas.

Mejore su circulación

Le sugiero usar el rodillo reflexológico para mejorar su circulación y hacer que su sangre se ponga en movimiento. Esto estimulará muchos puntos reflejos que se encuentran en la planta de sus pies y, al mismo tiempo, estará moviendo sus pies y haciendo que la sangre circule por su cuerpo entero (ver Fotografías 46 y 47 en Capítulo 13).

La actividad es algo importante; caminar y nadar son ejercicios maravillosos para mejorar el flujo sanguíneo por las venas. Aun cuando no haya un buen clima, usted puede caminar de manera vigorosa por su casa o en su lugar de trabajo. Subir y bajar escaleras durante diez minutos, cuatro o cinco veces al día, le ayudará a mantener la sangre en

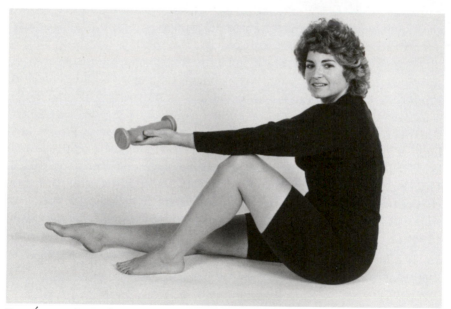

Las Áreas de Referencia son: Mano/Pie, Antebrazo/Pantorrilla, Parte Superior del Brazo/Muslo, Muñeca/Tobillo, y Rodilla/Codo

Fotografía 42: Trabajar el ÁREA DE REFERENCIA a la zona de energía correspondiente permitirá una mejor recuperación de un área hinchada o sensible.
Ejemplo: Acelere la recuperación de un pie lastimado o inflamado trabajando la "área de referencia"... (en la mano), en el mismo lado del cuerpo.

movimiento y las piernas saludables. Dése la oportunidad de caminar descalzo cada vez que pueda, ya que esto ejercita los músculos del pie y mejora la circulación. Al estar en movimiento, sus pantorrillas comenzarán a contraerse y a hacer que su sangre ascienda. Sin embargo, cuando uno debe permanecer sentado o inmóvil durante varias horas seguidas, pierde el beneficio de esta acción de bombeo.

Recuerde que las venas varicosas tienen la tendencia a empeorar si no se toman medidas preventivas adecuadas, así que párese y póngase en movimiento, elévese y descienda sobre la punta de sus pies, y luego sobre los talones y los costados de sus pies... haga girar sus pies, describiendo amplios círculos en una dirección y luego en la otra... "bombee" con sus pies apuntando la punta de los dedos hacia su cara, y luego en la dirección opuesta. Repita lo mismo unas sesenta veces, una vez cada hora. Estos ejercicios son muy simples y únicamente le tomarán unos cuantos minutos, pero le darán una mejor circulación y acelerarán las fuerzas curativas al interior de sus piernas.

Eleve sus pies

A menudo las venas varicosas son acompañadas de síntomas de pesadez y fatiga. Al elevar sus pies unos 15 cm (seis pulgadas) por encima de su corazón, reducirá la presión en las venas y revertirá la atracción gravitacional. Asegúrese de elevar ambos pies cada vez que le sea posible. Una tabla inclinada le ayudará a mover reservas de sangre que pueden haberse acumulado en las venas, de regreso al corazón.

Por qué es importante incluir una mayor proporción de fibra en su dieta

Una dieta con un alto contenido de fibra es muy importante para su cuerpo, ya que, sin una alimentación adecuada, su sistema puede estreñirse. Cuando esto sucede, la reacción natural es la de evacuar con dificultad, pero ese esfuerzo adicional para excretar una deposición sólida hará que las venas de sus piernas se fuercen, dificultándoles la devolución de la sangre al corazón.

El exceso de peso también puede ocasionar problemas de venas varicosas adicionales, ya que la presión extra en las piernas contribuye a la incapacidad de los músculos para hacer que la sangre ascienda.

No olvide consumir alimentos tales como frutas y verduras, especialmente aquellos ricos en minerales, que le ayudarán a aliviar el estreñimiento y a mejorar el sistema circulatorio de su cuerpo. Estos alimentos son los tubérculos como las cebollas, los ajos, las zanahorias y los rábanos.

Diversos estudios han demostrado que complementos consistentes en 400 Unidades Internacionales (*I.U.*, por las siglas en inglés) de vitamina E y 50 mg de zinc al día ayudan a abrir la circulación colateral en las piernas. Recuerde lo que el Dr. Shute nos dice acerca de la vitamina E (ver página 98.) La crema a base de vitamina E puede aplicarse directamente sobre la piel, lo que le ayudará si sus piernas están resecas o adoloridas y cansadas.

Ronda, la mujer de quien hablamos más arriba, ha reportado que elevando sus pies, usando el ejercicio de rotación de tobillo y pie, comiendo mejores alimentos y tomando vitamina E y zinc, ha notado grandes mejorías. Ella piensa que el rodillo reflexológico para los pies la ha ayudado a tener una mejor circulación, y afirma que sus venas se inflaman menos como resultado de la presión sanguínea. Sus piernas ahora lucen mejor y ella las siente más saludables.

Usted también puede obtener buenos resultados usando estos métodos curativos que le permitirán a las válvulas dañadas en sus venas enviar la sangre atrapada de regreso al corazón. Pronto se estará moviendo con toda libertad y sentirá un nuevo gusto por la vida.

CAPÍTULO 10

Cómo ayudar al estómago y a la digestión con la reflexología

Son muchas las cosas que pueden ocasionar molestias estomacales y una mala digestión. Observe el Diagrama 9, y verá cómo son varios los factores que pueden contribuir a darle molestias. Una vez que los alimentos pasan al interior del estómago, se ven afectados por el hígado y la vesícula biliar, luego por el páncreas, al pasar del intestino delgado al intestino grueso (colon), antes de ser expulsados como desechos.

LOS PUNTOS REFLEJOS AL ESTÓMAGO

Observe los Diagramas 7 y 8. Vea la ubicación de los puntos reflejos al estómago, el hígado y la vesícula biliar. Tome su dedo índice y haga presión al interior del punto reflejo que aparece marcado con la palabra "estómago". ¿Siente algún dolor? Mueva el dedo un poco hacia arriba o hacia abajo para encontrar el área que provoca ese dolor (ver Fotografía 5). Por lo general, los puntos reflejos al estómago son muy sensibles a una pequeña presión. Mueva el dedo a la derecha y ejerza presión sobre los puntos reflejos al hígado y a la vesícula biliar. A continuación, mueva el dedo hacia abajo hasta llegar al punto reflejo al intestino delgado. Ahora, mueva el dedo hacia arriba sobre los puntos reflejos al colon y oprima aquellos a lo largo de la línea de la cintura, al igual que aquellos a ambos lados del abdomen, tal como se muestra en las ilustraciones. Una vez que haya localizado estos puntos reflejos, puede usar tres dedos para oprimir y mantener la presión, usar los dedos de ambas manos al mismo tiempo, o usar la rueda para masaje reflexológico (ver Fotografía 8).

En un capítulo previo ya he comentado cómo activar estos puntos reflejos, pero lo repetiré aquí. Oprima y mantenga la presión contando hasta tres, libere esa presión contando nuevamente hasta tres y repítalo. Haga lo mismo tres veces con cada punto reflejo. Si está teniendo problemas digestivos, deberá usar también esta misma técnica en el punto reflejo del ombligo (ver Fotografía 4).

Existen otros puntos reflejos al estómago y a otras partes del cuerpo, pero para hacerlo de una forma sencilla y fácil de seguir, hablaremos de los más importantes a trabajar. Recuerde que el estómago también puede ocasionar dolores de cabeza.

Antes de que yo supiera acerca de la reflexología, mi esposo tuvo una noche un serio caso de indigestión. Tomó todos los tipos de remedios antiácidos que encontró en casa sin experimentar alivio alguno. Le sugerí tomar un poco de vinagre en agua. Lo hizo y se curó de inmediato.

ALIVIO DE ÚLCERAS POR MEDIO DE LA REFLEXOLOGÍA

Son muchos los casos de úlcera que han sido aliviados por medio de la reflexología. Una de las principales razones es la casi inmediata liberación de la tensión nerviosa acumulada, que por lo general es la principal causa de úlcera. Los puntos reflejos que se encuentran en los pies son por lo general los más relajantes. Use el método de masaje reflexológico descrito anteriormente en este libro. Luego vienen los puntos reflejos que se encuentran en las manos; busque puntos que provoquen dolor en las manos y pies y, una vez que los encuentre, déles masaje durante varios segundos.

Es probable que en todas estas áreas reflejas encuentre más fácil usar los aparatos reflexológicos descritos en otras partes de este libro. Estoy hablando del rodillo reflexológico para pies, de la sonda de mano y del aparato mágico para masaje. De la misma forma, la rueda reflexológica es muy útil para detectar y dar masaje a los puntos reflejos en todas las partes del cuerpo. La sonda para la lengua es especialmente buena para todo tipo de problemas estomacales (ver Fotografía 23).

Cualquier persona con una úlcera o un largo historial de problemas estomacales deberá encontrarse bajo la atención de un buen doctor naturópata o quiropráctico, o de un médico general.

Recuerde que antes que nada usted debe librarse del estrés. Se sabe muy bien que un perro no conservará una úlcera si se lo deja solo. Sencillamente se echará a descansar y se relajará, y la úlcera desaparecerá. ¿Usted puede hacer lo mismo? Con la ayuda de la reflexología, ¡claro que sí!

Tranquilice sus nervios por medio del amor al prójimo. La ira y el enfado son veneno para su torrente sanguíneo que irá a cada célula de su cuerpo, así que esfuércese por relajarse. Dé masaje a los puntos reflejos a las glándulas endocrinas, especialmente a la glándula pituitaria.

Para curar una úlcera, le recomiendo ampliamente tomar *Propólis*. El *Propólis* es otra de las curas naturales; este producto derivado de las abejas tiene una propiedad curativa sobrenatural.

Úlceras que desaparecen

Estimada Sra. Carter:

Hace unos cuantos años padecí de úlceras estomacales. Después de haber comenzado a usar la reflexología, me empecé a sentir mucho mejor y mis úlceras desaparecieron. Ahora tengo un excelente apetito y he recuperado algunos kilos que mucha falta me hacían. Además, mis pulmones están mucho más limpios cuando uso los métodos reflexológicos.

–S.S.

CÓMO LA REFLEXOLOGÍA AYUDA A ALIVIAR FLATULENCIA, ESTREÑIMIENTO, INDIGESTIÓN, DIARREA Y NÁUSEAS

Cómo eliminar el exceso de gases

Muchas personas pueden verse incomodadas por la flatulencia, una acumulación de gases que provoca dilatación y a menudo grandes malestares. Le sorprenderá la forma en la que la reflexología puede ayudar a aliviar estos problemas. En este caso, deberá también recordar lo importante de su dieta.

Trabaje los puntos reflejos al sistema digestivo (hígado, estómago, intestinos, vesícula biliar y páncreas), en donde los alimentos son descompuestos y convertidos en pequeños pedazos. De la misma forma, trabaje los puntos reflejos al colon y al duodeno a fin de liberar la acumulación de gases en el estómago o los intestinos. Hacer presión con sus dedos sobre un área que produzca dolor en el estómago por lo general hará que esa burbuja de gas se mueva, permitiéndole así eliminar esa molestia.

Ejercicio para eliminar el estreñimiento y librarse de la flatulencia

El ejercicio es una excelente manera para hacer que los desechos se muevan por el cuerpo. Este estímulo hará llegar a los intestinos sangre y oxígeno que les ayudarán a funcionar adecuadamente. Inclinarse flexionando la sección media del cuerpo a fin de aflojar las deposiciones es de gran beneficio. El ejercicio "de rodilla a pecho" que describo a continuación hará que el sistema digestivo se ponga en movimiento y relajará su espalda. Recuéstese sobre su espalda y eleve ambas rodillas hasta el pecho con los brazos extendidos a los lados para lograr equilibrio. En esa posición, mueva las rodillas flexionadas de lado a lado.

Tal vez encuentre que flexionar una rodilla a la vez le resultará mejor. Respire hondo y repita cuatro o cinco veces; entonces cambie de pierna. Siéntese con la espalda recta al usar un sanitario, para asegurarse de que su colon no se pliegue.

Cómo usar la reflexología para ayudar a aliviar problemas estomacales

Sostenga la palma de su mano izquierda frente a usted. Con el pulgar de la mano derecha, trabaje el área esponjosa que se encuentra cerca del pulpejo próximo al pulgar y cerca de la membrana. Trabaje esta área describiendo un movimiento de frotación y presión durante unos cuantos minutos. Si siente que le dan náuseas, deje de hacer presión en esa mano. Trate de trabajar la misma área en la mano derecha. El estómago se encuentra principalmente del lado izquierdo, pero se ve afectado por los mismos puntos reflejos en cada mano (ver Fotografía 43).

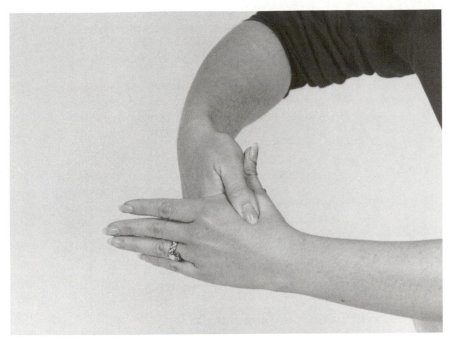

Fotografía 43: Punto de presión para aliviar el dolor en muchas partes del cuerpo, incluyendo dolores abdominales, dolores de cabeza y calambres.

Si su tiroides no está funcionando apropiadamente, es probable que su cuerpo tampoco lo esté. Una función tiroidea deficiente puede hacer que sus contracciones intestinales sean más lentas, provocando con ello que la movilización y la salida de los desechos de su cuerpo también sean más lentas. Utilice la reflexología para trabajar los puntos reflejos a la glándula tiroides para acelerar su funcionamiento.

El estreñimiento también puede ser un gran problema para los que no tienen suficiente actividad física.

Nolla, una mujer de casi ochenta años, tuvo que permanecer en cama después de un accidente. No le prestaba atención a la necesidad de defecar, pues le resultaba demasiado doloroso entrar y salir de la cama, y esto le provocó estreñimiento. Sus heces permanecieron demasiado tiempo en su colon y se secaron y endurecieron, resultándole difícil eliminarlas. Las cosas se pusieron peor para ella cuando comenzó a desarrollar hemorroides.

Nolla necesitaba aumentar la circulación en todo su cuerpo, ya que sus glándulas y órganos se estaban adormeciendo. Necesitaba renovar su salud y su vitalidad, así que le di un aparato mágico para masaje reflexológico para que lo usara dos minutos con cada mano. Le pedí que lo usara únicamente dos veces el primer día, una vez en la mañana y una vez en la noche. Este pequeño aparato para masaje es muy poderoso para estimular de inmediato los puntos reflejos a muchas glándulas. Dos días más tarde la examiné y me dijo que sentía que un estímulo vital recorría su cuerpo entero.

Los tratamientos reflexológicos y el uso del aparato mágico para masaje reflexológico la ayudaron a retornar a la senda de la recuperación.

Sabemos lo importante que es la actividad muscular para el tracto digestivo, de modo que le di a Nolla unas cuantas lecciones sobre reflexología. Aprendió cómo trabajar los puntos reflejos en sus manos sujetando el aparato mágico para masaje reflexológico y como "peinar" sus puntos reflejos oprimiendo los dientes de un peine sobre el centro de su mano.

También modificamos su dieta, que pasó del consumo de alimentos refinados al consumo de frutas, verduras cocidas, cereales en grano, salvado y sauerkraut (col picada al estilo alemán). Al poco tiempo su estreñimiento había desaparecido.

La reflexología y un cambio en su dieta le dieron un alivio total a su estreñimiento.

Diarrea eliminada por la reflexología

Los problemas de eliminación pueden significar la diferencia entre trabajar, ir de vacaciones o practicar deportes despreocupadamente y tener que pasar el día cerca de un baño.

El intestino grueso (colon) está diseñado para absorber el líquido de los desechos sólidos que descienden al intestino delgado. La diarrea se presenta cuando hay una interferencia en esa absorción, algo que hará que el colon secrete, en vez de absorber, el líquido. O bien cuando el paso de desechos es tan rápido a través del intestino que no existe tiempo suficiente para que cualquier fluido sea absorbido. En este caso, usted deberá trabajar el punto reflejo al corazón de modo que éste recupere su ritmo normal, evitando con ello tener una presión sanguínea baja. Trabaje el punto reflejo al riñón para equilibrar la eliminación de fluidos y desechos.

Son muchas las razones que pueden existir para una soltura extrema de los movimientos intestinales, pero aquí no abordaremos todas esas diferentes causas. Si usted está enfrentando este problema, puede resultarle doloroso, inconveniente y muy frustrante. Si va de vacaciones, particularmente a países subdesarrollados con prácticas sanitarias deficientes, únicamente beba agua embotellada y jugos. No olvide usar agua embotellada al cepillarse los dientes, y no utilice hielo en sus bebidas. Asegúrese de que la refrigeración sea buena antes de comer pescado, mayonesa o carnes, y evite el consumo de frutas, a menos que usted mismo las pele.

Para ayudar a detener una diarrea, deberá fortalecer su sistema digestivo. Recuéstese sobre su espalda y coloque su dedo índice unos cinco centímetros por encima de su ombligo. Haga presión sobre ese punto realizando un pequeño movimiento circular sin despegar su dedo de la piel, por unos dos minutos aproximadamente. Haga descender su dedo un poco en la dirección de las manecillas del reloj, y vuelva a hacer presión y a dar masaje con un movimiento circular, moviendo el dedo alrededor de su ombligo usando este sistema. Luego, relájese.

Trabaje con el punto reflejo a la tiroides para regular las diferentes funciones de su cuerpo. Su riñón, estómago, intestinos, hígado y colon deberán ser estimulados con un buen trabajo de reflexología para aliviar la diarrea y poder disfrutar de una regularidad saludable.

La diarrea no resulta en una limpieza interior tal como mucha gente cree. Por el contrario, puede ocasionar una deficiencia nutricional, ya que como los nutrientes son movilizados tan rápido a través del cuerpo, no pueden ser absorbidos. Si la diarrea se prolonga demasiado, puede provocar la desnutrición y ocasionar una pérdida de agua y sales en el cuerpo.

Una deficiencia nutricional afectará a su sistema inmunológico, y usted puede sufrir un envejecimiento prematuro. No deje que esto le suceda. Utilice la reflexología para normalizar su sistema y haga la prueba con un cambio en su dieta.

Un cambio en la dieta puede ayudar

La pectina actúa como una sustancia aglutinadora que ayuda a normalizar un intestino flojo. Alimentos como el plátano (banana) y la manzana contienen pectina. Añádalos a su dieta y obtendrá resultados bastante benéficos.

Para detener una diarrea, prepare un plato con dos plátanos partidos en pedazos, una taza de yogur natural y una cucharada grande de salvado. La fibra normalizará el funcionamiento de los intestinos, mientras que la pectina presente en los plátanos combatirá la diarrea y volverá a proveer a su cuerpo del potasio perdido y del magnesio y cualquier otro nutriente que pudiera haberse agotado en él. El salvado ayudará a espesar esos excrementos líquidos y poco compactos. Esta receta deberá ayudar a afirmar las evacuaciones del vientre en dos o tres días.

Alivio a las náuseas

Unos amigos de mi yerno habían partido en un viaje para pescar en el Océano Pacífico. Salieron temprano de San Diego, California, emocionados por los "grandes peces" que esperaban traer. No habían pasado más de dos horas cuando la diversión ya había terminado. Un mar bastante picado y unos sándwiches de huevo revuelto habían dejado a la mayoría colgando a los lados del bote. Al día siguiente me preguntaron si existía algún tipo de punto reflejo que aliviara la náusea. El primer punto reflejo que me vino a la mente fue el punto que se encuentra en la parte interior de la muñeca, entre los dos tendones largos. Este punto reflejo se puede encontrar a unos tres dedos de la muñeca. Oprímalo profundamente por varios minutos hasta que el punto reflejo comience a doler. Sin embargo, trabajar este punto para eliminar una nausea requiere de un poco más de tiempo. En caso de una nausea severa, pueden necesitarse hasta veinticinco minutos o más (ver Fotografía 39).

También les dije que, si les sucedía de nuevo, se recostaran y aflojaran cualquier ropa que pudiera quedarles apretada o que les resultara incómoda. Respirar lenta y profundamente ayuda a relajar el estómago. Les sugerí la técnica para aliviar molestias estomacales, que consiste en ejercer presión sobre el estómago con los dedos de la mano izquierda (ver Fotografía 3), al igual que trabajar los puntos reflejos al estómago (Fotografía 43).

Me dijeron que en el barco hubieran hecho la prueba con todo método de curación a su alcance, pues la medicina no funcionaba. Se quedaron muy felices con los consejos reflexológicos que les di; sin embargo, me dijeron que su próxima pesca sería desde la orilla.

Indigestión curada por la reflexología

Estimada Sra. Carter:

El año pasado, después de haber leído su libro Cómó mejorar la salud con la reflexología, experimenté una noche un severo caso de indigestión que se presentó en forma de un dolor y calambres justo detrás del ombligo. Teniendo en cuenta la teoría de "si le duele, contrarréstelo con dolor", encajé mi pulgar en el ombligo por un minuto o dos... y experimenté un alivio inmediato, ¡junto con un largo y satisfactorio eructo que dejó escapar cantidad de gas atrapado! Frecuentemente experimento este tipo de calambres como resultado de situaciones estresantes tales como tener que enfrentarme a una persona negativa o ver un reportaje gráfico en la televisión que "me revuelve el estómago". ¡Pero ahora puedo revertirlos!

Créame que he encontrado sus libros de mucha utilidad. Los he utilizado para ayudar a mantenerme alejada de doctores y cirujanos durante años... ¡son mejores que las manzanas!

Con mis mejores deseos,

–L.M.D.

Hipo eliminado por la reflexología

Estando en Hawai, entré una noche a una tienda a comprar algo. La mujer encargada del mostrador estaba preparándose para cerrar cuando entraron una mujer joven muy agitada y su esposo. La mujer pidió un alcalizador o algo similar para detener un terrible acceso de hipo que la aquejaba.

Le dije a su esposo que le oprimiera "aquí", apuntando con el dedo a mi estómago. El hombre estaba desconcertado, pero se dirigió a mí y, para mi sorpresa, ¡oprimió mi estómago! Le dije: "¡No! ¡No! Hágaselo a ella, así". Me paré detrás de ella, extendí mis brazos como si la fuera a abrazar y oprimí su estómago con los dedos de mis dos manos, más o menos a la mitad del esternón y el ombligo, manteniendo la presión más o menos durante tres segundos. La mujer me miró agradablemente sorprendida y me dijo: "¡Desapareció! ¡El hipo desapareció!" Su esposo me preguntó: "¿Es usted doctora?"

La mujer encargada del mostrador no podía creer lo que acababa de ver.

La reflexología es sencillamente uno de los métodos de curación más grandiosos, y sin embargo el más sencillo, de la naturaleza.

Adicto a la reflexología

Estimada Sra. Carter:

Cuando yo tenía más o menos veinticuatro años, un amigo masajista trabajó en cinco puntos de mis intestinos. Desde entonces (actualmente tengo ochenta y cinco años de edad), he utilizado esta práctica en mi estómago y mis intestinos para eliminar estreñimiento y dolores ocasionados por lesiones o lastimaduras. Soy un adicto a la reflexología en mí mismo, y también para mi esposa. Gracias por traer su conocimiento de la reflexología corporal a nuestras vidas. Todas sus instrucciones son muy sencillas y fáciles de seguir. Estoy tratando de registrar todas sus instrucciones en mi mente para que pueda utilizarlas con mi esposa y con cualquier otra persona que necesite de una curación natural.

–H.E.P.

CAPÍTULO 11

La dieta, las vitaminas y la reflexología

Cuando supe por primera vez de la reflexología, se me dijo que no recomendara ningún otro tipo de curación, ya que ello confundiría a la gente y ésta no le daría crédito al masaje reflexológico al recuperarse de alguna enfermedad. Antes de estudiar la reflexología, estudié nutrición durante varios años como consecuencia de un ataque cardiaco prematuro que sufrió mi esposo, de modo que acostumbraba recomendar todo aquello que había aprendido acerca de la dieta y la nutrición. En este sentido, no seguía las instrucciones de mi maestro, y jamás he recomendado la reflexología como la única terapia curativa.

El Dr. Gaylord Hauser, el famoso nutricionista, nos cuenta que, de joven, se encontraba al borde de la muerte en un hospital de Chicago. Había sido sometido a muchas operaciones e inyecciones a causa de una cadera afectada por tuberculosis que se rehusaba a sanar. Finalmente, los doctores le dijeron a sus padres que lo llevaran a casa, pues ya no había nada más que ellos pudieran hacer por él. Se le envió a casa para que muriera en la serenidad de los Alpes suizos. Ahí, un hombre viejo vino a visitarlo y le dijo que únicamente los alimentos vivos pueden fortalecer a un cuerpo vivo. Este hombre no sabía nada de vitaminas, proteínas, minerales y otros nutrientes, pero el joven escuchó y siguió su consejo y comenzó a consumir enormes cantidades de alimentos frescos "vivos" (frutas y verduras crudas). Fueron estos alimentos los que salvaron su vida. Creo que el Dr. Hauser tiene actualmente alrededor de noventa años y goza todavía de una excelente salud en la quietud de los Alpes suizos.

La levadura de cerveza— un alimento maravilloso

El Dr. Hauser recomienda la levadura de cerveza, que contiene diecisiete vitaminas diferentes, incluyendo todas las de la familia B; dieciséis aminoácidos y catorce minerales, incluyendo a los microminerales (*trace minerals*) considerados esenciales. También contiene un 36 por ciento de proteína (un corte de sirloin puede contener apenas un 23 por ciento de proteína). Un bistec contiene un 22 por ciento de grasa, mientras que la levadura de cerveza únicamente contiene un por ciento de grasa. Y eso que estamos hablando solamente de una cucharada, ocho gramos, que nos suministra únicamente 22 calorías.

Actualmente existen diferentes variedades que se pueden adquirir en las tiendas de alimentos naturales (*health food stores*). No confunda la levadura de cerveza con la levadura que se utiliza en repostería. ¡Jamás coma levadura fresca de la que se utiliza para hornear!

El valor de la melaza

Mi siguiente alimento maravilloso favorito, recomendado por el Dr. Hauser, es la melaza no azufrada u oscura. La melaza (*blackstrap molasses*) tiene algunas propiedades curativas maravillosas, no sólo al consumirse como alimento, sino también al aplicarla a cortaduras y raspaduras.

La melaza es muy rica en hierro y en vitaminas del complejo B. *No use melaza de la que venden en cualquier lugar, sino aquélla que se expende en tiendas de alimentos naturales.* La melaza que se vende en cualquier otro lugar está hecha en su mayor parte de azúcar, algo que seguramente no querrá usted usar, a menos que quiera envenenar lentamente su cuerpo y destruir sus dientes.

Muchas personas no pueden tolerar el sabor de la melaza, y yo era una de ellas. Hice la prueba con todo método posible para hacerla agradable al paladar porque sabía de su alto valor alimenticio. Finalmente pude hacerla más agradable usando muy poca cada vez mezclada con leche caliente o fría o con agua. La melaza es especialmente buena para los niños y la gente mayor si se toma antes de ir a la cama en lugar de un vaso de leche con chocolate. También podrá obtener algo más de calcio enriqueciendo su bebida con leche en polvo. Todos necesitamos recibir tanto calcio como podamos.

También he hecho uso de la melaza como enema para tratar problemas en el colon y en forma de lavado cuando existe cualquier indicio de problemas en esa área. La melaza tiene propiedades curativas sobrenaturales al usarse interna o externamente. También puede retenerse en la boca para ayudar a aliviar un dolor de muela o llagas en la boca.

En muchas ocasiones, cuando estoy fatigada por tanto trabajo y me siento desgastada, un vaso de melaza con leche me da un refuerzo de energía inmediato cuando no dispongo de tiempo para mi masaje reflexológico revitalizador habitual. Para mantener el cuerpo saludable, éste requiere toda la ayuda que podamos ofrecerle en estos días de aire contaminado, de agua envenenada y de aditivos cuestionables que sustituyen a los nutrientes naturales de nuestros alimentos.

EL GERMEN DE TRIGO, UN ALIMENTO MILAGROSO

Se dice que el germen de trigo vale su peso en oro. Es una excelente fuente de vitaminas B-1, B-2, B-6 y niacina. Media taza proporciona una generosa ración diaria de estas importantes vitaminas. Es rico en proteínas y proporciona casi tres veces el hierro suministrado por otras fuentes. El germen de trigo fresco es delicioso espolvoreado sobre cereales fríos o calientes. También mejora el sabor y las cualidades nutricionales de productos horneados tales como bizcochos, panes y pasteles, y le añade un sabor parecido al de la nuez a las frutas frescas o a las ensaladas.

El germen de trigo es también una buena fuente de vitamina E, que ayuda a curar muchos tipos de problemas cardiacos. Al preparar alimentos para su familia, no pase por alto la posibilidad de incluir germen de trigo en ellos. Junto con el masaje reflexológico, el germen de trigo representa una saludable adición para ayudarlo a mantenerse joven y a vivir una vida larga y saludable. Utilice germen de trigo crudo cada vez que pueda, y manténgalo en el refrigerador para que conserve su frescura.

LA MARAVILLA DEL YOGUR

Al yogur se le atribuye la longevidad de los búlgaros y de los habitantes de otros países, que conservan su vigor, su vitalidad y su juventud hasta una edad avanzada.

El yogur es un alimento de fácil asimilación, contiene proteínas de alta calidad, y le añade cantidades significativas de calcio y riboflavina (vitamina B-2) a la dieta. Es un bocadillo aceptable entre comidas que le dará un refuerzo de energía inmediato, y es también un excelente alimento para comerlo antes de irse a la cama. Una taza de yogur complementado con leche desnatada en polvo le dará aproximadamente un siete por ciento de las calorías, un diecisiete por ciento de las proteínas, un 50 por ciento del calcio, y un 30 por ciento de la vitamina B-2 requeridos diariamente.

De acuerdo con información obtenida a partir de pruebas clínicas, los niños que se alimentan con yogur crecen bastante más que los niños que no reciben yogur como parte de su dieta. Si usted quiere que sus hijos crezcan bien y se conviertan en adultos grandes, el yogur podría ser la respuesta. Si sus hijos están creciendo demasiado rápido, tal vez no deba incluir yogur en su dieta, y deberá prestarle una atención adicional a la glándula pituitaria (ver Capítulo 8 sobre las glándulas endocrinas).

LA IMPORTANCIA DE LOS ACEITES DORADOS LÍQUIDOS PARA DISFRUTAR DE ENERGÍA CONSTANTE Y CONSERVAR LA LÍNEA

La grasa al parecer goza de una mala reputación en estos días, pero todos necesitamos algo de grasa. La grasa se utiliza como fuente de energía constante, como aislante de calor debajo de la piel, y como un recubrimiento del esqueleto para redondear el contorno del cuerpo.

El Dr. Gaylord Hauser nos dice que los alimentos que contienen algunas grasas tienen un "poder de permanencia" mayor, ya que la grasa es disuelta y absorbida más lentamente que todos los demás alimentos. Éste es un punto importante para las personas que desean bajar de peso. El estómago se siente lleno y satisfecho por un período de tiempo más largo.

Es necesario usar grasas o aceites vegetales líquidos *en lugar de grasas duras*. Estos deberán siempre adquirirse en una tienda de alimentos naturales a fin de asegurarse su frescura, y siempre deberán mantenerse refrigerados una vez abiertos. Deberá tomarse no menos de una cucharada grande al día, aun cuando se esté bajando de peso. Tome vitamina E al usar los aceites dorados.

LA LECHE EN POLVO, OTRO ALIMENTO MARAVILLOSO

La leche descremada en polvo está libre de grasa animal y tiene muchas propiedades que la convierten en otro alimento maravilloso. Proporciona una proteína de alta calidad biológica, es rica en calcio y riboflavina (vitamina B-2), y sus factores nutritivos vitales son fácilmente digeribles. Por ser un polvo seco, puede tenerse a la mano en todo momento. Deberá mantenerse en un recipiente sellado herméticamente en algún lugar oscuro para evitar que se vuelva grumoso, y para evitar que pierda su alto contenido de riboflavina.

Puede preparar leche en polvo para tomarla, usarla como refuerzo para leche normal, o añadirla a sus alimentos horneados para proporcionar los beneficios del calcio a toda la familia, tal como lo recomienda el Dr. Hauser.

Al recomendar el consumo de leche, recuerde que la leche refrigerada que usted adquiere en la tienda puede producir mucosa. Como con la mayor parte de nuestros alimentos, la leche ha sido tan alterada de su estado natural por medio de aditivos y de un proceso de homogeneización, que muchos doctores le recomiendan a sus pacientes no utilizarla.

La Sra. J. me comentó que tenía un cólico y que el doctor se mostró muy preocupado cuando vio que estaba llena de mucosidad. El doctor le recomendó abandonar el consumo de productos lácteos. Cambió su régimen a uno de jugos de frutas y verduras, y afirma que ahora se siente como una persona nueva.

Mi esposo no podía beber ni siquiera medio vaso de leche sin que eso le provocara un terrible dolor de cabeza. Encontré algo de leche cruda sin tratar en una tienda de alimentos naturales y le sugerí que se tomara un vaso. Jamás tuvo una sola reacción adversa a la leche cruda. Es imposible mejorar lo natural.

EL ALIMENTO MARAVILLOSO LLAMADO LECITINA

Nuestra existencia sin la lecitina (o ácido linoleico) sería imposible. Este nutriente se combina con las proteínas y el colesterol para formar estructuras tan básicas que no es posible que exista vida sin ellas. Una estructura de éstas forma las membranas que envuelven a cada célula viva. Si esa membrana desaparece o su estructura es deficiente, el contenido de las células se dispersa y las células mueren. Si las células mueren, el cuerpo muere.

La lecitina también forma la mielina, una sustancia grasa proteica que recubre a los principales nervios del cuerpo, incluyendo la médula espinal. Si se daña este recubrimiento, se puede dañar la mente y causar síntomas neurológicos, incluyendo la temida esclerosis múltiple. Es probable que la aterosclerosis sea también causada por una deficiencia de lecitina.

Se dice que la lecitina también regula la coagulación de la sangre, para que no sea ni demasiado rápida ni demasiado lenta. Protege contra la trombosis coronaria y la apoplejía, evitando la formación de coágulos sanguíneos, y es efectiva contra las úlceras, el asma y otras afecciones alérgicas, las caries y el acné y otros problemas de la piel. La lecitina es uno de los bloques que constituyen los dientes.

El peligro de la lecitina

El Dr. Tappel nos dice que la lecitina también puede ser peligrosa si se toma sin su antitoxina, la vitamina E. Al parecer, este elemento tan necesario puede descomponerse en el interior de nuestros cuerpos. El Dr. Tappel afirma que la lecitina descompuesta puede ocasionar daños a "los componentes estructurales y funcionales de la célula", de modo que al ingerir lecitina resulta absolutamente esencial tomar vitamina E, al igual que bioflavonoides (que se encuentran en el ajo). Esto demuestra que necesitamos un equilibrio de vitaminas y minerales.

Se nos ha informado de una serie de pruebas realizadas con personas de diferentes edades que padecían de pérdida de memoria. Al suministrárseles 30 gramos de lecitina, su memoria mejoró, en algunos casos hasta en un 25 por ciento. Yo sabía que esto era cierto; hice la prueba conmigo misma y obtuve más poder mental. También deberá tomarse calcio (el alimento de los huesos) a fin de balancear cualquier exceso de fósforo de la lecitina.

La importancia de la vitamina A

La vitamina A es una de las vitaminas más fáciles de obtener en la dieta. No se pierde al momento del cocimiento o el almacenaje, y por lo general se encuentra presente en la dieta estadounidense promedio. Sin embargo, los nutriólogos creen que la mayor parte de la gente al parecer se encuentra en el límite de la deficiencia.

Existen muchos síntomas de deficiencia de vitamina A, incluyendo la ceguera nocturna y ciertos padecimientos de la piel.

Todos los síntomas de deficiencia de vitamina A se pueden eliminar rápidamente añadiendo una cantidad suficiente a la dieta, pero existen ciertas afecciones que evitan que el cuerpo absorba esta vitamina, en cuyo caso necesitará ingerir más de lo normal. Una manera de asegurarse de que está obteniendo suficiente vitamina A y vitamina D en su dieta consiste en tomar aceite de hígado de bacalao todos los días. Mejor aún, se dice que el aceite de hígado de hipogloso contiene aproximadamente cien veces la vitamina A presente en el aceite de hígado de bacalao.

Desde que mis hijos eran muy pequeños hasta que se marcharon de casa, yo acostumbraba darles todos los días por la mañana, antes que nada, una cucharadita de aceite de hígado de bacalao. No lo sabía en ese entonces, pero estaba haciendo lo correcto al dárselas con el estómago vacío.

La vitamina A y la piel reseca

Dale Alexander, autor de *Arthritis and Common Sense*, afirma que la piel reseca es una advertencia de que algo anda mal en el cuerpo y de que éste está pidiendo ayuda a gritos. Dice que "su piel es el barómetro de su salud. Refleja el estado de su cuerpo entero".

Si usted tiene la piel reseca, entonces tiene mucho más que la piel reseca. Tiene sequedad en el cuerpo entero. No se trata sólo de un problema de la piel, sino que quiere decir que todas las partes de su cuerpo requieren lubricación. Si usted tiene un problema de salud, el primer lugar en el que se refleja es en la piel.

Es por eso que mucha gente que utiliza el masaje reflexológico afirma que todos los síntomas de piel reseca desaparecen después de masajear y oprimir los puntos a todos los reflejos sensibles. Al hacerlo, estas personas están usando el método de la reflexología para estimular a los órganos y glándulas en el interior del cuerpo que han estado pidiendo ayuda al provocar esa piel reseca. Eso significa que su cuerpo entero se está secando. Significa que usted está comenzando a envejecer antes de tiempo. Le diré más acerca de la piel reseca y de la importancia de ésta para su salud en el Capítulo 34, que trata sobre la belleza y su piel.

Por ahora, recuerde la importancia del aceite de hígado de bacalao, que lubrica al cuerpo interiormente. El Sr. Alexander explica que la mejor forma de tomarlo es mezclado con una pequeña cantidad de leche o jugo de naranja una hora antes de comer cualquier alimento o cuatro horas o más después de haber comido. El aceite de hígado de bacalao también le dará vitamina D.

Para tomar el aceite de hígado de bacalao, coloque una cucharadita en una botella chica, añada aproximadamente 60 ml (dos onzas) de leche, agítelo hasta que se vuelva espumoso, y bébalo (con el estómago vacío). Espere una hora antes de comer. Esto le dará a los intestinos tiempo para absorber y utilizar el aceite de hígado de bacalao antes de que el hígado lo tome. Si no puede tomar leche, puede usar en su lugar jugo de naranja, pero, de acuerdo con el Sr. Alexander, la leche es lo mejor.

Aunque el aceite de hígado de bacalao no tiene un buen sabor, a mis hijos eso jamás les pareció un problema, tal vez porque lo habían tomado toda su vida. Puede ser adquirido en varios sabores, lo que lo hace más fácil de tomar. Asegúrese de que esté fresco al comprarlo y manténgalo en el refrigerador una vez abierto.

Seguro rechazado a causa de una buena salud

Después de haberse casado mi hijo, decidió adquirir un seguro de vida. Llenó los documentos necesarios y se sometió a un examen. Esperaba recibir la póliza correspondiente, pero descubrió que el vendedor estaba haciéndole preguntas a muchos de sus amigos acerca de él y de su salud. Le preguntó al vendedor por qué estaba investigando su vida privada. El vendedor le contestó: "Pensé que usted estaba tratando de encubrir algún tipo de enfermedad, porque en todos los años que llevo vendiendo seguros jamás he conocido a alguien que estuviera tan sano como usted afirma estarlo. Jamás ha tenido ninguna enfermedad a no ser por las enfermedades normales en cualquier niño, ¡y jamás ha acudido a un doctor en su vida!

Sencillamente no parecía verdad. No podía creerlo, así que tenía que comprobar lo que me dijo". Nunca le dieron la póliza. Ahora creo que el aceite de hígado de bacalao, combinado con una buena dieta natural, es la razón por la que mi familia disfruta de una salud perfecta. Desde luego, desde que descubrimos la reflexología todos nos mantenemos saludables y libres de enfermedades con el uso adicional y cuidadoso del masaje reflexológico.

LA MILAGROSA VITAMINA C

La vitamina C es una de las varias vitaminas milagrosas que se consumen hoy en día. Es barata y está disponible en las tiendas de alimentos naturales, en farmacias e incluso en tiendas de comestibles. A la vitamina C se la alaba por su maravilloso poder curativo para casi cualquier enfermedad, incluyendo enfermedades del corazón, apoplejía y artritis.

La primera vez que la vitamina C atrajo mi atención, se me dijo que prevenía y curaba el resfriado. De inmediato comencé a usarla para detener resfriados incluso antes de que estos se presentaran.

Vitamina C cura bronquitis crónica

Un día la Sra. G., una amiga que fui a visitar, me contó sobre los problemas que su familia tenía con los resfríos. Cada invierno pasaban varias semanas en el hospital con gripe y pulmones congestionados. Su hijo Gene, que tenía unos nueve años, había padecido de bronquitis toda su vida. Entonces le comenté a mi amiga acerca de la vitamina C y de sus propiedades curativas, especialmente en lo que se refiere al resfrío. Me dijo que haría la prueba. Unos meses más tarde fui a visitarla de nuevo y me dijo lo que había sucedido con la vitamina C que había comprado. Me dijo que había colocado el frasco en la mesa, pero que nadie se tomó ninguna de las tabletas.

Un día, la Sra. G. notó que el frasco de vitaminas que había dejado sobre la mesa estaba vacío, así que le preguntó a Gene acerca de ello. Gene le contestó que como ella le había dicho: "Son buenas para ti y te pondrán bien", él pensó que podía tomárselas todas y aliviarse de inmediato, ¡y se compuso de inmediato!

El siguiente invierno fue uno de los peores en lo que a resfríos y gripes se refiere. La Sra. G. me dijo que todos ellos habían pasado varias semanas en el hospital víctimas de resfríos e infecciones bronquiales, a excepción de Gene. Durante el resto del invierno no tuvo ningún resfriado, ni un estornudo siquiera.

La siguiente vez que vi a Gene fue cuando éste tenía ya unos veinte años y era un hombre fuerte, saludable y alto que jamás había tenido reaparición alguna de bronquitis desde aquella vez que se tomó el frasco de vitamina C entero.

Yo no le aconsejaría a nadie que se tomara una sobredosis de ninguna vitamina, pero los estudios clínicos están demostrando que las megadosis de vitaminas son la respuesta a muchos desconcertantes problemas de salud que los medicamentos modernos no pueden curar.

Las vitaminas A y C reducen el daño que fumar produce al cuerpo. Si no puede dejar de fumar, tome más vitaminas A y C.

El ya desaparecido Paavo Airola, un connotado nutriólogo, afirmaba que la vitamina C tiene que ver prácticamente con todas las funciones del cuerpo. Ayuda al cuerpo a protegerse en contra de todo tipo de esfuerzo y de toda afección que amenace a su salud.

El Dr. M. Higuchi, un investigador japonés, nos dice que sus estudios han demostrado una relación definitiva entre los niveles de vitamina C en la dieta y la producción de hormonas de las glándulas sexuales. Afirma que, en particular, la gente mayor necesita de mayores cantidades de vitamina C para asegurar una producción de hormonas sexuales adecuada.

Al tomar cualquier tableta de minerales o vitaminas, yo machaco las tabletas para permitir su mejor asimilación. Para ello, coloco la tableta entre dos hojas de papel encerado y la golpeo con un martillo hasta que quede convertida en polvo. Espolvoree ese polvo en sus alimentos o colóquelo en leche o en alguna bebida. Le sugiero que experimente para averiguar cómo le gusta más tomarla. Algunas vitaminas están disponibles tanto en forma líquida como en polvo; otras se hacen con sabores naturales y son masticables.

EL AJO, UN ALIMENTO MARAVILLOSO

No quiero dejar de lado la importancia del ajo. El ajo es conocido como un vegetal milagroso. Ha sido utilizado durante miles de años por diferentes razas y civilizaciones. Los antiguos egipcios y los hebreos consideraban al ajo como un alimento con propiedades divinas, y realmente lo es. El ajo es rico en varios químicos alimenticios, al igual que en las vitaminas A, B, C y D (la vitamina D es la vitamina de la luz solar tan necesaria para la existencia). También es rico en azufre y en yodo. Todos estos elementos ayudan a estimular al hígado y los riñones, eliminan lombrices en niños y mascotas, y alivian afecciones reumáticas y artríticas, al igual que muchos otros padecimientos.

El ajo también contiene bioflavonoides, requeridos cuando se consume el maravilloso alimento que es la lecitina. Existen cápsulas combinadas de ajo y lecitina.

Yo misma he podido comprobar personalmente las maravillosas propiedades curativas del ajo. De niña, siempre estaba enferma. Cuando nos mudamos a California, me puse a jugar con unos niños que estaban comiendo pan con mantequilla y ajo. Nunca antes había comido ajo. Me dieron un poco de su pan con ajo... ¡y me encantó! ¡Y a partir de entonces comía todo el que me pusieran delante! Lo comía constantemente, y mi familia me tenía que soportar el mal olor. No sé cuánto tiempo me duró este antojo por el ajo, pero lo cierto es que no volví a tener un período de enfermedad. Tenía, y todavía tengo, un estómago de hierro.

Mi madre padecía de presión alta hasta que un doctor le aconsejó comer mucho ajo, consejo que siguió. Por años, a menudo se tragaba los pequeños bulbos como si fueran píldoras. No volvió a tener presión alta, y vivió más de noventa años.

Cuando fui a Alaska, acudí a una doctora maravillosa para que me realizara un examen físico. Al volver por los resultados de las pruebas que me había mandado hacer, me tomó la presión y se sorprendió de ver que estaba un poco alta. Me dijo que no creía que fuera nada de lo que hubiera que preocuparse. Le dije que, por lo general, cada vez que yo pensaba que tenía la presión alta comía ajo. Giró sobre su asiento y me miró brevemente. Entonces pensé: "Caramba, creo que ahora sí dije algo que no debía". Pero la doctora me apuntó con su dedo y me dijo: "Siga comiendo ajo". Conocía el valor de los remedios naturales y no tenía miedo de decirlo. Se podría escribir un libro entero sobre el valor del ajo para la salud.

El ajo también es excelente para las mascotas.

Combinadas con el ajo, las cebollas son un excelente purificador de la sangre y son también útiles para su salud de otras maneras. Incluya mucho ajo y cebolla, preferentemente sin cocer, en su dieta diaria.

El valor de las hierbas

En este libro no hablaré de las hierbas. Existen ya en el mercado muchos buenos libros escritos por notables herbolarios. Pero sí creo que usted debe comprender un poco sobre la importancia que tienen para su salud y bienestar. "Para cada enfermedad existe una hierba". Sé que lo anterior es cierto. He utilizado hierbas por años. Las hierbas curaron a mi difunto esposo de un problema en el corazón. Fue Dewy Conway, un doctor indio de Chico, California, especializado en hierbas, quien nos las hizo conocer.

Al preparar un té de hierbas, *no lo hierva*. Puede añadirle miel y limón si lo desea. Mi té de hierbas favorito es el de salvia y romero. Este té es bueno para fortalecer muchas partes del cuerpo. Tiene un sabor muy refrescante y deja al estómago con una sensación de limpieza y frescura. Se le puede añadir un poco de menta si se desea. Este té de hierbas es muy relajante, de modo que es una buena bebida para tomar antes de ir a la cama. Pregúntele al encargado de su tienda de alimentos naturales sobre las hierbas y sus usos.

Los peligros de consumir demasiada proteína

Anteriormente se acostumbraba consumir mucha proteína. Yo siempre he afirmado que consumimos demasiadas proteínas.

Consideremos la salud y la longevidad de los Hunza. Se trata de un pueblo que habita en los Himalayas, en un valle en las faldas del monte Everest. En los últimos años, varios de nuestros principales médicos con una orientación biológica y nutricional han viajado al valle de los Hunza y estudiado a este pueblo y su dieta. Su dieta consta en su mayor parte de frutas y verduras, con un muy bajo consumo de proteínas, y disfrutan de salud y vitalidad inclusive más allá de los cien años. No podemos sino verlos con envidia y sorprendernos y preguntarnos qué es lo que nos ha pasado a *nosotros*.

El Instituto Max Planck de Alemania y el Instituto para la Investigación Nutricional de Rusia afirma que incluir demasiada proteína en la dieta es extremadamente peligroso y puede ocasionar problemas de salud y enfermedades serias.

Hemos escuchado acerca de mujeres que mueren por someterse a una dieta para bajar de peso con un alto contenido proteico. Yo puedo relatar una experiencia personal con una dieta líquida de un alto contenido proteico. Usted debe saber que yo no recomiendo nada que no haya probado antes en mí misma. Esta proteína en polvo sonaba muy bien, estaba hecha de granos naturales y nueces entre otras cosas, pero antes de recomendarla, yo tenía que probarla. Lo hice... ¡y casi me mata! A los tres días, comencé a sentirme mal; luego, experimenté unos terribles dolores en los músculos de la espalda; antes de que me diera cuenta de lo que en realidad estaba sucediendo, la tensión en los músculos de mi espalda comenzó a extenderse por todo mi cuerpo hasta llegar a los pulmones, de modo que apenas podía respirar. El dolor era continuo, pero podía controlarlo un poco con las grapas y el peine reflexológico, dándole masaje a los puntos reflejos a las glándulas endocrinas. De no haber acudido a un excelente quiropráctico, que también es médico naturópata, estoy segura de que hubiera muerto. Ciertamente puedo entender por qué tantas personas que se someten a estas dietas con alto contenido de proteínas mueren, y por qué, en medio de la desesperación, acuden a sus médicos, que pueden no comprender mucho acerca de la nutrición y no resultan de ninguna ayuda, pues no saben qué hacer. El doctor al que yo acudí me prescribió una dieta a base de jugo de limón.

La creencia común de que únicamente las proteínas animales son completas y de que todas las proteínas vegetales son incompletas, es falsa. Demasiada proteína puede ocasionar una severa deficiencia de magnesio y de vitaminas B-6 y B-3; de la misma forma, demasiada proteína animal puede ser la causa de enfermedades como la artritis, la osteoporosis y las enfermedades cardiacas. También puede ocasionar trastornos mentales, en particular esquizofrenia. Demasiada proteína animal puede conducir a un envejecimiento prematuro ocasionado por un desequilibrio químico, una acidez excesiva en los tejidos, putrefacción intestinal, estreñimiento y la degeneración de órganos vitales.

El Dr. Nathan Pritikin nos dice por qué una dieta con un alto contenido de proteínas es dañina. Cuando su consumo de proteína excede más o menos en un dieciséis por ciento su consumo calórico de aproximadamente 3.200 calorías diarias, se desarrolla en su cuerpo un balance mineral negativo. El Dr. Pritikin afirma que casi todas las personas con la dieta estadounidense promedio tienen ese balance mineral negativo. Esto quiere decir que su cuerpo está perdiendo sus preciadas reservas de importantes minerales como el calcio, el hierro, el zinc, el fósforo y el magnesio. Aunque algunas personas toman complementos minerales, ello no siempre remedia esta pérdida de minerales sustentadores de la vida.

Demasiada proteína combinada con azúcar y miel puede elevar nuestros niveles de insulina peligrosamente, y también puede hacer que aumenten los niveles de ácido úrico, creando con ello el riesgo de padecer gota.

Al someterse a prueba con animales, se detectó que cuando se reducían los niveles de proteína en los animales, estos desarrollaban una mayor resistencia a ciertos tipos de cáncer de seno y de piel. Al reducirse el consumo de proteína en roedores de un 26 a un cuatro por ciento, tanto las ratas como los ratones tenían vidas más saludables y prolongadas.

LAS VIBRACIONES ELÉCTRICAS DE LOS ALIMENTOS VIVOS INFLUYEN EN SU SALUD

Cualquier alimento cocido es un alimento muerto. ¿Cómo puede usted tener células vivas y saludables si las alimenta con alimentos muertos? La forma más segura y comprobada para mantenerse sano y permanecer joven por más tiempo consiste en consumir en su mayor parte alimentos vivos, es decir, verduras crudas o ligeramente cocidas, frutas frescas, semillas, nueces, granos y, especialmente, semillas con germen como el germen de frijol o el de alfalfa.

¡Los alimentos vivos tienen vibraciones que generan vida! Tomemos, por ejemplo, el calcio que se encuentra en la tiza; tiene pocas vibraciones vitales que podamos usar. Y tomemos, por ejemplo, el calcio que se encuentra en la col o en las hojas de nabo. Este calcio vibra vitalmente con su actividad bioquímica. Este calcio es dador de vida. Lo mismo es aplicable también a todos los alimentos vivos cultivados. Al cocerse excesivamente o al reposar en los anaqueles del supermercado, pierden algo de esa vibrante energía eléctrica vital .

Esta vibrante vida eléctrica es generada a través de la actividad del sol, el aire y el agua. Se necesita de algo viviente para mantener a otra cosa con vida.

Le recomiendo la lectura de la revista de salud *Health Freedom News*, publicada por *The National Health Federation*, P.O. Box 688, Monrovia, California 91016. Se trata de una revista muy informativa que se atreve a decir la verdad acerca de la salud.

Por qué beber agua y respirar profundamente son fundamentales para la reflexología

Todos sabemos que para vivir necesitamos agua y oxígeno. No podemos permanecer vivos por más de unos cuantos días sin agua, y por más de unos cuantos minutos sin aire. Las células vivas de nuestro cuerpo necesitan tanto de agua como de oxígeno para funcionar.

LAS MARAVILLAS DEL AGUA PURA

Nuestro cuerpo está formado en un 70 por ciento por agua. Es la sustancia más abundante de nuestro ser. Cada parte de nuestro cuerpo necesita del agua y depende de ella. Nuestro cuerpo entero requiere de agua para funcionar adecuadamente, para lubricar nuestras articulaciones, para regular la temperatura corporal y para ayudar a la digestión. El agua es requerida por los riñones para expulsar los desechos, y por la sangre para ayudar a llevar nutrientes y oxígeno a las células del cuerpo de modo que podamos mantener un cabello hermoso y una piel suave y húmeda. Los músculos requieren líquidos o se debilitan y deterioran. Y no podemos olvidar lo imperativa que resulta el agua para eliminar el exceso de grasa.

Por qué necesita beber agua al usar la reflexología

Cuando su cuerpo tiene una deficiencia de agua, la sangre la extrae de los tejidos y las células, y se presenta un estado de deshidratación. Cuando esto sucede, el rendimiento del cuerpo se ve alterado. Es mejor tomar demasiada agua que no tomar la suficiente. Sus riñones fácilmente liberarán cualquier exceso. La reflexología ayuda a la naturaleza a limpiar al cuerpo de toxinas e impurezas por medio de la eliminación de los desechos líquidos, equilibrando y revitalizando nuestro sistema corporal entero.

Usted sabe de la importancia de tomar más líquidos a fin de expulsar a los gérmenes de su cuerpo cada vez que tiene un resfriado. El cuerpo debe contar con suficiente agua tanto para su existencia estructural como para poder funcionar apropiadamente día a día. La ausencia de agua en las células del cuerpo puede impedir la respuesta al estímulo a través de la reflexología. Así que debe tomar mucha agua pura.

Reflexólogo explica que *"EL AGUA ES EL CONDUCTOR"*

En una reunión en Kansas, tuve la oportunidad de encontrarme con Zackery Brinkerhoff, un colega reflexólogo que cuenta con un historial de sesenta años de éxitos reflexológicos en su familia. En esa ocasión nos habló de una de sus pacientes, que en un principio no respondía a la reflexología o a cualquier otro tipo de terapia natural. Él se sentía totalmente impotente y confundido, hasta que un día asistió a un seminario en la Universidad de Colorado, en donde aprendió lo importante del consumo de agua para el proceso de curación del cuerpo. Y recuerdo que nos dijo que "el agua es el conductor del estímulo eléctrico generado a través de la reflexología; la ausencia de líquido en las células de las estructuras nerviosas impide el movimiento de la señal nerviosa, provocando con ello una falta de respuesta".

Tiempo después, Brinkerhoff se puso en contacto con su paciente para comunicarle las nuevas noticias. Al mismo tiempo, ella le confirmó que los resultados de un examen médico que le habían practicado revelaban que estaba *severamente deshidratada*. Y entonces nos contó que "a medida que comenzó a tomar más agua, su cuerpo regresó a una condición de hidratación normal y comenzó a responder a la reflexología de una manera cuantificable y observable, y por lo tanto mejoró".

Cómo purificar el agua para que sea segura para beber

Usted debe asegurarse de que el agua que bebe es segura. Si no está usted seguro de la pureza del agua disponible en el lugar en que se encuentra, desinfecte el agua y aniquile cualquier bacteria infecciosa hirviéndola por cinco minutos; una vez que se haya enfriado, coloque el agua en un recipiente y agítela vigorosamente. Esto mejorará su sabor y la oxigenará.

Para añadir energía al agua que bebe, tome el recipiente que la contiene y muévalo en espiral, de modo que el agua se mueva también en forma circular. Esto regenerará al agua con una electricidad natural. Al beber agua pura y limpia, nuestros cuerpos desarrollarán una energía y una fuerza nuevas, ya que el agua mantiene todas las cosas vivientes.

La respiración profunda y la reflexología van de la mano

La reflexología y la respiración profunda pueden hacer maravillas por su salud. El uso de esta combinación mejorará su poder inmunológico y equilibrará su presión sanguínea. Sus sistemas cardiovascular y respiratorio en su conjunto necesitan de oxígeno. ¿Alguna vez ha tratado de hacer fuego sin aire? Es sencillamente imposible. Y lo mismo sucede con su cuerpo; éste deberá obtener oxígeno del aire que usted respira para mantener una salud y una energía vibrantes. Usted descubrirá que con el uso de la reflexología y una respiración profunda, su circulación y sus capacidades mentales mejorarán.

Esta combinación también le ayudará a desarrollar un estado de alerta corporal. Conforme aprenda más acerca de la reflexología y de la importancia de una respiración apropiada, podrá concentrarse en diversas partes del cuerpo y aprender más acerca de usted mismo.

Respire en su camino hacia una buena salud

Todas y cada una de las partes de nuestro cuerpo están compuestas por muchos billones de pequeñas células. Es a través de la respiración que el oxígeno es llevado hasta esas células por el torrente sanguíneo. No es posible producir glóbulos rojos sin oxígeno.

Una célula podría compararse con un globo. Si se infla con aire estará firme, joven y listo para elevarse por el cielo. Pero si usted permite que en el globo haya cualquier fuga, pronto perderá su firmeza, comenzará a arrugarse y finalmente caerá al suelo.

Lo mismo sucede con una diminuta célula. A menos que se le suministre el oxígeno suficiente, se agotará, se cansará y quedará sin vida. En consecuencia, el cuerpo entero comenzará a perder su juventud y su vitalidad.

El oxígeno es más importante que la alimentación

En realidad, el oxígeno es incluso más importante que los alimentos que comemos; sin el oxígeno suficiente, los alimentos no pueden ser transformados para convertirlos en esa nutrición que el cuerpo demanda. Uno puede existir sin alimentos por un tiempo considerable. Pero sin aire, la vida cesa en cuestión de minutos.

La sangre alimenta a las células, los órganos, las glándulas, los nervios, los tejidos, el pelo, los dientes, los huesos, la piel y las uñas. Si contamos con sangre oxigenada y saludable, podremos contar con un cuerpo resistente a la infección y la enfermedad. La necesidad de una respiración apropiada tiene su efecto en todas las actividades del cuerpo. Respirar profundamente puede compararse con una limpieza perfecta de la casa en primavera. Una habitación con una ventilación deficiente tendrá un ambiente sofocado y un olor desagradable. Lo mismo se aplica a un cuerpo con necesidad de oxígeno.

EJERCICIOS PARA RESPIRAR PROFUNDAMENTE

El conocimiento de la manera correcta de realizar ejercicios de respiración profundos resulta crítico para una buena salud. Finalmente, con la práctica, la respiración se dará de manera natural y casi inconsciente. Para la mayor parte de la gente se tratará de una experiencia novedosa que enviará oxígeno fresco a todas y cada una de las partes de su cuerpo.

Adoptar la postura correcta es importante al hacer estos ejercicios de respiración profunda. Si se sienta en el piso, hágalo con las piernas cruzadas de modo que la espina dorsal quede bastante recta. Puede usted usar en su lugar una silla con respaldo recto, o si debe permanecer en cama, trate de mantener la espalda tan recta como sea posible. Esto es lo más importante.

Con la espalda recta y la boca cerrada, comience a aspirar lentamente, sintiendo el aire a través de su garganta. Olvídese de sus orificios nasales. El aire debe penetrar a la garganta. Lo sentirá en la porción superior de la garganta. Hará que se produzca un leve silbido.

En vez de estar yendo a la parte superior de los pulmones como sucedería con la respiración normal, este aire está llegando hasta la parte inferior. Usted sentirá que su caja torácica se expande en su parte inferior. Cuando crea que ha llenado sus pulmones, deje que el aire salga lentamente, con la boca cerrada y el aire presionando contra la parte superior de la garganta. De nuevo se producirá ese leve silbido, aunque es probable que sólo usted lo escuche.

Manténgase relajado. Respire muy lentamente, dejando que el aire salga primero de la parte superior del pecho, y luego continuando por la parte inferior hasta que se vacíen los pulmones. En un principio parecerá un poco desagradable y posiblemente difícil, pero poco a poco se volverá algo más natural para usted.

Inténtelo de nuevo, colocando sus manos a ambos lados de las costillas, sintiendo cómo se expanden conforme respira profundamente de la parte inferior a la superior. Al ser expulsado el aire lentamente, sentirá cómo las costillas comienzan a recobrar la posición anterior, atrayendo al estómago ligeramente. En la respiración normal, el pecho no se eleva.

No deberán hacerse más de dos de estas respiraciones profundas a la vez durante el primer día. Puede hacerlo por la mañana, por la tarde y por la noche. Puede aumentar el número gradualmente, haciendo tres a la vez el segundo día.

Esto requiere de práctica y de tiempo, pero vale la pena el esfuerzo si desea realmente conservarse joven y saludable por el resto de su vida.

CAPÍTULO 13

Cómo la reflexología ayuda al colon

Me pregunto cuántos de ustedes se dan cuenta de lo importante que el colon (el intestino grueso) es para su salud y su bienestar en general. Hace poco, mientras me encontraba de visita en la oficina de un doctor naturópata, tuve la oportunidad de ver algunas fotografías de enfermedades y anormalidades en el colon. Eran horripilantes. Yo misma no tenía ni siquiera la más mínima idea acerca de cuánto se puede enfermar el colon, aun cuando el cuerpo siga funcionando (aunque no cómodamente, desde luego).

UNA ENFERMEDAD FATAL PUEDE COMENZAR EN EL COLON

El colon es un buen sistema de drenaje, pero como consecuencia del descuido y el abuso se convierte en una especie de cloaca. Puede ser la causa de la mayor miseria y sufrimiento físico humano, mental y moral, que cualquier otra causa conocida.

El colon ocupa un gran espacio en su cuerpo. Transporta todos los desechos que quedan de los alimentos y bebidas que usted envía al interior de su estómago a través de la boca.

¿Qué sucede cuando usted no vacía su bote de basura por unos cuantos días? ¿Qué pasaría si vaciara sólo parte del bote de basura? ¿Qué le sucedería a la basura que no hubiera sido vaciada durante meses, e incluso años, al ir añadiendo más desechos a aquellos ya existentes? Usted puede adquirir un nuevo bote de basura de vez en cuando, pero ¿desearía usted verse en la necesidad de comprar un nuevo colon? Algunas personas tienen que hacerlo, ¡aunque le parezca mentira! Si hubiera visto las fotografías del interior de algun colon enfermo, como yo lo hice, le aseguro que no dejaría pasar un solo día antes de comenzar a hacer algo para ayudar a su colon a mantener o recuperar su salud normal.

PROBLEMAS DEL COLON

Observe el colon que se muestra en el Diagrama 10. Vea lo largo que es y cuánto espacio ocupa en el cuerpo. ¿Se podría imaginar el interior de este órgano literalmente cubierto de llagas, todo inflamado y lleno de abscesos e incapaz de transportar los desechos que usted continúa introduciendo de manera forzada a su interior? No es de extrañarse que actualmente exista un índice tan alto de cáncer al colon.

Al mismo tiempo que su colon se llena de contaminación, su torrente sanguíneo está absorbiendo algo de este veneno y devolviéndolo al cuerpo.

Recuerde que *la sangre le sirve a todas las células del cuerpo*. Nutre a las células, sustituye las partes "desgastadas" y se lleva los desechos. Si usted tiene alguna infección en el cuerpo como, por ejemplo, una infección en los dientes, lo más probable es que su doctor tema que esta infección envenene al resto de su cuerpo, contribuyendo a que se presenten problemas como la artritis u otras enfermedades. ¿Cuántos de ustedes están permitiendo que su sangre alimente a su cuerpo con un sistema de drenaje tan deteriorado en su colon? ¡No espere hasta que sea demasiado tarde! Comience a repararlo ahora mismo por medio del masaje reflexológico. En este capítulo hablaré también de otros remedios para curar un colon enfermo si aún tiene arreglo.

Después de estudiar varias fotografías de cólones enfermos, le pregunte a un doctor: "¿Cómo puede vivir la gente con colones tan enfermos?" Y el doctor me contestó: "El cuerpo es un maravilloso sistema que está más allá de nuestra comprensión y que puede hacer maravillas para repararse a sí mismo".

CÓMO USAR LA REFLEXOLOGÍA PARA AYUDAR AL COLON

Antes que nada, hagamos una pequeña prueba para ver si los puntos reflejos al colon son sensibles o producen dolor. Como solamente estamos probando, hagámoslo con los puntos reflejos al colon que se encuentran en la mano. El punto reflejo al colon está casi a la mitad de la mano cruzando a ésta en línea recta (ver Diagrama 3).

Tome el pulgar de su mano derecha o un aparato para masaje reflexológico y comience a ejercer presión sobre la palma de la mano izquierda (ver Fotografías 32 y 35). Comenzando en la base del dedo meñique, busque puntos sensibles mientras trabaja a través del centro de la palma hasta llegar al área que se encuentra entre el pulgar y el dedo índice. Si encuentra algún punto reflejo sensible durante su camino a través de la palma, déle masaje por un momento o mantenga la presión sobre él mientras cuenta hasta siete.

Cambie de manos y, con el pulgar de la mano izquierda, oprima y dé masaje a través del centro de la palma de su mano derecha, tratando de detectar puntos sensibles que indiquen un funcionamiento deficiente en alguna otra parte del cuerpo. La detección de puntos sensibles no necesariamente significa que son sólo los puntos reflejos al colon los que le están enviando una señal de aviso, ya que existen varios puntos reflejos en las palmas de las manos (ver Fotografía 44).

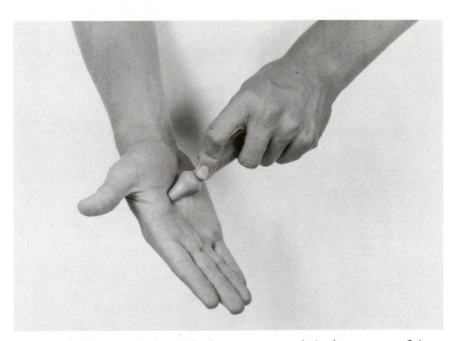

Fotografía 44: Usando la sonda de mano para trabajar los puntos reflejos a varias partes del cuerpo, incluyendo el colon y los intestinos.

Pase ahora a los puntos reflejos que se encuentran en el pulpejo ubicado debajo del pulgar. Esta área también tiene puntos reflejos a varias otras partes del cuerpo, así que si existe cualquier punto sensible en ella, asegúrese de darle masaje. En muchos casos, es probable que en esta zona le resulte útil algún aparato reflexológico, especialmente el aparato mágico para masaje reflexológico o la sonda reflexológica para mano.

Pase a la membrana que se encuentra entre el pulgar y el dedo índice. Usando el pulgar y el dedo índice de su mano derecha o un aparato para masaje reflexológico, ejerza presión y dé masaje a esta membrana de la mano izquierda (ver Fotografías 36 y 43). Ésta es otra área que tiene puntos reflejos a varias partes del cuerpo, así que si encuentra usted aquí algunos puntos sensibles, asegúrese de darle masaje a cada uno de ellos. Recuerde que debemos tener el cuerpo entero en armonía para obtener una salud y un equilibrio perfectos.

Cambie de mano y dé masaje a la membrana de la mano derecha. Jamás trabaje un lado del cuerpo sin trabajar el otro. Esto provocaría un estado de desequilibrio en el sistema nervioso eléctrico en su totalidad.

Le daremos masaje a otra área con puntos reflejos a muchas partes del cuerpo. Partiendo de la membrana a la que le acaba de dar masaje, ejerza presión con el pulgar sobre la parte carnosa de la mano que se

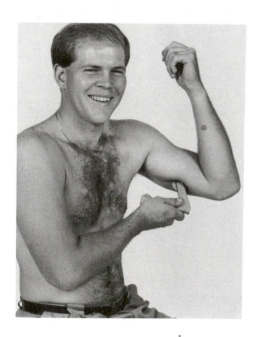

Fotografía 45: Posición para dar masaje a los muchos puntos reflejos que existen en el brazo con la rueda para masaje reflexológico. La risa estimula la circulación en el cuerpo y libera las tensiones.

encuentra entre los huesos del pulgar y el dedo índice (ver Diagramas 6A y 6D). En esta área, trate de detectar puntos reflejos sensibles tanto en el centro como a lo largo de los huesos del pulgar y el dedo índice. En otros capítulos se hará referencia a esta misma área refleja para el tratamiento de diversas enfermedades.

Otros puntos reflejos al colon

Pasemos al dedo índice para buscar otro punto reflejo al colon. Ejerza presión sobre el dedo comenzando por la uña, tratando de detectar un punto reflejo sensible. Continúe trabajando de manera ascendente por el brazo tal como se muestra en la Fotografía 45. También existe un punto reflejo al colon justo debajo del labio inferior.

No quisiera darle demasiados puntos reflejos para trabajarlos, ya que cuando se tienen demasiados para recordar se puede generar confusión. Como la función de este órgano es tan importante para el bienestar del cuerpo en su totalidad, quiero que haga todo lo que esté a su alcance para hacer que su colon logre un estado tan perfecto como sea posible y que así se mantenga.

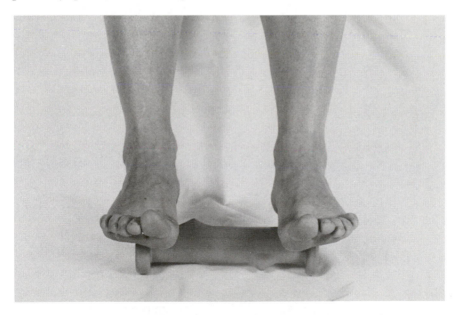

Fotografía 46: Posición para usar el rodillo reflexológico para dar masaje a los pies y energizar la fuerza vital y saludable en la mayoría de las partes del cuerpo.

Dando masaje a los pies

Pasaremos a los puntos reflejos al colon que se encuentran en los pies. Si le resulta difícil elevar los pies lo suficiente como para poder trabajarlos, le sugiero usar el aparato reflexológico para masaje de pies sobre las plantas de los mismos, especialmente en el punto reflejo al colon. Yo a menudo utilizo este aparato para masaje reflexológico mientras veo televisión por la noche. Mantiene a mi cuerpo en un perfecto orden al mismo tiempo que relaja mi sistema nervioso. Al principio, no lo utilice demasiado tiempo cada vez.

En el caso de las personas que sí pueden elevar sus pies para trabajar con ellos, deberán usar su pulgar o un aparato reflexológico y comenzar a trabajar por el centro o la línea de la cintura del pie (ver Diagrama 5 y Fotografías 48 y 49). Utilizando un movimiento de deslizamiento y presión al mismo tiempo, trabaje por el pie de manera cruzada en dirección a los puntos reflejos a la espina dorsal, y luego continúe dando masaje de manera descendente al interior de esos puntos reflejos a la espina dorsal, tratando todo el tiempo de detectar puntos reflejos sensibles (ver también Diagrama 4).

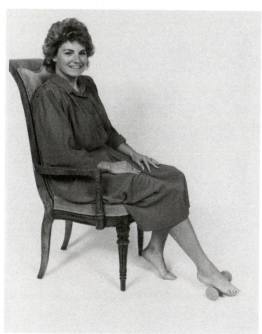

Fotografía 47: Posición cómoda mientras se usa el aparato reflexológico para masaje de pies para ayudar a la naturaleza a rejuvenecer el cuerpo naturalmente.

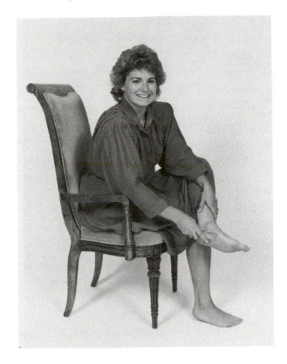

Fotografía 48: Forma de usar la rueda para masaje reflexológico en los pies para ayudar a la espalda y el útero.

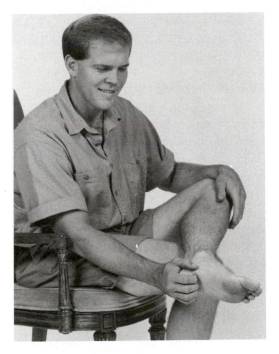

Fotografía 49: Posición para dar masaje a los puntos reflejos que se encuentran debajo de la base del talón para aliviar dolorosos problemas en la mitad inferior del cuerpo.

Cuando encuentre áreas sensibles, mantenga una presión uniforme sobre ellas o bien déles masaje. Si está teniendo problemas con el colon, encontrará que algunos de estos puntos producen demasiado dolor como para tocarlos. Comience suavemente, y al ir disminuyendo el dolor podrá aumentar la presión.

Dé masaje de esta forma a ambos pies. Masajee de manera descendente la parte exterior del pie en dirección al talón. Al dar masaje a ciertas áreas no podrá estar seguro de si es el colon u otro órgano el que le está enviando una señal de dolor. No se preocupe por esto. Simplemente piense que ahí en donde exista congestión se producirá una enfermedad, así que sencillamente masajee.

OTROS REMEDIOS PARA EL COLON

Como el colon es uno de los órganos más importantes de su cuerpo, le diré unas cuantas cosas más que deberá hacer junto con los tratamientos reflexológicos para mantenerlo saludable.

La enfermedad del colon más común, la diverticulosis, afecta a una de cada tres personas de más de sesenta años. Hasta antes de 1900, esta enfermedad era casi desconocida. En aquel entonces las dietas eran ricas en granos enteros, frutas y verduras, todas buenas fuentes de fibra. La fibra, la porción no digerible del alimento, pasa inalterada a los intestinos inferiores, añadiendo volumen a la deposición y ayudando a mantener a los intestinos funcionando bien. Hoy en día, por ejemplo, escuchamos mucho acerca del salvado. Una de las mejores fuentes de fibra de salvado es la cáscara del trigo y de otros granos. La harina blanca, la carne, los productos lácteos y el azúcar tienen un bajo contenido de fibra. Las dietas con bajo contenido de fibra provocan deposiciones pequeñas y duras. Cuando éstas llegan al colon, este órgano tiene que esforzarse y ejercer presión de una manera anormal para forzarlas a salir. Toda una vida de este tipo de trabajo excesivo debilita a los músculos del colon, creando pequeñas protuberancias al exterior de la pared del colon. Estas pequeñas bolsas o protuberancias son llamadas divertículos; si existen, usted tendrá diverticulosis. En un estudio realizado recientemente, al añadir fibra a la dieta de las personas que padecían de esta disfunción del colon, el noventa por ciento de los pacientes se libraron de esta enfermedad. También desaparecieron síntomas tales como excrementos con sangre, estreñimiento y náusea.

¿Comprende usted por qué le doy este consejo junto con el del masaje reflexológico? Los factores de la naturaleza funcionan de manera combinada para crear un equilibrio perfecto, y la fibra es uno de los alimentos curativos de la naturaleza. Podríamos referirnos a ella como un cepillo que talla al ir pasando a través del tubo digestivo (ver Diagrama 9).

EL *SAUERKRAUT*, UN EFICAZ AGENTE CURATIVO

El *sauerkraut* (col picada al estilo alemán) es un alimento productor de vitaminas y generador de salud que durante siglos ha constituido un verdadero regalo para el ser humano. El *sauerkraut* regula los procesos digestivos, subsana las deficiencias de vitaminas y minerales y estimula al cuerpo para que tenga una vida más larga. Le proporciona al cuerpo todos los beneficios de las verduras frescas en todas las épocas del año, además de tener otras cualidades de las que otras verduras carecen.

El *sauerkraut* proporciona hierro y elementos que ayudan a fortalecer los huesos y la sangre, al igual que otras vitaminas y minerales. Es un producto fermentado hecho a partir de la col. Para ciertos pueblos del mundo, el *sauerkraut* significa salud y una extraordinaria sensación de bienestar; es un alimento económico y sabroso. Es una verdura fácilmente digerble que se combina, de la manera más deliciosa, con otros alimentos y, según la experiencia de muchos siglos, es también un alimento que, al parecer, prolonga la vida.

Se preguntará por qué estoy escribiendo tanto acerca del *sauerkraut* en este capítulo que trata acerca del colon. Sucede que es un alimento perfecto para ayudar a curar problemas del colon. No conozco ningún otro alimento natural que lo pueda sustituir.

Está demostrado que algunos padecimientos son provocados por las grandes cantidades de bacterias perjudiciales que residen en el intestino grueso. Estos microbios intestinales fabrican venenos que se esparcen por todo el cuerpo, y son generados por los desechos de los alimentos que comemos.

De acuerdo con Elie Metchnikoff, del Instituto Pasteur, "en los casos de arteriosclerosis en pacientes que no tienen causas particulares diagnosticadas, la culpa recae en los innumerables microbios que atestan nuestros intestinos y nos envenenan".

Metchnikoff afirma que "la presencia de grandes cantidades de bacilos de ácido láctico interfiere con el desarrollo de las bacterias putre-factoras".

Cómo ayuda el sauerkraut

Éste es precisamente el papel que el *sauerkraut* juega para ayudar a su colon a curarse solo: es un alimento con ácido láctico natural que elimina a los perjudiciales gérmenes que se encuentran en el intestino grueso (se le utiliza en lugar de peligrosas drogas) y ayuda a aliviar el estreñimiento, que es en gran medida la causa de los problemas de colon. El *sauerkraut* es un excelente regulador y un laxante natural.

Ayuda a una amiga

Una amiga me dijo que iba a tener que dejar la cuadrilla (square dance) a consecuencia de una serie de problemas de colon. Entonces le dije: "¿Por qué no comes *sauerkraut*?" Se quedó sorprendida por mi sugerencia, pero me dijo que iba a hacer la prueba. (No estaba interesada en hacer la prueba con la reflexología, ya que no com-prendía cómo era que funcionaba.) Dejé de verla por varios meses. Una noche regresé al salón en donde se hacían las cuadrillas, y mi amiga se me acercó para darme las gracias por haberle ayudado a curarse. Yo ya había olvidado el suceso anterior, así que no sabía de qué me estaba hablando. Pensé que me hablaba de la reflexología, pero entonces comenzó a hablarme del *sauerkraut*. Había comenza-do a consumir *sauerkraut* todos los días; su colon se había puesto bien, y desde entonces había estado yendo a bailar todas las noches.

El sauerkraut ayuda a muchos órganos

No sólo es a causa de su variado contenido de vitaminas que recomiendo agregar el *sauerkraut* a la dieta, sino también porque es rica en sustancias minerales. Contiene grandes cantidades de calcio, azufre, cloruro y yodo en forma natural.

Por estos minerales, el *sauerkraut* es un valioso auxiliar para la con-servación de los dientes, las encías, el cabello y los huesos. Sabemos también que el *sauerkraut* actúa como limpiador de la sangre y que alivia el estreñimiento. También ayuda al funcionamiento de los riñones y la vejiga y es un útil agente en casos de problemas cardiacos funcionales.

Trate de incluir el *sauerkraut* en su menú diario. Es bueno cocido con carne de cerdo y ajo. Representa un delicioso aderezo si se combina con manzanas y cebollas y se utiliza como relleno en patos o pollos. Es excelente en ensaladas, frías o calientes, añadiéndole aceite y ajo en polvo. Si le resulta demasiado agrio, añada miel al gusto. Le recomiendo comer compota de manzana junto con el *sauerkraut*; es algo delicioso. Si está a dieta para reducir de peso, tome jugo de *sauerkraut*. Le sugeriría consumir diariamente *sauerkraut* o su jugo como medida preventiva en contra de la mala salud en general.

ENEMAS PARA ALIVIAR PROBLEMAS DEL COLON

Algunos doctores recomiendan enemas; otros no lo aconsejan. Aquí vamos a decirle cómo aplicar enemas para ayudar a un colon enfermo, y vamos a usar uno de nuestros alimentos maravillosos: la melaza. ¡Sí! Un enema con esta magia negra puede curar abscesos en el colon. Y sé perfectamente que lo que le digo es verdad porque fue mi propio colon el que se curó de esta manera. Esto fue antes de que me enterara de las curas naturales. Durante mucho tiempo supe que tenía un absceso en el colon. A veces me provocaba mucho dolor, y en ocasiones el absceso se rompía y drenaba. Tenía por costumbre no ir jamás al doctor a menos que fuera a tener un bebé. Cada vez que iba me decían que me tenían que operar de algo, así que dejé de ir. Estudiaba constantemente los métodos de curación naturales, y un buen día llegó a mis manos un pequeño libro que trataba sobre la melaza. En el libro se aconsejaba usar dos cucharadas de melaza en un litro de agua para preparar un enema, así que comencé a aplicar los enemas y casi de inmediato empecé a sentirme mejor. Al poco tiempo el absceso comenzó a drenar; parecía un furúnculo que descargaba pus y sangre. Continué aplicando los enemas de melaza por unos cuantos días más, y jamás volví a tener problema alguno con el colon.

La clave para un intestino bloqueado

La Sra. A. nos cuenta que hace algunos años padeció de un estreñimiento bastante fuerte. Un médico le dijo que tenía los "intestinos bloqueados" y que tendrían que operarla. Llamó a su hermana, que era enfermera, y le contó lo que el doctor le había dicho. "No hagas nada hasta que yo llegue", le dijo la hermana. Cuando llegó al día siguiente, le pidió un poco de melaza. Ésta deberá adquirirse únicamente en una tienda de alimentos naturales *(health food store)*. Preparó un enema, haciéndolo bastante fuerte. Le aplicó a la Sra. A. los enemas, uno tras otro, hasta que finalmente logró que su intestino eliminara el bloqueo, salvándola así de una peligrosa operación. La Sra. A. afirma que su hermana y la melaza salvaron su vida.

Un día me encontraba de visita con un quiropráctico que siempre estaba interesado en hablar sobre cuestiones de salud. Íbamos a su oficina y nos poníamos a hablar durante horas. He aprendido muchas cosas de este maravilloso hombre que siempre ha estado interesado en todo tipo de curaciones naturales. Me contó que una vez se encontraba trabajando en una clínica que se especializaba en enfermedades del colon. Tenían una fórmula especial que utilizaban en todos los pacientes con problemas de colon para curarlos sin necesidad de operar. Le doy esta fórmula tal como se la he dado a otros que han tenido éxito con ella. Tenga en mente que si no obtiene resultados en unos cuantos días con cualquiera de los métodos que le he dado, deberá ver a un médico, de ser posible, a un buen médico naturópata.

Fórmula para ayudar a un colon enfermo

2 onzas (60 ml) de clorofila, líquida o en polvo.
1 cucharada de glicerina
1 cucharadita de *Gold Seal* (tintura líquida, de ser
    posible)
4 onzas (120 ml) de agua de hamamélide de Virginia
    (*witch hazel*)
8 onzas (240 ml) de cerveza pasada (12 horas)

Mezcle todos los ingredientes y úselo como enema. Retenga el enema durante media hora. Hágalo por lo menos una vez al día o más a menudo, durante dos días. Si su problema es severo, extienda el tratamiento a cinco o seis días. Aplique entonces los enemas cada día. Consuma diariamente acidófilos, yogur y *sauerkraut.*

Qué debe comer para mantener un colon saludable

Ha sido demostrado en pruebas clínicas que las personas que consumen muchos productos de la familia de la col se encuentran mucho más libres de todas las enfermedades de colon que aquéllas que no comen ninguna o muy pocas plantas de esta familia. Además del *sauerkraut*, consuma brócoli, coles de Bruselas y coliflor. Si usted es propenso a padecer de problemas del colon, comience a incluir en su dieta estas verduras buenas para su salud.

Cómo fortalecer al hígado con la reflexología

El hígado es la glándula más grande que existe en el cuerpo. Pesa aproximadamente 3 libras (1,3 kilos) en un adulto y tiene en todo momento aproximadamente una cuarta parte de toda la sangre circulando en el cuerpo.

El hígado realiza muchas tareas; es un gran filtro y un antiséptico natural, al igual que un dispositivo depurador. Es el lugar en donde se produce la bilis, que es utilizada por los intestinos para digerir las grasas y evitar el estreñimiento. Ayuda a suministrar algunas de las sustancias necesarias para producir la sangre y también almacena azúcar.

SUS PUNTOS REFLEJOS EN LA MANO Y EL PIE

Como el hígado es un órgano muy grande, tendrá que masajear un área más grande que la usual. Los puntos reflejos al hígado se encuentran en la mano derecha y en el pie derecho. Coloque el pulgar de la mano izquierda en la palma de la mano o la planta del pie derecho, justo debajo del meñique o el dedo pequeño del pie (ver Diagramas 3 y 5). Oprima y deslice el dedo sobre esta área para buscar puntos sensibles. Al encontrarlos, déles masaje mientras cuenta hasta diez. En muchos casos es probable que requiera de un aparato para masaje reflexológico, como el aparato mágico para masaje o el aparato para masaje de mano. El hígado es generalmente bastante lento en su respuesta a los métodos de curación. Sea persistente en sus esfuerzos por abrir los canales de energía para permitir que las fuerzas eléctricas vitales circulen con una potencia total hasta el hígado enfermo.

CÓMO SE RESISTE EL HÍGADO

Aunque el hígado en ocasiones parezca resistir a nuestros esfuerzos por ayudarlo a recuperar su capacidad de trabajo total, es una glándula que puede reponer sus partes. Recuerde la importancia que el hígado tiene para su salud, y masajee todos los puntos reflejos a él.

Si tiene un hígado muy lento para responder, comience con un masaje suave las primeras veces. Es posible esperar diferentes reacciones de este tratamiento al hígado. Si su hígado es muy sensible y usted experimenta una reacción severa, no le dé masaje a los puntos reflejos al hígado por unos cuantos días. Déle a la naturaleza la posibilidad de eliminar el exceso de venenos y de ajustarse a esa mayor circulación que la fuerza eléctrica vital ha puesto en movimiento.

También existe un muy importante punto reflejo al hígado en el pulpejo de la mano derecha debajo del pulgar, y otro en el pulpejo del pie derecho debajo del dedo. Ésta es la misma área que utilizó al trabajar el punto reflejo al corazón en el pie y la mano izquierdos. Dé masaje al pulpejo cuidadosamente, y si encuentra puntos reflejos muy sensibles, recuerde nuestro lema: "Si le duele, trabájelo".

Pase a la membrana que se encuentra entre el pulgar y el dedo índice. Pellizque y apriete los puntos reflejos que se encuentran en esta área. Si detecta cualquier punto sensible, déle masaje. Recuerde que estos puntos reflejos también abren los canales eléctricos a otras partes del cuerpo (ver Fotografías 36 y 37).

Mientras está trabajando con esta membrana, con el pulgar sobre la parte superior de la mano trabaje un poco más arriba, justo entre los huesos del pulgar y el dedo índice (ver Diagrama 6D). Presione y apriete toda esta área usando por un lado el pulgar y por el otro los demás dedos. Si le resulta más fácil usar el dedo índice en la parte superior de la mano en vez del pulgar, hágalo. Masajee los huesos a ambos lados buscando puntos sensibles.

LOS PUNTOS REFLEJOS AL HÍGADO TAMBI
AYUDAN A LA VESÍCULA BILIAR

La vesícula biliar se encuentra en la superficie inferior del lóbulo derecho del hígado. Es un receptáculo vibromuscular para la bilis que tiene forma de pera. Es también el receptáculo en donde se alojan las masas endurecidas y bastante dolorosas conocidas como cálculos biliares. He recibido cartas de muchas personas diciéndome cómo es que el masaje reflexológico en manos y pies ha hecho desaparecer cálculos biliares después de unos cuantos tratamientos. No se sabe si los tratamientos relajaron al ducto biliar de tal forma que los cálculos pudieron ser expulsados o si estos se disolvieron. Si encuentra que cualquiera de estos puntos reflejos es sensible, déle masaje hasta que el dolor desaparezca completamente. No trate de hacerlo en una sola vez. Déle a la naturaleza tiempo para aliviar esta congestión. Recuerde que fue mucho el tiempo que le llevó al cuerpo adquirir esta afección, así que ahora debe darle tiempo para realizar su propio milagro curativo. Los canales de las fuerzas vitales eléctricas se abren en el momento en que usted oprime y le da masaje a estos puntos reflejos especiales al hígado y la vesícula biliar.

Ubicación de los puntos reflejos a la vesícula biliar

En los Diagramas 7 y 8 podrá ver que el punto reflejo al hígado se encuentra justo debajo de las costillas del lado derecho, y que el punto reflejo a la vesícula biliar se encuentra justo debajo de este punto reflejo. Con su dedo índice, suavemente ejerza presión en esta área. Una vez que haya localizado ambos puntos reflejos, puede usar dos dedos al mismo tiempo. Recuerde que el hígado cubre una gran área, y que tal vez encuentre más de un punto reflejo que produzca dolor. Mantenga una presión uniforme sobre cualquier punto reflejo que encuentre. Comience justo a la derecha del ombligo y oprima suavemente, trabajando entonces en dirección a su lado derecho. Mantenga la presión suavemente sobre cada punto reflejo sensible mientras cuenta hasta siete.

Utilice ahora el método descrito anteriormente en este libro. Coloque su mano extendida sobre esta área en su totalidad y, con un movimiento en la dirección de las manecillas del reloj, trabaje en círculos con la mano unas tres veces por el lado derecho. Con los cinco dedos de la mano bien juntos, coloque una o ambas manos justo debajo de la caja torácica y hágalas vibrar o sacúdalas. Continúe con esta vibración hasta que haya cubierto el área del hígado por completo. Con la parte plana de la mano derecha o las de ambas manos, golpee ligeramente el área del hígado en su totalidad. Golpear ligeramente con un cepillo de alambre en esta zona también le dará una sensación de energía y salud renovadas. El metal de las cerdas del cepillo aumenta el poder de la energía eléctrica.

LOS PUNTOS EEFLEJOS AL HÍGADO QUE SE ENCUENTRAN EN LA CABEZA

Si desea estimular todavía más al hígado, fíjese en el Diagrama 12 en los puntos reflejos a los órganos internos, que incluyen al hígado. Estos puntos reflejos se ubican en la parte superior de la cabeza. Haga presión sobre cada uno de estos puntos reflejos, manteniéndola mientras cuenta lentamente hasta tres. Estos puntos reflejos también se verán estimulados si se usan los métodos de golpe ligero con los dedos o con el cepillo de alambre que se muestran en las Fotografías 11 y 12.

Pasaremos a los puntos reflejos que se encuentran en las orejas. Las orejas contienen puntos reflejos al cuerpo entero. Como resulta difícil localizar con precisión cada uno de estos puntos reflejos en una área tan pequeña, sencillamente dé masaje a toda la oreja, buscando puntos especiales que produzcan dolor. Sin importar a qué se encuentren conectados estos puntos reflejos sensibles, lo cierto es que le estarán enviando una señal solicitando ayuda, de modo que dedíqueles unos cuantos momentos de masaje pellizcando y tirando de toda la oreja (ver Diagrama 15 y Fotografías 19, 20 y 21).

CAPÍTULO 15

Cómo la reflexología ayuda al páncreas y al bazo

AYUDANDO AL PÁNCREAS

El páncreas es uno de los principales mecanismos del equilibrio metabólico. Es el productor de la insulina, que disminuye los niveles de azúcar en el torrente sanguíneo (mientras que la adrenalina de sus glándulas adrenales los eleva).

Quiero darle una advertencia. Si usted tiene diabetes, podría aumentar el suministro natural de insulina de su cuerpo dándole masaje a los puntos reflejos al páncreas. En varias ocasiones han llegado personas a mí después de un tratamiento para preguntarme si el masaje reflexológico podría influir en la cantidad de insulina que necesitan tomar. Un hombre me dijo que había tenido que reducir su dosis de insulina en un cincuenta por ciento después de recibir dos tratamientos.

El páncreas se encuentra justo debajo del estómago (ver Diagramas 7, 9 y 10). Estudie el Diagrama 7 para encontrar un punto reflejo que se encuentra del lado izquierdo del cuerpo. Al darle masaje a los puntos reflejos al páncreas, use el método de presión, consistente en oprimir con el dedo medio o con todos los dedos. Comenzando por el lado izquierdo debajo de las costillas, haga presión y manténgala durante tres segundos. Muévase unos dos centímetros hacia el centro del cuerpo y ejerza presión de nuevo. Siga este procedimiento a través del cuerpo hasta quedar un poco por encima del ombligo. Si encuentra cualquier punto que le produzca dolor, oprima y mantenga la presión varias veces.

En el Diagrama 12 podrá ver que existen varios puntos reflejos cerca de los bordes exteriores de la parte superior de la cabeza. Oprima estas áreas para ver si son sensibles. Usted estimulará seguramente estos puntos reflejos al trabajar la cabeza con los puños y el cepillo de alambre, tal como se explicó en el capítulo sobre los puntos reflejos que existen en la cabeza, pero de cualquier forma sométalos a prueba.

Un punto reflejo facial

Fíjese en el Diagrama 12 en el punto reflejo que se encuentra justo encima del labio. Revise este punto para ver si le produce dolor (ver Fotografía 50).

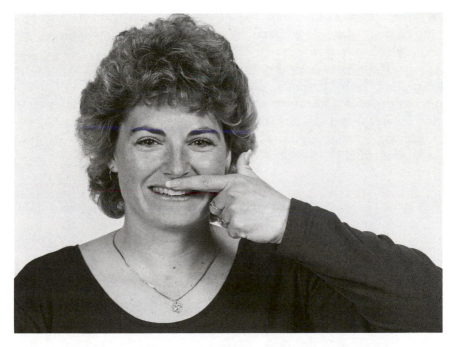

Fotografía 50: Posición para dar masaje a los puntos reflejos al bazo y a las glándulas endocrinas a fin de estimular la belleza y la salud. Además, resione y mantenga la presión para detener un sangrado nasal y estornudos.

Los puntos reflejos en las manos y los pies

No me cansaría de hablar de la importancia de los puntos reflejos que se encuentran en las manos y los pies. Muchas enfermedades han sido curadas exclusivamente masajeando los puntos reflejos en los pies y las manos. Muchos dolores provocados por las causas más variadas han sido detenidos en cuestión de segundos oprimiendo ciertos puntos reflejos que se encuentran en estas áreas.

Observe en el Diagrama 2 cómo se ubican los puntos reflejos al páncreas en el pie. Use el pulgar, o la rueda reflexológica si le resulta más fácil, para dar masaje al pie izquierdo y en parte al pie derecho (ver Fotografías 46 y 47). Al mismo tiempo que trabaje los puntos reflejos al páncreas estará cubriendo los puntos reflejos a varias glándulas más. Si encuentra que esta área del páncreas es particularmente sensible, déle masaje.

Esta técnica también es aplicable a los puntos reflejos que se encuentran en las manos. Utilice la misma técnica para trabajar los puntos reflejos al páncreas dando masaje a través de la mano izquierda y también de la mano derecha, en la misma forma en que lo hizo con los pies. Tal como lo puede ver en el Diagrama 3, los puntos reflejos que existen en las manos están apiñados unos encima de otros. Al dar masaje a esta área, estará enviando una carga de fuerza eléctrica curativa a muchos órganos y glándulas en el cuerpo que se encuentran bastante lejos del área a la que se le está dando masaje. Es por eso que el aparato mágico para masaje produce resultados tan fantásticos si se le utiliza apropiadamente.

AYUDANDO AL BAZO

Ahora pasemos al bazo. En el Diagrama 10 notará que el bazo se encuentra sobre parte del páncreas. El punto reflejo a esta pequeña glándula se localiza en la planta del pie, en la base del dedo pequeño del pie izquierdo, cerca del punto reflejo al corazón, y también en la mano izquierda, en la base del dedo meñique (ver Diagramas 3 y 5).

Utilice la misma técnica para trabajar este pequeño punto reflejo tal como lo hizo con el páncreas. Si encuentra un punto que genere dolor en el área del punto reflejo al bazo, es probable que padezca anemia. Esto es un aviso para que se mande a hacer un análisis de sangre. La anemia es ocasionada por una falta de hierro en la sangre, y puede ocasionar serios problemas si se la descuida por un período de tiempo prolongado. Tal vez también requiera de ácido fólico. Al darle masaje al punto reflejo al bazo, estará abriendo los canales que permiten que la fuerza eléctrica lleve una salud natural al bazo.

Cómo ayuda la reflexología a la vejiga y a los riñones enfermos

AYUDANDO A LOS RIÑONES

El riñón es otro importante órgano del cuerpo. Cuando los riñones no funcionan bien, el cuerpo deja de funcionar bien, de modo que no es nada difícil darse cuenta de la importancia de mantener en todo momento a los riñones funcionando de la mejor manera posible. En estos tiempos de aire envenenado, alimentos envenenados y agua envenenada, los riñones llevan a cuestas una carga muy pesada tratando de filtrar todas esas toxinas.

Sé de gente que ha muerto en cuestión de días después de haber sido llevada al hospital por problemas renales. Los doctores comenzaron por administrarles grandes dosis de antibióticos y otras drogas para combatir infecciones. Los riñones comenzaron a funcionar deficientemente; primero porque no podían manejar las impurezas del cuerpo; posteriormente, al inundárlos de dosis masivas venenosas, sencillamente se rindieron.

Sometiendo a prueba los puntos reflejos al riñón

En el Diagrama 5 verá que los puntos reflejos al riñón se encuentran justo encima de la línea central de ambos pies, cerca de su parte media.

Haga presión sobre estos puntos. Si el punto reflejo es sensible, sabrá que no existe suficiente circulación de la fuerza de energía vital a los riñones. Dé masaje a esta área unas cuantas veces. Es probable que esté muy sensible. Si tiene la planta del pie gruesa o callosidades, puede necesitar un aparato reflexológico como el pequeño aparato para masaje de mano. En este caso también funcionará bien la rueda para masaje o el aparato para masaje de pie (ver Fotografía 51). Al darle masaje a los puntos reflejos a los riñones, tenga cuidado de no hacerlo durante mucho tiempo; no más de treinta segundos al principio. Recuerde que al darle masaje a todos los puntos reflejos del cuerpo estará liberando mucho veneno al interior del sistema, y los riñones tendrán que trabajar más duro para deshacerse de él. Así que ayúdelos un poco al principio.

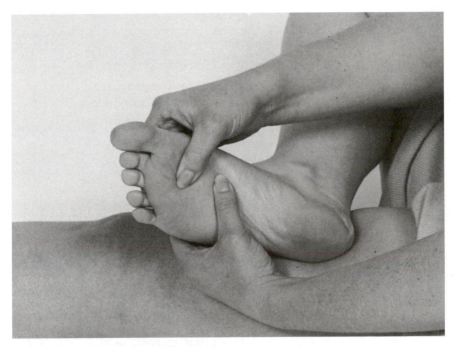

Fotografía 51: Forma de usar los pulgares para darle masaje a los puntos reflejos al riñón y a las glándulas del timo que se encuentran en los pies.

Fíjese en las manos. En el Diagrama 3 podrá ver dónde se localizan los puntos reflejos al riñón en el centro de las manos. Oprima y dé masaje a estos puntos reflejos de la misma forma que lo hizo con los pies (ver Fotografías 32 y 35). Cuando use el aparato mágico para

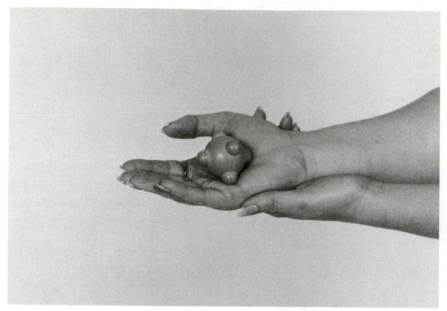

Fotografía 52: El aparato mágico para masaje reflexológico, que estimula a la mayoría de las glándulas y órganos del cuerpo.

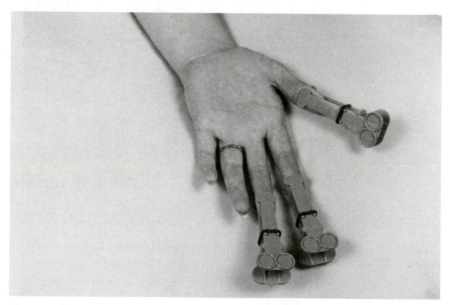

Fotografía 53: Grapa reflexológica en el primer, segundo y tercer dedos de la mano izquierda para anestesiar las zonas 1, 2 y 3 del cuerpo (ver Diagrama 16).

masaje reflexológico (ver Fotografía 52), al ir oprimiendo los pequeños dedos de este aparato contra todos los puntos reflejos que se encuentran en las manos estará dándole masaje a los puntos reflejos al riñón de una manera natural. Colocar grapas en el pulgar y en los dos dedos que le siguen también será útil para los riñones y la vejiga (ver Fotografía 53).

Los puntos reflejos a los riñones en el cuerpo

Recuerde que un funcionamiento deficiente de los riñones afectará a la vejiga y a las glándulas sexuales, así que al estar dando masaje a los puntos reflejos a los riñones también estará activando a las glándulas sexuales y a la vejiga. En los Diagramas 7 y 8 podrá ver que los puntos reflejos a los riñones se encuentran cerca de los lados del cuerpo. Usando los dedos, haga presión sobre esta área, que se encuentra en el espacio blando ubicado entre la caja torácica y el hueso de la cadera. Esta posición hará que sus pulgares queden colocados sobre el área

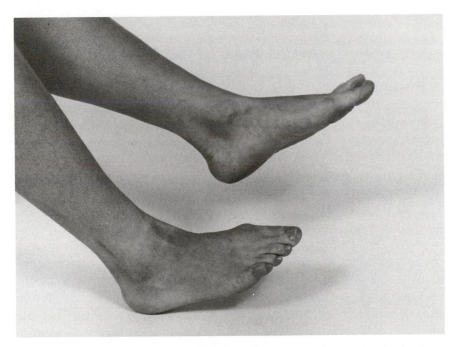

Fotografía 54: Golpeando los talones sobre el piso para estimular la circulación de energía a todo el cuerpo.

blanda de la espalda. Deslice los pulgares un poco hacia la espina dorsal, tratando de detectar puntos sensibles. Es más o menos por aquí que se encuentran sus riñones. Oprima y mantenga la presión mientras cuenta hasta tres, libere la presión contando también hasta tres, y luego repítalo tres veces. No oprima demasiado, sencillamente mantenga una presión ligera, pero lo suficientemente firme como para sentirla. Finalmente, dé masaje a los puntos reflejos al riñón que se encuentran en la cabeza (Diagrama 12). Recuerde que los problemas renales pueden provocar una visión débil.

Al realizar un trabajo reflexológico corporal completo, estará estimulando los puntos reflejos a los riñones, al igual que los puntos reflejos a la vejiga y a las glándulas sexuales. En las Fotografías 20, 46, 51 y 54 podrá ver diversos métodos para estimular el envío de energía al cuerpo entero.

Tener riñones con un funcionamiento deficiente puede llevar a la aparición de enfermedades serias, así que si todavía tiene problemas con los riñones después de unos cuantos días de masaje reflexológico, será mejor que acuda a su médico naturópata. De requerirse un médico general, éste se lo hará saber.

Ayuda para la vejiga

La principal función de la vejiga consiste en almacenar la orina para su liberación periódica. La vejiga cambia de posición y de forma dependiendo de lo llena que se encuentre. Está compuesta de un recubrimiento muscular suave similar al del intestino, pero con un espesor mayor. Cada riñón vacía su contenido al interior de un uréter, que a su vez vacía su contenido a la vejiga. La vejiga vacía su contenido al interior de la uretra, que conduce la orina de la vejiga al exterior.

En la parte interior del pie, casi junto al talón, se encuentra una área blanda y esponjosa (ver Diagrama 5). Si usted está teniendo algún problema con la vejiga, encontrará que los puntos reflejos en esta área son muy sensibles. Usando el pulgar, dé masaje a cualquier parte sensible con un movimiento circular suave. Asegúrese de dar masaje a estos puntos reflejos en ambos pies. Estos puntos reflejos se encuentran tan cerca de la ubicación de los puntos reflejos al recto, la próstata y la parte inferior de la espina dorsal, que es probable que usted no pueda reconocer la diferencia al darles masaje para eliminar esa sensibilidad. Recuerde: si le duele, déle masaje, porque algo en esa área no está recibiendo suficiente fuerza vital eléctrica como para permitirle curarse a sí misma. También podrá hacer uso del masaje al talón para ayudar a la vejiga. Simplemente tome el talón en la mano y presione con sus dedos debajo de él tal como se muestra en la Fotografía 49. Trabaje siempre los puntos reflejos de ambos pies.

Usando los puntos reflejos que se encuentran en las manos y los pies

Ahora pasemos a los puntos reflejos a la vejiga que se encuentran en las manos, en la membrana de la mano entre el pulgar y el índice. Aquí encontrará usted puntos reflejos a muchas partes del cuerpo, incluyendo el punto reflejo a la vejiga. Si encuentra un punto que produzca dolor, ya sea en la palma de la mano o en su parte trasera o superior, entonces déle masaje.

Muchos tipos de problemas de vejiga han sido curados usando estas técnicas reflexológicas en las manos y los pies. Estos puntos reflejos son muy poderosos para ayudar al cuerpo a curarse a sí mismo (ver Diagramas 3 y 5).

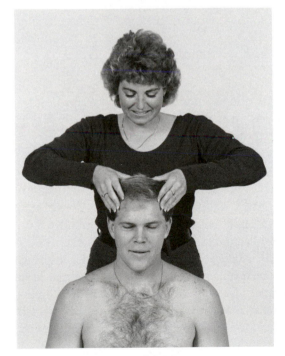

Fotografía 55: Posición para masajear los puntos reflejos que se encuentran en la cabeza de otra persona.

Al estar dándole masaje a los puntos reflejos a la vejiga que se encuentran en los pies, continúe dando masaje de manera ascendente por la planta del pie hasta llegar al centro del mismo, en donde se encuentra el punto reflejo al riñón. Utilice esta misma técnica al darle masaje a los puntos reflejos a la vejiga que se encuentran en las manos. Masajee desde el área blanda que se encuentra enfrente del pulgar en la palma de la mano, y siga los puntos reflejos a los uréteres hacia arriba hasta llegar a los puntos reflejos al riñón, que se encuentran en el centro de la mano. Siempre dé este masaje a ambas manos y pies a menos que se le indique lo contrario. Ahora, pellizque y masajea los puntos reflejos que se encuentran en la parte trasera de las piernas tal como lo hicimos con los puntos reflejos para las hemorroides y la próstata. No es de sorprender que estos puntos reflejos produzcan tanto dolor al darles masaje; están relacionados con muchas partes de nuestras extremidades inferiores.

También deberá darle masaje a los puntos reflejos que se encuentran en las muñecas, pero en vez de pellizcar los tendones, deberá oprimir y dar masaje a todas las áreas de la muñeca, tratando de detectar cualquier punto reflejo sensible que pudiera existir. Lo mismo deberá hacerse en toda el área de la muñeca, por la parte de enfrente y la de atrás (ver Fotografía 39).

Usando los puntos reflejos que se encuentran en la cabeza y el cuerpo

Al estimular los puntos reflejos que se encuentran en la cabeza, estará activando de manera natural los puntos reflejos a todos sus órganos y glándulas (ver Diagrama 12 y Fotografías 11, 12, 13 y 55).

Fíjese en los Diagramas 7 y 8 en dónde se encuentra la vejiga. Justo encima del hueso pubis hay un área suave y esponjosa. Usando los dedos de ambas manos, ejerza presión suavemente. En ese momento estará ejerciendo presión sobre la vejiga. En este caso no deberá utilizar un movimiento de masaje, pero sí deberá mantener una presión uniforme contando lentamente hasta tres, y entonces liberar esa presión y contar hasta tres una vez más. Haga lo mismo tres veces. Coloque la palma de la mano derecha sobre esta área de la vejiga y la palma de la mano izquierda sobre la parte superior de la mano derecha, manteniéndola ahí por un momento. Siempre resulta mejor hacer esto sobre la piel desnuda. Si alguna otra persona puede hacérselo, le estará enviando una fuerza de energía curativa más fuerte a partir de la energía de su propio cuerpo. Esto también se aplica a la mayoría de los masajes reflexológicos.

La proteína y su relación con los cálculos renales

Demasiada proteína en su dieta puede llevar al surgimiento de cálculos renales, una dolorosa afección que se ha estimado afecta a un millón de estadounidenses, de acuerdo con una importante investigadora médica.

La doctora Helen Linkswiler, nutricionista de la Universidad de Wisconsin, en Madison, dirigió un estudio en el que a quince voluntarios adultos, tanto hombres como mujeres, se les administraron diferentes combinaciones de complementos de calcio y proteína purificados. El estudio reveló que los voluntarios que recibieron altos niveles de proteína perdieron calcio de sus cuerpos, a pesar de haber recibido complementos a base de calcio. El calcio perdido era excretado a través de los riñones, en donde podía acumularse para formar cálculos renales, explicaba la doctora.

La doctora Linkswiler ha afirmado que los datos de su estudio demuestran que los altos niveles de proteína pueden ser devastadores para los huesos. Ella cree que si perdiéramos tanto calcio como lo hicieron los voluntarios, sesenta miligramos al día durante un período de diez años, básicamente habríamos perdido entre un diez y un 25 por ciento del calcio que existe en nuestro cuerpo, 99 por ciento del cual proviene de nuestros huesos.

Por otro lado, el estudio reveló que las personas que recibieron bajos niveles de proteína alimenticia no perdieron calcio. Las personas participantes en el estudio que tomaron veinticinco gramos de proteína al día, más o menos el promedio para los adultos estadounidenses, únicamente perdieron una pequeña cantidad.

Por último, esta doctora aconseja tratar a los pacientes con cálculos renales reduciendo su consumo de proteína en lugar de hacerlo restringiendo su consumo de calcio.

CAPÍTULO 17

La reflexología y las glándulas sexuales

Las glándulas sexuales, o las glándulas de la reproducción, son las glándulas que más fácilmente se regeneran y recuperan su salud. Nadie sabe el sufrimiento que el funcionamiento deficiente de estos órganos reproductivos puede ocasionar a menos que lo haya experimentado en carne propia.

Son demasiadas las operaciones que sin ninguna necesidad se han practicado en mujeres para extirparles estos órganos. En el caso de los hombres, los doctores suelen operar para extraer la próstata, cuando existen métodos de curación naturales que habrían ayudado a ese órgano a recuperar su salud sin mayor problema.

Yo he curado a muchos hombres y mujeres con el sensacional poder revitalizador de la reflexología. A través del sencillo método de ejercer presión y dar masaje a ciertos puntos reflejos he visto eliminar infertilidad, impotencia y problemas de próstata. También he recibido muchas cartas relatándome varios casos en los que la reflexología ayudó a curar la impotencia.

Cómo la reflexología ayudó a un hombre a superar su impotencia

Estimada Mildred Carter:

Ya llevaba algún tiempo dándole tratamientos reflexológicos a una pareja de personas mayores de edad cuando me dijeron que querían hablarme de un asunto personal. Les resultó muy embarazoso el explicarme que el hombre era completamente impotente. Querían saber si la reflexología podía ayudarles. Les aseguré que sí, y procedí a estimular las gónadas (las glándulas sexuales) del hombre.

La siguiente vez que me visitaron me sorprendió un poco que me dijeran que el tratamiento había funcionado y que estaban tan felices como si fueran recién casados. La mujer venía con los ojos llenos de lágrimas, al mismo tiempo que me agradecía y me decía que siempre habían llevado juntos una vida feliz hasta que su esposo se volvió impotente. Ahora su felicidad era completa una vez más.

–Una estudiante

Reflexología despierta el deseo sexual en mujer después de cuarenta años

Estimada Sra. Carter:

He estado casado durante cuarenta miserables años. Mi esposa es una mujer maravillosa, a la que siempre he amado con todo el corazón, pero durante todos esos años jamás experimentó interés alguno por el sexo. ¡Yo creía que me odiaba! Y el problema llegó a tal extremo que ya ni siquiera me molestaba en tocarla o en besarla. Pero después de haber hablado con usted por teléfono acerca de la reflexología y de haber leído la maravillosa carta que nos envió, decidimos hacer la prueba con su método. Y vaya si funcionó. Por primera vez en nuestra vida matrimonial, nos sentimos como si fuéramos recién casados. Le estamos muy agradecidos, y ojalá ayude a muchos más que, como nosotros, han estado viviendo en la oscuridad de la ignorancia.

–M.B. y K.B.

EL SEXO ES IMPORTANTE PARA UNA BUENA SALUD

Todos sabemos que una vida sexual normal es importante para una buena salud. Si nuestros órganos reproductivos están funcionando mal y están enfermos, o si estamos teniendo problemas psicológicos o emocionales, no podremos disfrutar de experiencias sexuales satisfactorias.

El sexo es uno de los motores más importantes del mundo animal, y en el caso de los humanos tiene una función más importante que aquélla de meramente resultar en una nueva vida. Cuando el impulso sexual comienza a disminuir, se evidencia de manera incuestionable el funcionamiento más lento de una o más de las glándulas endocrinas directamente responsables de la salud y el bienestar del cuerpo en general. La reflexología puede estimular a las glándulas endocrinas, aumentar el impulso sexual y la producción de hormonas, al igual que retardar el proceso del envejecimiento. Una mujer de ochenta y seis años de edad me dijo que, en su opinión, la reflexología es algo "verdaderamente sexy".

Los puntos reflejos del cuerpo para estimular las glándulas sexuales en hombres y mujeres

En el Diagrama 12 podrá ver los puntos reflejos a los órganos sexuales, al igual que aquellos a las demás glándulas endocrinas (pituitaria, pineal, tiroides, paratiroides, timo, páncreas y adrenales), que se encuentran en la cabeza. Todos estos puntos reflejos estimularán el funcionamiento de los órganos y glándulas que se indican al hacerse presión sobre ellos, darles masaje o darles ligeros golpecitos. Darles ligeros golpecitos con los puños o el cepillo de alambre, lo mismo que el darles masaje con los dedos, renovará su circulación (ver Fotografías 11, 12 y 17).

Antes que nada, pasemos a los puntos reflejos a las glándulas pituitaria, tiroides y adrenales, que tienen una gran influencia sobre las gónadas tanto en el hombre como en la mujer. Está científicamente demostrado que el desequilibrio hormonal es una de las principales causas de trastornos en los órganos reproductivos. Al dar masaje a los puntos reflejos a estas glándulas endocrinas específicas, usted estará estimulándolas para producir las hormonas que se requieren para normalizar las gónadas (ver Diagrama 2 sobre la mano y los pies). Estudie las instrucciones que aparecen en el capítulo sobre las glándulas endocrinas para que pueda darle masaje a sus puntos reflejos en las manos y los pies y abrir los canales que enviarán energía y un flujo renovado de hormonas al interior de todas las áreas de las gónadas. Esto las hará regresar a un estado natural y saludable de equilibrio y armonía con el cuerpo en su totalidad.

Fíjese en los Diagramas 7 y 8 en los puntos reflejos que se encuentran cerca de las glándulas y órganos internos. Usando el dedo medio, o todos los dedos al mismo tiempo, haga presión sobre cada uno de estos puntos reflejos relacionados con las glándulas sexuales, al igual que sobre los puntos reflejos relacionados con las glándulas endocrinas. Oprima cada uno de estos puntos reflejos y cuente hasta tres lentamente; luego libere la presión. Repita hasta haber hecho presión sobre cada uno de ellos cinco veces. Si hay mucha grasa, para llegar al punto reflejo tendrá que presionar profundamente. Hágalo con cuidado para que no lastime la piel. Oprima además el punto reflejo al plexo solar. Fíjese en la Fotografía 5 y oprima más o menos unos 2,5 cm (una pulgada) más arriba de lo que se indica para el punto reflejo al plexo solar.

La Médula Oblongada

Ahora pasemos a la médula oblongada, el punto reflejo generador de vitalidad conocido como la estación generadora de las fuerzas de la vida. En el Diagrama 13 se muestra la ubicación de este importante punto reflejo. Al aplicar presión sobre este punto, se preparará al cuerpo para generar acción de manera prolongada; los impulsos provenientes de toda su red nerviosa serán hechos llegar aquí. Este punto reflejo aumenta la vitalidad y elimina las tensiones, de modo que usted podrá fácilmente comprender por qué es que se le conoce como una central gigante de energía y por qué le ayudará a estimular a las glándulas sexuales.

Con el dedo medio de ambas manos, o con uno solo de ellos, oprima este punto reflejo y mantenga la presión contando hasta tres. Hágalo unas cinco veces para asegurarse de que todas las demás glándulas están obteniendo un flujo igual de fuerza vital.

ALTERNANDO LA PRESIÓN EN BRAZOS Y PIERNAS

Existen varios puntos reflejos en los brazos y piernas que estimulan a las glándulas sexuales, pero más que confundirlo con demasiados puntos reflejos que recordar, le sugiero que use la rueda para masaje reflexológico tal como se ilustra en la Fotografía 45. Esto le ayudará a localizar cualquier punto reflejo que pudiera evidenciar bloqueos que, de lo contrario, se podrían pasar por alto. No use este método en las piernas si tiene venas varicosas.

Haga rodar la rueda para masaje sobre la parte interior de la pierna, comenzando por el tobillo. Hágala rodar a lo largo de la pantorrilla hasta llegar a la rodilla. Tal vez prefiera hacerla rodar en esta misma área varias veces. A continuación, mueva la rueda en dirección al hueso frontal de la rodilla y hágala rodar hacia arriba y hacia abajo una vez más. Se sorprenderá de todos los puntos generadores de dolor que encontrará. ¡No es de sorprender que usted haya estado teniendo tantos problemas de salud! Recuerde que el bloqueo que está eliminando en esta área no sólo tiene que ver con las glándulas sexuales, sino con casi todas y cada una de las partes de su cuerpo. Ahora, haga rodar la rueda hacia arriba y hacia abajo sobre la parte exterior de la pierna. Si prefiere darle masaje a cada punto reflejo sensible al detectarlo con la rueda, puede utilizar los dedos para hacerlo. A mí me gusta usar la rueda, pues hace maravillas al entrar en contacto con muchos canales bloqueados que de lo contrario no recibirían tratamiento. Esto también estimula el flujo del fluido linfático. Utilice la rueda para detectar cualquier punto reflejo generador de dolor que pudiera existir en la pantorrilla. No deje de hacerla rodar alrededor de las rodillas. Asegúrese de hacerlo en ambas piernas.

Pase ahora a la parte superior de las piernas, los muslos. ¡Aquí es donde va a llorar! Es probable que encuentre tantos puntos reflejos generadores de dolor, que no creerá que es posible tener tantos y no saberlo. Comenzando al nivel de la rodilla sobre la parte interior de la pierna, haga rodar la rueda reflexológica en forma ascendente hasta llegar a la entrepierna. Continúe sobre la pierna entera. Cuando llegue a la parte exterior de la pierna, gire la rueda hacia arriba hasta llegar a la cadera. Es probable que aquí también encuentre algunos puntos reflejos generadores de dolor.

Recuerde que no es necesario ejercer una presión muy fuerte para obtener resultados. En la mayoría de los casos no es mucha la presión que se requiere para eliminar las obstrucciones y abrir los canales correspondientes.

Pasemos a los brazos y démosles con la rueda para masaje el mismo tratamiento reflexológico que utilizó en las piernas. A mí me gusta usar también la rueda para masaje en otras partes del cuerpo, ya que permite detectar puntos reflejos congestionados que no se pueden ubicar usando solamente los dedos, y además se hace en mucho menos tiempo.

LA ESPALDA

La espalda también participa en el estímulo a las glándulas sexuales, pero es imposible que uno mismo pueda darle masaje a la espalda en su totalidad, así que esperemos que usted pueda encontrar a alguien que haga rodar la rueda para masaje a ambos lados de su espina dorsal. No utilice la rueda para masaje directamente sobre la espina dorsal. Es probable que usted solo pueda alcanzar con la rueda para masaje ambos lados de la parte inferior de la espina dorsal. Si no tiene a nadie que lo ayude, haga lo mejor que pueda (ver Diagrama 6B). Dé masaje también a los puntos reflejos que aparecen marcados en las nalgas.

Otra forma para ayudar a estimular las gónadas consiste en darle masaje a los músculos inferiores de la espalda. En este caso, utilice los dedos para dar masaje de manera transversal a los músculos desde la espina dorsal hasta las caderas utilizando un movimiento de masaje deslizante.

CÓMO USAR LA SONDA REFLEXOLÓGICA PARA LA LENGUA

Otra excelente manera de enviar un estímulo a las gónadas consiste en usar la sonda reflexológica parala lengua. Se trata de un pequeño aparato para masaje reflexológico que usted puede usar para llegar a los puntos reflejos a las gónadas que se encuentran en la lengua (ver Fotografía 23). Tenemos muchas historias acerca de los maravillosos resultados que la gente está obteniendo a través del uso de la sonda para lengua. Fíjese en el Diagrama 16, en el que se describe la terapia por zonas, cómo es que las líneas centrales pasan en línea recta a través de la lengua y luego cruzan las gónadas (útero y pene). Ahora comprenderá por qué los puntos reflejos en la lengua envían esa fuerza vital al interior de las glándulas sexuales.

CÓMO SUPERAR LA IMPOTENCIA

Para obtener un mayor estímulo en el caso de aquellos que piensan que necesitan una ayuda adicional para superar la impotencia, tome el escroto y su contenido (los testículos) en la mano y aplique una presión intermitente por unos veinte minutos (o más) por día. Veamos ahora un "punto caliente" que se encuentra entre el escroto y el ano, y otro punto reflejo de estímulo clave que se encuentra entre el hueso caudal (coxis) y el ano. Deberá oprimir y luego liberar la presión sobre estos puntos reflejos estimulantes del sexo cinco veces usando los dedos suavemente. Para proporcionar un estímulo adicional, oprima toda el área que rodea al ano. Masajear estos puntos reflejos estimulantes del sexo puede resultar de utilidad tanto para el hombre como para la mujer.

Un ejemplo de las Filipinas

En un viaje a las Filipinas, conocí a una mujer que estaba yendo a ver al mismo curandero que yo. Me contó que su esposo era impotente, pero que ella se sentía demasiado avergonzada como para preguntar si había alguna forma de ayudarlo. Como este curandero y yo éramos buenos amigos y él me estaba enseñando sus métodos de curación natural, no tuve vergüenza en abordar el tema con él. Usándola a ella como paciente, me mostró cómo hacer llegar la sangre al área que estimularía al órgano sexual. Esto resultó algo bastante doloroso para la mujer, que comenzó a gritar y llorar, pero él insistía en mostrarme qué hacer y en decirle a ella que escuchara y aprendiera la técnica.

El curandero le pidió a la mujer, que se encontraba acostada, que abriera las piernas y, colocando sus dedos en la parte interna de ambas piernas cerca del recto, buscó los puntos sensibles. Me mostró cómo la vena cruzaba por la estructura ósea y era bastante sensible. Y entonces comenzó a ejercer presión de manera continua sobre esta vena, haciendo que la sangre ascendiera hacia el clítoris (el pene en el hombre). Nos comentó que la sangre se vuelve más lenta en esta área protegida, y que todo lo que necesita es que se le haga ascender unas cuantas veces para dar inicio a la renovación de la circulación, lo que dará fin a todo síntoma de impotencia. También ejerció presión para que la sangre descendiera por la parte interior de la pierna hasta el talón.

Esta técnica es fácil de aprender y también de practicar. Como muchos de nosotros hacemos muy poco ejercicio, es fácil comprender que la circulación de la sangre se vuelva más lenta con el paso de los años. Si usted está teniendo problemas sexuales, es probable que ésta sea una de las principales áreas a trabajar.

Su voz afecta su virilidad

A continuación le daré un verdadero secreto tomado de los monasterios de los Himalayas.

En una reunión, nos enteramos de que cuando la voz de un hombre comienza a adquirir un tono agudo, ése es un signo seguro de que su virilidad se encuentra en un estado deplorable. El vórtice que se encuentra en la base del cuello controla las cuerdas vocales y está directamente conectado con el vórtice que se encuentra debajo, en el centro sexual. Lo que afecta a uno afecta al otro. Cuando el tono de voz de un hombre es agudo, su vitalidad masculina está en un nivel bajo.

Usted puede incrementar la velocidad de vibración de estos vórtices haciendo más grave la voz. Escuche la voz profunda de un hombre viril, y trate de hablar usted mismo con una voz masculina tan grave como le sea posible. Es probable que a algunos les resulte un tanto difícil, pero le dará resultado. Su voz más grave acelerará el funcionamiento del vórtice que se encuentra en el centro sexual, lo que incrementará su energía masculina.

CÓMO LA REFLEXOLOGÍA AYUDA A FORTALECER LA SALUD DE LOS ÓRGANOS SEXUALES EN EL HOMBRE

Las glándulas más importantes a estimular para disfrutar de un funcionamiento saludable de las gónadas (glándulas sexuales) son las glándulas endocrinas. Asegúrese de darle masaje a los puntos reflejos a estas glándulas primero, tal como se explica en el capítulo acerca de las glándulas endocrinas. Si cualquiera de estos puntos reflejos está sensible, es probable que esté contribuyendo a causar problemas con las glándulas sexuales. Si alguna vez ha padecido de un funcionamiento deficiente de las glándulas sexuales, ya sabe que experimentará dolor de la cintura hacia abajo.

Veamos los puntos reflejos relacionados con el pene y los testículos. Existen muchos puntos reflejos a ellos, pero yo he obtenido maravillosos resultados con algunos bastante fáciles de ubicar, así que no lo confundiré mencionando demasiados.

Ejerza presión sobre el área refleja sexual, que ocupa aproximadamente un área del ancho de la mano, debajo del ombligo, ya sea con el pulgar o con los dedos, y dé masaje a esa área con fuerza contando hasta tres (ver Diagrama 7).

Sobre la parte interior de la pierna, a una distancia aproximadamente del ancho de una mano por encima del tobillo, (Diagramas 6C y 6F) se encuentra un punto reflejo a las gónadas. Es probable que esta área se encuentre muy sensible si usted tiene cualquier disfunción en los órganos sexuales. Dé masaje a este punto reflejo con el pulgar, suavemente al principio, hasta haber trabajado algo de ese dolor. Esto puede llevarle varios días. No masajee demasiado tiempo al principio; no más de treinta segundos. Es probable que encuentre dolor en esta área en su totalidad, así que tómese su tiempo y dé masaje a toda el área cercana al punto reflejo generador de dolor (ver Fotografía 56 y Diagramas 6 C y 6 F).

Más o menos a 8 cm (tres pulgadas) por encima de la rodilla, en el área suave sobre la parte exterior de la rodilla, se encuentra otro punto reflejo muy sensible. Usted podrá detectarlo de inmediato si sus glándulas sexuales están funcionando deficientemente (ver Diagrama 6C). Utilice en esta área el mismo masaje que utilizó en la parte inferior de la pierna.

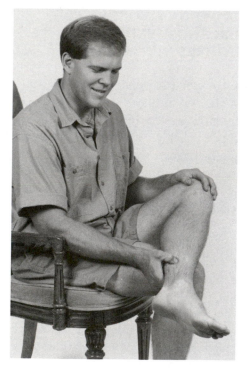

Fotografía 56: Posición para oprimir los puntos reflejos que ayudan a superar la impotencia.

Pasemos ahora a un punto reflejo que se encuentra en la espalda. Es probable que necesite que alguna otra persona le ayude. Si lo intenta usted solo, coloque sus manos sobre las caderas con los dedos apuntando hacia el abdomen. Deslice las manos hacia la espalda. Justo antes de llegar a la espina dorsal, presione para ver si existen puntos reflejos sensibles. Esta zona es la ubicada en los alrededores del disco lumbar (ver Diagrama 6B). Fíjese también en los puntos reflejos que aparecen marcados en las nalgas. Oprima estos puntos reflejos con un dedo y mantenga esa presión para obtener un estímulo rápido. Estos puntos reflejos en la espalda son especialmente útiles para los que tienen problemas de erección.

Veamos ahora la parte que se encuentra debajo de los tobillos. En el Diagrama 4 podrá ver en dónde se encuentran los puntos reflejos para estimular los testículos y el pene.

Los puntos reflejos que se encuentran en los talones

La siguiente área refleja es la de los talones. Me refiero al talón en su totalidad. No podrá creer el dolor que puede sentir oprimiendo los puntos reflejos que se encuentran alrededor de la base del talón en ambos pies, si tiene un funcionamiento deficiente de las glándulas sexuales, el colon o cualquier parte de las extremidades inferiores. Para obtener buenos resultados en esta área es probable que necesite uno de los aparatos de masaje reflexológico como la sonda de mano o el peine. Y también es probable que se requiera de varios tratamientos para trabajar todo el dolor. Es importante que continúe dando masaje a los puntos sensibles hasta que dejen de doler, pero no en un solo día.

Comience colocando los dedos debajo de la base del talón, cerca del centro del pie, y oprimiéndolo con un movimiento de masaje (ver Fotografía 49). Después de unos cuantos segundos, mueva los dedos lentamente alrededor de la base del talón. Me refiero a la *base* del talón, no de la parte ósea en donde se encuentran los puntos reflejos a las hemorroides. En el Diagrama 5 podrá ver que los puntos reflejos al intestino delgado también se encuentran cerca de esta área. Así que si usted desea rejuvenecer sus glándulas sexuales, podrá ver por qué al mismo tiempo podría estar resolviendo otros problemas del área inferior del cuerpo.

Cómo hacerse un examen testicular

He recibido muchas cartas de hombres preguntando cómo pueden hacerse una revisión para detectar si tienen o no cáncer en los testículos. Para la mayoría de los hombres resultará muy fácil practicar este sencillo examen testicular. Solamente lleva uno o dos minutos y deberá realizarse cada mes. Usted mismo se puede examinar al bañarse, mientras la piel del escroto están relajada y es fácil sentir los testículos.

Examine un testículo a la vez, haciéndolo muy suavemente de modo que no lo lastime. Usando ambas manos, coloque sus dedos índice y medio debajo de uno de sus testículos. Coloque sus pulgares en la parte superior. Frotando suavemente, sentirá un testículo de forma ovalada y un tanto firme. Deberá presentar una superficie uniforme y libre de cualquier protuberancia. En la parte trasera de cada testículo podrá sentir el epidídimo, que es el ducto de almacenamiento del esperma, y parecerá un poco más esponjoso. Busque en el testículo cualquier protuberancia dura y sospechosa o cualquier área inflamada.

Utilice la reflexología para conservar la salud de sus órganos reproductivos, concentrándose en los puntos reflejos a las gónadas y a todas las demás glándulas endocrinas. El sistema reproductivo masculino es muy sensible, así que al darle masaje reflexológico a esta área comience muy lentamente y utilizando una presión moderada.

Operación evitada en un bebé

Una de mis estudiantes de reflexología me contó una experiencia que tuvo con uno de sus nietos. Al nacer el bebé, había algo mal con su escroto. Los doctores le dijeron que el bebé necesitaba una operación, pero que tendrían que esperar unas cuantas semanas para realizarla, ya que era demasiado pequeño como para sobrevivir a ella.

Los hijos de la señora M. no creían en la reflexología y se burlaban de que ella la practicara. Una noche le preguntaron si podía quedarse con el niño, pues tenían que hacer un viaje de negocios y preferían no llevarlo con ellos.

Una vez que se marcharon, el bebé comenzó a llorar mucho. La Sra. M. tomó los pequeños pies del bebé en sus manos y comenzó a aplicar la reflexología elemental a los puntos reflejos ubicados en su parte inferior.

Al tocar un punto en particular, el bebé comenzó a mover abruptamente su pequeño pie como si le doliera. Así que más o menos cada hora, ella volvía a darle masaje suavemente y con mucho cuidado a los puntos reflejos en sus pies únicamente por unos cuantos segundos cada vez. Mientras el bebé estuvo con ella lo hizo varias veces. A la mañana siguiente, al tomar el bebé su biberón, parecía tomarse la leche normalmente y ya no lloraba.

La mamá y el papá recogieron al bebé y lo llevaron a casa. No hablaron nada acerca de su afección. Ese mismo día, un poco más tarde la hija llamó a su madre para decirle: "Mamá, no habrás..."

"Sí, sí lo hice", le contestó la madre.

Las dos sabían de lo que estaban hablando. Su hija le dijo: "Pues déjame decirte que mi hijo está perfectamente bien. El problema ha desaparecido por completo". Y así era. El bebé estaba bien y la operación jamás se realizó.

CÓMO AYUDAR A CURAR PROBLEMAS PROSTÁTICOS

Casi todos los casos de problemas de próstata en los que he trabajado a través de la reflexología han tenido curación. Si masajear los puntos reflejos al pene no le trae ningún alivio a sus problemas prostáticos después de varios días, puede hacer la prueba con el método de la Sra. Therese Pfrimmer. Fíjese si existe una banda de consistencia dura alrededor de la base del pene. Si encuentra que sí, haga la prueba dando masaje a esta banda con los dedos hasta que se vuelva flexible y finalmente desaparezca. Su médico deberá poder decirle si existe cualquier indicio de un problema más serio antes de efectuar este masaje profundo del pene.

Problemas prostáticos curados

Estimada Sra. Carter:

Soy un reflexólogo activo y tengo muchos pacientes satisfechos. De hecho, uno de mis pacientes tenía una cita para que le practicaran una operación, pero le dije que esperara por lo menos a que completáramos cuatro tratamientos en sus pies. Siguió mi consejo. Más o menos una semana después del cuarto tratamiento, me llamó y me comentó que la inflamación en sus glándulas prostáticas había disminuido hasta que llegó un momento en que éstas alcanzaron un estado normal, y que la operación ya no era necesaria. El paciente me escribió entonces agradeciéndome los tratamientos. He tenido muchos otros pacientes con cálculos biliares, problemas de espalda, problemas con los senos paranasales, hemorroides, y muchos otros trastornos que han sido curados por la reflexología. Poder ayudar a la gente a recuperar su salud me hace sentir bien a mí también.

Con agradecimiento,

-K.O.B.

Estimada Sra. Carter:

Soy un hombre de setenta y cuatro años. Tengo uno de sus libros acerca de la reflexología de las manos y he obtenido muy buenos resultados con diferentes dolores y molestias.

Hace unos meses comencé a tener problemas con mi glándula prostática. Mi médico me dijo que yo necesitaba cirugía, pero seguí las instrucciones de su libro y ahora mi próstata está bien de nuevo. Realmente creo en la reflexología y utilizo este libro todo el tiempo. Gracias.

-R.A.R.

Reflexología en la próstata ayuda a hombre a dormir

Estimada Sra. Carter:

Tengo setenta y cinco años, y durante años había tenido un problema de nicturia cada vez mayor, y tenía que levantarme por la noche cinco veces para ir al baño. Después de haber comenzado a aplicar la reflexología a mi próstata, la primera noche dormí de la 1:30 a.m. a las 7:30 a.m., algo que no había hecho en años, y la siguiente noche también tuve un sueño tranquilo e ininterrumpido de la medianoche a las 8:15 de la mañana; no había hecho eso desde que era joven.

Le estoy de verdad agradecido.

Atentamente,

–L.G.

CÓMO CONTROLAR LA ENERGÍA SEXUAL

Para las personas que no son sexualmente activas, he aquí un ejercicio para mantener el impulso sexual bajo control.

Primero, relájase totalmente por unos cuantos minutos; luego siéntese con la espalda erguida. Manteniendo el cuello y la cabeza muy relajados, comience a respirar profundamente. Hágalo cinco o seis veces, cierre sus ojos y trate de visualizar una gran fuerza en su interior. Trate de no tener ningún pensamiento relacionado con el sexo en este momento. Vuelva a iniciar esa respiración profunda, y cada vez que inhale, imagínese que está extrayendo energía sexual de su centro, la base de la espina dorsal. Cada vez que exhale, dirija esta fuerza al plexo solar o, si lo prefiere, al cerebro para almacenarla ahí. Continúe haciendo este ejercicio por unos cuantos minutos sin interrumpir el ritmo de su respiración. Si no está acostumbrado a hacer estos ejercicios de respiración profunda, interrúmpalos si comienza a sentir mareos. De ser necesario, podrá reanudarlos después de tres o cuatro horas. Deberá lograr que las energías sexuales asciendan antes de ser dirigidas al plexo solar o a la cabeza.

UN EJERCICIO PARA EL CONTROL DE LA VEJIGA

Para las mujeres que tienen un control de la vejiga deficiente, he aquí un buen ejercicio que permite fortalecer los músculos de las extremidades inferiores y también los músculos abdominales débiles.

Al sentarse para orinar, apriete el músculo para que se cierre y se detenga el flujo de orina, manténgalo apretado, y entonces suéltelo. Repita tan seguido como sea posible, por lo menos diez veces. Al apretar los músculos para interrumpir la orina, también deberá apretar los músculos del abdomen. Con ello estará apretando y fortaleciendo importantes músculos del cuerpo relacionados con las gónadas y con una vida sexual mejor.

Para obtener un control todavía mayor de la vejiga, después de orinar inclínese ligeramente hacia adelante e intente orinar de nuevo para asegurarse de que ha drenado todos los fluidos de la vejiga. A veces resulta útil ponerse de pie después de orinar y volverse a sentar para intentarlo una vez más. Al asegurarse de que la vejiga está vacía, es probable que no tenga que hacer tantos viajes al baño.

El problema de la Sra. K.

La Sra. K. nos cuenta de sus experiencias por no poder contener la orina. En ese entonces era una madre joven, y se puso tan mal que ni siquiera se atrevía a salir de casa. Su quiropráctico le aconsejó que fortaleciera sus músculos haciendo el ejercicio que acabamos de describir. Lo hizo y desde entonces jamás volvió a tener problema alguno. Ahora es abuela.

CÓMO UTILIZAR LA SONDA REFLEXOLÓGICA PARA LA LENGUA A FIN DE ALIVIAR CALAMBRES

En esta sección quiero destacar la importancia del uso de la sonda reflexológica para lengua para ayudar a aliviar problemas de las gónadas, especialmente para aliviar calambres en las mujeres. En el Diagrama 16 podrá ver que la línea 1 desciende a través del centro del cuerpo hasta llegar al útero. Al ejercer presión sobre la lengua usando la sonda reflexológica para lengua, estimulará todas las áreas que se encuentran en la zona 1 (ver Fotografía 23). Es probable que encuentre algunos puntos reflejos muy sensibles, especialmente si ya se encuentra cerca de su período menstrual. Muchas mujeres llevan una sonda para lengua en su bolsa en todo momento para ayudar a aliviar el dolor de calambres inesperados y otras molestias que pudieran presentarse. No olvide la importancia del peine reflexológico. Consulte el capítulo sobre aparatos reflexológicos.

El peine reflexológico era utilizado por muchos médicos no hace muchos años para aliviar todo tipo de padecimientos, incluyendo dolores de cabeza, dolores de oído, dolores de espalda e incluso para ayudar a tener partos sin dolor.

CÓMO UTILIZAR LA REFLEXOLOGÍA PARA TENER UN PARTO SIN DOLOR

Este capítulo no estaría completo si yo no comentara acerca de un método sencillo y natural para tener un parto sin dolor. La reflexología es una bendición para las futuras madres que deciden tener a sus hijos en casa; estas madres le dan la bienvenida a este método de parto natural sin dolor, libre de cualquier droga o anestesia que ponga en peligro su salud y la vida de sus pequeños todavía no nacidos.

No haga uso de esta técnica si el bebé no está todavía listo para nacer. Puede provocar que nazca demasiado pronto y reducirá sus posibilidades de supervivencia.

El método verdaderamente natural para parir a un niño consiste no en recostarse, sino en colocarse en cuclillas. Ésta era la manera natural en que las mujeres nativas tuvieron a sus hijos durante cientos de años. Algunas mujeres todavía hacen uso de sus instintos naturales para dar a luz con este método cuando no están atadas a una mesa obstétrica para parto en un hospital.

Con la ayuda de dos peines, una mujer que comienza a tener un parto puede oprimir los dientes de los peines al interior de los puntos reflejos de las manos para ayudarse a relajar los músculos, permitiéndole al bebé nacer en un período de tiempo más corto y con muy poco dolor. Esto hará que el alumbramiento sea más fácil tanto para la madre como para el bebé, reduciendo la posibilidad de complicaciones.

Tan pronto como comience el dolor del parto, deberá dársele a la madre un peine para cada mano y algo sólido contra lo cual oprimir sus pies. Aunque se pueden utilizar peines ordinarios, estos tienden a romperse ante la presión y pueden lastimar los dedos. Por eso se recomiendan los peines reflexológicos, que están especialmente diseñados para fines reflexológicos en la mano.

Sosteniendo los dientes de los peines hacia abajo, la paciente deberá ejercer presión a lo largo de su parte superior haciendo presión firmemente con los dedos hasta que los dientes se encajen en el área de la palma de la mano, tan duro como se pueda, mientras se tolere sin problemas y manteniendo una presión constante. Si las manos se cansan, reléjelas por unos cuantos minutos, y luego continúe con la presión. Los dientes de los peines deberán mantenerse a través de la palma, o en cualquier posición que le resulte más cómoda a la paciente. Al mismo tiempo, oprima firmemente las plantas de los pies contra el respaldo de la cama o una plataforma que deberá tener una superficie áspera en vez de lisa.

La paciente podría encontrar más alivio volteando los peines y ejerciendo presión con los dientes al interior de las puntas de los dedos y los extremos de los pulgares (ver Fotografía 22).

Mujeres utilizan técnica reflexológica de manera instintiva en el parto

Este método de presión en las manos siempre ha sido utilizado por las mujeres durante el parto. Es un instinto natural el apretar las manos entre sí o el sujetar fuertemente las manos de cualquier persona que se encuentre cerca. Éste es el método de la naturaleza misma para traer alivio al dolor durante el parto. Sin embargo, es inadecuado, ya que la presión no se mantiene durante un período de tiempo suficiente y porque el medio por el que se ejerce no es lo suficientemente anguloso. La reflexología ha aumentado la efectividad de un método ya existente mejorándolo.

Dolores de parto aliviados por la reflexología

La reflexología alivia los molestos dolores que se presentan durante la primera etapa del parto, no retardando, sino más bien promoviendo la dilatación. Durante la segunda etapa, el parto se acelera y la madre puede parir rápidamente y sin dolor. El Dr. White nos dice que cuando se usa este método para ayudar a la madre a tener un parto rápido y sin dolor, no existe ningún peligro en absoluto ni para la madre ni para el niño. Gracias a la reflexología, ya no tendrá que recurrir a perjudiciales drogas para aliviar el dolor y la incomodidad del parto.

Cómo la reflexología salvó a una bebé que aún no había nacido

Hace años, mi hija intentó en varias ocasiones tener un bebé sin éxito alguno. Cuando finalmente quedó embarazada, su doctor no lo sabía y la operó del útero. Perdió a ese bebé a los cuatro meses de embarazo y el doctor le advirtió que jamás podría volver a tener un bebé, y que si lo hacía, el bebé tendría todo tipo de defectos. Eso realmente asustó a mi hija y a su esposo.

Le dije que el doctor no le estaba diciendo la verdad, así que cambió de médico y volvió a quedar embarazada. Al llegar al cuarto mes de embarazo, ¡el bebé comenzó a dejar de moverse! Las historias que el primer doctor le había dicho vinieron a su mente, y pensó que también perdería a este bebé. La madre de una amiga suya era masajista, así que fue a verla para que le diera masaje. La mujer masajeó y oprimió todos los puntos reflejos que conocía, sin resultado alguno. Entonces le dijo que había una última posibilidad, procediendo a oprimir cierto punto reflejo en la parte superior de la cabeza de mi hija. El bebé dio una gran patada y comenzó a moverse. Las dos se pusieron a llorar de felicidad.

En algunas de las fotografías que aparecen en este libro podrá ver a esa bebé, que está totalmente sana.

En el Diagrama 12 podrá ver los puntos reflejos que se encuentran en la parte superior de la cabeza y que van a las glándulas sexuales (gónadas), al igual que los que van a las glándulas adrenales. Es probable que hayan sido los puntos reflejos a las adrenales los que enviaron una vida y una energía renovadas a la bebé aún no nacida. Es probable que los puntos reflejos calentadores del cuerpo, que se encuentran en la parte superior de la cabeza, también hayan ayudado al estimular una llama de fuerza vital que estaba debilitándose (ver Diagrama 14).

UN TÓNICO MARAVILLOSO

No podría concluir este capítulo sin mencionar la maravillosa ayuda que muchas mujeres de todas las edades obtienen del tónico "Lydia Pinkham", una combinación de hierbas especiales. Se lo di a mis hijas tan pronto como comenzaron a desarrollarse y a convertirse en mujeres, y todavía tengo una botella de este tónico en casa. No podría imaginarme estar sin él. Por lo general tengo que ordenarlo antes que se me acabe, ya que cada vez es más difícil conseguirlo y algunas farmacias no se interesan siquiera en ordenarlo. Si acaso tengo la más ligera sensación de estrés en el área inferior de mi abdomen, comienzo a tomar el tónico; todos los síntomas de molestia desaparecen en cuestión de un día. Relaja los órganos reproductivos que tienden a acumular tensión como resultado del estrés. Logra desde adentro lo que la reflexología hace desde afuera. Los dos métodos se combinan y ayudan a traer el milagro de la armonía y la relajación de regreso al sistema reproductivo en su totalidad.

Una joven acudió a verme en busca de tratamiento, pues no podía quedar embarazada. Le di tratamiento unas cuantas veces y le hablé sobre el tónico "Lydia Pinkham". En un período de tiempo muy corto, me informó que ya se encontraba embarazada y al poco tiempo dio a luz a una bebé completamente sana.

El tónico "Lydia Pinkham" es el mejor que conozco para ayudarla a una a soportar la menopausia. También puede serle de beneficio a los hombres, al llegar a esa edad en la que su vida cambia, relajando sus gónadas. Yo jamás supe cuándo fue que pasé por la menopausia, pues un mes estaba ahí y al siguiente desapareció para siempre, sin ningún efecto adverso. Si ya no puede conseguir el tónico "Lydia Pinkham", haga entonces la prueba con su tienda de alimentos naturales (*health food store*) local para que le proporcionen alguna mezcla de hierbas especiales que lo sustituya.

CAPÍTULO 18

Cómo la reflexología ayuda al síndrome premenstrual (PMS) y a la menopausia

Para ayudarse a sí misma a relajarse y a sentirse más cómoda, usted deberá hacer que el poder curativo de la naturaleza abra caminos que revitalicen su cuerpo y le den una fuerza renovada a sus procesos. Usted puede prevenir el síndrome premenstrual (*PMS* por sus siglas en inglés) y las molestias de la menopausia a través de la energía curativa de la reflexología, que tonificará su sistema y le traerá gran bienestar a su cuerpo.

LA REFLEXOLOGÍA Y EL *PMS*

Existen varias técnicas que usted puede utilizar antes de comenzar la menstruación para ayudar a detener el dolor y las molestias producidas por los desequilibrios hormonales. En primer lugar, deberá darse siempre un tratamiento reflexológico completo que le permita activar el flujo de las energías curativas al interior de su cuerpo y le ayude a equilibrar al cuerpo en su conjunto. Dése un tratamiento reflexológico completo por lo menos dos veces por semana, comenzando dos semanas antes de que inicie su ciclo menstrual. Es en este momento en el que una serie de cambios hormonales comienzan a presentarse en el interior de su cuerpo. Estos cambios influyen en el aumento de la sal y los fluidos en su cuerpo, y por ello es probable que usted note una sensaciún de hinchazón. La reflexología estimula la circulación, que hará que los fluidos estancados y esa sensaciún de hinchazón y pesadez desaparezcan. Es aconsejable reducir el consumo de alimentos salados tales como papas fritas, nueces y galletas saladas. Yo he encontrado que la adición de algún ingrediente que mejore el sabor a sal, como sería el caso del jugo de limón, permite avivar el sabor sin ocasionar una acumulación de fluidos en mi cuerpo.

Quiero que usted se ponga cómoda y en una posición relajada, de modo que pueda trabajar con sus pies fácilmente. El objetivo será enviar una energía curativa ascendente a través de su pie, siguiendo una ruta interna, hasta su área pélvica. Sostenga su pie derecho en una mano y coloque dos dedos, o su pulgar, sobre la parte exterior del pie que se encuentra entre el hueso del tobillo y el talón. Usando la técnica de presión y masaje, trabaje esta área en su totalidad, es decir, alrededor del tobillo sobre la parte exterior del pie. Este es el punto reflejo a los ovarios. Dé masaje en la parte de atrás del tobillo y debajo de él, buscando puntos sensibles específicos. Para este punto reflejo en particular, es probable que le resulte más conveniente usar el pulgar. Diríjase al pie izquierdo, usando el mismo procedimiento, es decir, trabajando alrededor del tobillo sobre la parte exterior del pie izquierdo. Si usted está teniendo problemas con los ovarios, encontrará mucho dolor en esta área; en cuyo caso puede utilizar una presión suave.

Pasemos ahora al lado interno del pie derecho, trabajando el punto reflejo al útero con el pulgar u otro de sus dedos. Oprima el área blanda que se encuentra justo debajo del hueso del tobillo. Dé masaje alrededor del tobillo sobre la parte interna del pie. Tal vez encuentre mucho dolor en la zona que se encuentra debajo del hueso del tobillo y atrás de él en dirección hacia el talón. No olvide trabajar muy suavemente cuando el punto reflejo sea extremadamente sensible. No dé masaje de manera excesiva; trabajar por un período breve las primeras veces puede hacer mucho más bien mejor que dar demasiado masaje. Cambie de pie para darle a los puntos reflejos del pie derecho un descanso, trabajando los puntos reflejos a estas mismas glándulas sobre la parte interior y exterior del pie izquierdo. Usando su pulgar y el dedo índice, oprima suavemente las depresiones que se encuentran detrás de los tobillos, dando masaje en dirección al talón. Ahora, haga presión a ambos lados de su tendón de Aquiles, desplazándose hacia arriba en direcciûn al mˇsculo de la pantorrilla. En este caso, utilice el método de oprimir y pellizcar.

Ahora deberá trabajar con el resto del pie, utilizando una presión suave pero profunda y dándole un masaje sistemático al pie. Comience con los dedos y trabaje hasta llegar al talón. Oprima lo suficientemente fuerte como para llegar a los puntos reflejos que se encuentran debajo de la piel. Dése aquí un tratamiento reflexológico completo, dándole masaje a cada punto reflejo para equilibrar todo su cuerpo.

Al ir trabajando los puntos reflejos de esta zona, es probable que detecte algún punto generador de dolor. Si esto llegara a suceder, trabaje ese punto reflejo brevemente y luego continúe con otro. Podrá regresar al punto generador de dolor más tarde. Una vez que haya trabajado otras áreas, regrese al punto generador de dolor y trabájelo una vez más. No olvide que jamás deberá trabajar un punto reflejo de manera excesiva, ya que podría lastimar áreas sensibles. Al final, como resultado del trabajo reflexológico, el dolor desaparecerá. Aun cuando tal vez se requieran varias sesiones, en la medida en que el dolor vaya desapareciendo, irá siendo más perceptible que la sangre está fluyendo libremente de nuevo, eliminando todos los venenos y haciendo que su circulación sea menos lenta. Pronto se encontrará gozando de esa salud revitalizadora y libre de dolor que usted merece.

CÓMO AYUDAR A SUPERAR LOS CAMBIOS DE ÁNIMO REPENTINOS Y LA DEPRESIÓN CON LA REFLEXOLOGÍA

Al estar dándole masaje a sus puntos reflejos, no olvide la importancia de sus glándulas endocrinas. Deberá mantener saludable a este importante sistema en su totalidad, ya que es un poderoso coordinador de todas las funciones corporales. Estas glándulas fortalecen y regulan los ritmos del cuerpo, y también equilibran las funciones químicas y emocionales, que tienen un efecto directo sobre su estado de ánimo. Estudie el Diagrama 2 y dé a todas estas glándulas algo de atención adicional.

Sabemos lo importante que es que el cuerpo de una mujer se encuentre en completa armonía para evitar esos cambios repentinos en su estado de ánimo. El punto reflejo a la tiroides es un punto reflejo que habremos de utilizar para propiciar un buen estado de ánimo.

Cuando la glándula tiroides no está funcionando adecuadamente, podemos comenzar a sentirnos deprimidos. Diversas pruebas han demostrado que cuando la función de la tiroides disminuye, la función del cerebro también disminuye en la misma proporción, dando como resultado depresiûn o emociones negativas. Encontrará puntos reflejos a la tiroides en sus manos, en sus pies o en el cuello (ver Fotografías 28, 29, 30 y 31).

Además de las glándulas endocrinas, trabaje ligeramente los puntos reflejos al hígado, los pulmones, el plexo solar y el cerebro. Cada vez que se sienta con estrés, puede darle masaje a estos puntos reflejos vitales para ayudarse a superar esa depresión. Recuerde que el hígado es un punto reflejo muy sensible, así que no deberá darle masaje de manera excesiva. Trabaje el área refleja al hígado más o menos por unos siete segundos. Un hígado perezoso puede influir en la aparición de dolores menstruales, ocasionar estrés y alterar su cuerpo entero. Sin embargo, cuando el hígado está funcionando apropiadamente, realiza muchas tareas tales como limpiar la sangre o distribuir en todo el cuerpo las vitaminas y minerales que se requieren. (Para mayor información acerca del hígado consulte el Capítulo 14.)

Todo su cuerpo se puede beneficiar con la reflexología. A través de ella, muchas mujeres notan que pueden relajarse mucho más antes de y durante su ciclo menstrual. Usted también puede utilizar otros métodos que contribuyan a su salud como, por ejemplo, flexiones corporales. Para estimular su circulación también puede hacer caminatas con paso firme y respirar profundo. Esto también le ayudará a aliviar la depresión. Pronto sentirá una gran mejoría en su salud y en su actitud. Al deshacerse de la rigidez corporal, también estará liberándose de la rigidez mental. En la medida en que su cuerpo vaya retornando a un estado saludable, tanto su apariencia como su conducta mejorarán.

LA REFLEXOLOGÍA AYUDA AL SISTEMA URINARIO

Es muy importante que mantenga a sus riñones, su vejiga y su uretra fuertes y saludables. No olvide tomar ocho vasos de agua natural y fresca todos los días. Sus riñones controlan y equilibran los niveles químicos y de agua presentes en la sangre. Trabajan arduamente para filtrar los desechos y mantener un equilibrio de fluidos apropiado.

Trabaje los puntos reflejos a los riñones y la vejiga. Dé masaje a la zona que se encuentra entre estas dos áreas. Al hacerlo, estará estimulando también el punto reflejo al uréter.

Mantenga sus riñones saludables trabajando sus puntos reflejos en las manos y los pies. Estos puntos reflejos se encuentran en una posición longitudinal justo debajo del punto reflejo a las suprarrenales, casi en el centro de cada pie y de cada mano (ver Diagramas 3 y 5).

También puede frotar y dar masaje a los riñones colocando sus dos manos sobre las caderas, con cuatro dedos apuntando hacia la parte trasera de su cuerpo y los pulgares hacia adelante. Coloque los dedos de ambas manos justo encima de la línea de su cintura y trabaje las áreas de los riñones con un movimiento de presión circular. Continúe hacia abajo hasta llegar al extremo inferior del hueso caudal. Repita dos veces. Pronto todas las tensiones desaparecerán conforme la naturaleza comience a trabajar libremente, aliviando el dolor a medida que los fluidos comiencen a moverse de los órganos congestionados.

CÓMO RELAJARSE Y ELIMINAR LOS CALAMBRES

Una forma de eliminar los calambres abdominales y la tensión en los ovarios consiste en balancear su pelvis, ya sea recostándose sobre su espalda o sentándose y flexionando las rodillas de modo que ambos pies queden bien apoyados sobre el piso. Mueva las rodillas de un lado a otro, más o menos 20 cm (ocho pulgadas) en cada dirección.

Hace muchos años, cuando mi hija más chica comenzó a menstruar mientras se encontraba en la escuela, aprendí otra técnica. Ella se sentía un poco mareada y tenía fuertes calambres abdominales, así que se dirigió a la enfermería de la escuela para recostarse. La enfermera era una mujer maravillosa; en vez de darle a mi hija una píldora para el dolor, le explicó un poco de anatomía, diciéndole que el estómago se encuentra en su mayor parte en el lado izquierdo del cuerpo, y que cuando nos recostamos del lado izquierdo, disminuye la presión sobre el útero y los calambres cesan. Y el consejo hizo maravillas; eliminó el dolor y, al mismo tiempo, resultó bastante reconfortante. Mi hija ahora utiliza esta misma técnica con su propia hija adolescente.

Hace tiempo recibí una carta de la Sra. R., que me escribió para contarme de la inmensa ayuda que recibió de la reflexología.

Estimada Sra. Carter:

Siempre he padecido de calambres menstruales. Mi esposo y yo nos dedicamos a construir casas, y el trabajo duro y tener que levantar cosas pesadas hacían que los calambres fueran todavía peores. El problema llegó a tal grado que tenía que permanecer en casa dos días al mes. Con toda honestidad, apenas podía caminar erguida. Desde que comencé a trabajar con mis puntos reflejos, el problema ha ido desapareciendo de manera notoria. En ocasiones ni siquiera me doy cuenta de los calambres. Asimismo, mi cabello era muy delgado y jamás crecía más allá de mis hombros; no importaba qué le hiciera. Trabajar los puntos reflejos en el cuero cabelludo y frotar mis uñas entre sí hicieron que mi cabello se volviera más grueso, ¡y ahora me rebasa la cintura! También me encanta su técnica para mejorar la piel de la cara, ¡hace maravillas con las arrugas! Jamás hubiera pensado que existía algo así.

-D. R., Canadá.

Un sedante natural

Si los calambres abdominales o las tensiones del cuerpo le quitan hasta el sueño, haga la prueba con esta efectiva y relajante terapia para dormir.

Recostada sobre la espalda, en algún lugar tranquilo, relaje los músculos del cuerpo. Cierre los ojos y respire lenta y profundamente. Practique la respiración profunda unas cuatro o cinco veces hasta que se sienta invadida por una calurosa quietud. Concéntrese entonces en relajar todas sus tensiones; visualice mentalmente cada parte de su cuerpo y relaje cada una de ellas, una a la vez.

Primero, inhale profundamente, y entonces apriete los músculos de los pies, sus dedos y sus tobillos. Mantenga esto por unos siete segundos, y luego exhale y relájese. Una vez más, aspire lentamente, pero esta vez apriete los músculos de los dedos de los pies, los tobillos, los pies, las pantorrillas y las rótulas. Siga haciéndolo por unos siete segundos, exhale, y relájese. Continúe con esta rutina lentamente hasta que haya incluido todos sus músculos, tejidos y órganos, desde la punta de sus pies hasta la parte superior de su cabeza. Por último, apretando los músculos del cuerpo entero, incluyendo el de la barbilla y todas las partes de su cara incluyendo su garganta, la lengua y la boca, cierre los ojos completamente y frunza la nariz. Ya deberá tener todo el cuerpo en una posición rígida y tensa. Exhale y relájese.

Ahora que está completamente relajada, coloque su mano izquierda justo debajo del ombligo y oprima para obtener un efecto tranquilizante y sedante. Si esta área es sensible, trabájela con un movimiento lento, suave y circular durante siete segundos, y luego efectúe una respiración profunda pero lenta. Repita varias veces. Ahora su cuerpo está totalmente relajado por dentro y por fuera, sus calambres habrán cesado y usted podrá beneficiarse con un sueño completamente relajado y placentero.

Cómo detener un dolor

El dolor provocado por los calambres abdominales o los dolores de cabeza se pueden presentar cuando se encuentre usted en el trabajo. Si esto le llega a suceder, es muy probable que no disponga del tiempo necesario para darse un tratamiento completo. Sin embargo, puede recurrir a sus manos para aliviar el dolor. Trabaje los puntos reflejos a sus sistemas reproductor y circulatorio, y luego dedíquele unos cuantos minutos a los puntos reflejos a sus glándulas endocrinas; como ya lo ha aprendido, estas glándulas coordinan todas las funciones de su cuerpo.

La naturaleza le ha asignado un lugar muy conveniente en su mano a un punto reflejo especial que le permitirá aliviar el dolor en muchas partes de su cuerpo. Este punto resulta particularmente útil cuando se padece de calambres abdominales. Para encontrar este punto, cierre el puño y notará un pequeño pliegue ahí en donde se unen el pulgar y el dedo índice. Este punto reflejo se encuentra justo debajo de la parte superior de ese pliegue. Trabaje este punto para activar la liberación de la cortisona natural, que le ayudará a disminuir sus calambres (ver Fotografías 36 y 43).

Trabaje este punto y los puntos reflejos que se encuentran alrededor de su pulgar para aliviar su dolor de cabeza.

CÓMO AYUDAR A ALIVIAR EL DOLOR DE SENOS CON LA REFLEXOLOGÍA

Si usted tiene dolor o sensibilidad en los senos, eso puede deberse a un desequilibrio de estrógeno o de progesterona. Un tratamiento reflexológico completo a todos los puntos reflejos que se encuentran en sus pies y manos, o en áreas específicas de su cabeza, la ayudará a mejorar su circulación y a reducir la inflamación y el dolor. Sea persistente y tenaz en el trabajo de los puntos reflejos a los senos, que encontrará en la parte superior de cada pie y mano (ver Diagrama 4).

Usted deberá trabajar además los puntos reflejos a las glándulas endocrinas, los pulmones y el sistema linfático. Para trabajar las glándulas linfáticas, haga presión a través de la parte superior de cada pie o sobre cada muñeca usando los dedos, el pulgar o la parte trasera de la palma de la mano (ver Fotografía 67). Tal vez desee usted girar los tobillos en una dirección, parar, y girarlos en la dirección opuesta... o bien trabajar sus glándulas linfáticas. Para hacer esto último, deberá recostarse sobre su espalda, con las piernas elevadas, y apuntar con los dedos de los pies hacia arriba y luego hacia abajo, por uno o dos minutos; y también de lado a lado. Haga trabajar también los nodos linfáticos que se encuentran en sus muñecas. Esta acción le ayudará a liberar el fluido linfático infectado o bloqueado.

Muchos estados físicos relacionados con los cambios hormonales han recibido gran ayuda haciendo uso de la presión sobre la lengua. Al hacerlo, tal vez notará una extraña sensación de hormigueo en otra parte de su cuerpo; así sabrá que se está estableciendo una conexión de energía curativa (ver Capítulo 5, "Cómo utilizar la presión refleja en la lengua").

Compresas de aceite de castor para pechos adoloridos

Las infecciones menores y la inflamación en los pechos pueden desterrarse de inmediato con este secreto que Gaylord Hauser ha compartido con nosotros. Yo misma he utilizado esta técnica especial durante muchos años para deshacerme del dolor y la inflamación. Se puede utilizar en el cuerpo para eliminar infecciones. El aceite de castor (ricino) extraído en frío (cold-pressed castor oil) contiene una sustancia que permite mejorar la efectividad de los linfocitos T11, lo que acelerará la curación de todo tipo de infecciones y hará que el dolor desaparezca. Yo siempre tengo en el refrigerador una bolsa resistente y cerrada herméticamente con aceite de castor y un pedazo de franela usada.

Para poner en práctica esta técnica necesitará aceite de castor extraído en frío, un pedazo de franela, un pedazo de plástico y un cojín calentador eléctrico. Doble el pedazo de franela varias veces y coloque una buena cantidad de aceite de castor sobre él, hasta saturar la tela, evitando que se riegue o gotee sobre el pecho. Coloque la franela sobre el pecho, aplique el plástico sobre la tela, y coloque luego el cojín calentador encima. Coloque el termostato del cojín en un nivel caliente; si le resulta incómodo, disminuya el nivel del termostato a un punto medio. Déjelo ahí por lo menos una hora. Utilice esta compresa de aceite de castor según sea necesario, de tres a siete días, una vez al día, y eso eliminará la congestión. Se le puede usar con mayor frecuencia sin producir ningún efecto perjudicial. Después de una semana, usted deberá estar libre de toda inflamación.

Las compresas de aceite de castor son maravillosas para eliminar todo tipo de congestiones, y han ayudado a que muchas enfermedades sencillamente desaparezcan. He utilizado esta combinación de terapia reflexológica y compresas de aceite de castor durante muchos años, y siempre ha demostrado ser una verdadera bendición. Hace algún tiempo recibí una llamada de un hombre joven que me informaba que su esposa se encontraba muy enferma. El hombre me decía: ¡"Parece como si todo estuviera mal en ella!" Esta pareja había estado casada por poco más de un año, y Dan se encontraba muy preocupado por su esposa. Me dijo que la mujer en una ocasión se había sentido tan enferma que no quiso salir de la cama durante casi un mes. Los doctores no encontraron nada mal en ella después de haberle mandado hacer varios análisis de sangre. Y entonces sugirieron mandarle a hacer estudios adicionales.

Dan ya llevaba algún tiempo dedicándose a cuidar a su esposa. Ya para ese momento, estaba desesperado por recibir ayuda, pero no quería que los doctores le hicieran más exámenes. Le dije que nosotros podíamos ayudarla por medio de la reflexología y de una terapia a base de compresas de aceite de castor. El estaba determinado a ayudar a su esposa a retornar a un estado saludable. Ella también convino en ayudarse a sí misma de cualquier forma posible. De modo que comenzamos a trabajar.

Primero, le di un tratamiento reflexológico completo en los pies, enviando energía a todos sus órganos y glándulas. Trabajé lentamente durante treinta minutos en cada pie, asegurándome de no pasar por alto ninguna de sus glándulas endocrinas y prestándole una atención adicional a sus puntos reflejos linfáticos.

Entonces procedimos a usar el método de compresas de aceite de castor que acabo de describir, colocando la compresa sobre su estómago y su pecho. La aplicamos en esa zona durante dos horas, y luego le pedimos que se diera vuelta para aplicar la compresa sobre su espalda durante dos horas. La mujer se quejaba de dolores en las piernas, de modo que también aplicamos el paquete sobre sus piernas durante dos horas. Entonces nos dijo que sentía una gran congestión en su pecho, así que volvimos a aplicar la compresa de aceite de castor sobre su pecho durante dos horas. Después de esto, comenzó a sentirse mejor y se tomó una taza de sopa de ajo.

Cuatro horas más tarde repetimos el procedimiento, pero en esta ocasión colocando la compresa sobre cada área únicamente durante una hora a la vez.

En los dos días siguientes, Dan alternaba las compresas de aceite de castor cada una o dos horas y, al mismo tiempo, trabajaba unos cuantos de los puntos reflejos en las manos de su esposa por unos diez minutos, asegurándose de frotar el punto reflejo a las glándulas linfáticas. Trabajaba a través de la parte trasera de su muñeca varias veces para ayudar a la naturaleza a eliminar cualquier congestión que pudiera estar invadiendo el cuerpo de su esposa. Una vez al día le daba un tratamiento reflexológico completo a los pies.

Dan se vio recompensado por las muchas horas que dedicó a ayudar a su esposa a recuperar la salud. Su amor y su devoción le rindieron dividendos. Después de tan sólo dos días, el apetito de su esposa mejoró, y al poco tiempo comenzû a sentarse, y luego a caminar. Conforme comenzó a sentirse mejor, empezó a trabajar los puntos reflejos en sus propias manos, y continuó usando la compresa de aceite dos veces al día (en el estómago y la espalda). En un lapso de dos semanas se encontraba ya bien y lo suficientemente fuerte como para regresar a su trabajo.

Me mantuve en estrecho contacto con Dan, y pronto me dio la buena noticia de que su esposa se estaba sintiendo de maravillas. Estaba fuerte y saludable de nuevo, sin dolor o congestión alguna. De hecho, había ingresado a un equipo de sóftbol y se encontraba también jugando tenis. Una vez que su médico le hizo un buen examen, hizo planes a futuro que incluyen una dieta saludable, tratamientos reflexológicos semanales y, con un poco de suerte, tal vez un bebé.

Refresque sus senos

Si usted tiene los senos inflamados, encontrará alivio a esa inflamaciûn usando un movimiento de frotación suave y refrescante. Coloque sus manos bajo agua corriente fría o bien métalas en un recipiente con agua fresca; sacúdase ligeramente la mayor parte del agua de las manos, y cubra con ellas sus senos. Con las manos en esta posición, comience a dar masaje suavemente para facilitar que los fluidos regresen a los conductos linfáticos. Esto le provocará una sensación refrescante y también le ayudará a promover su curación. Repita el procedimiento varias veces.

LA MENOPAUSIA, UN NUEVO COMIENZO

Al irse ajustando el cuerpo de una mujer a los cambios hormonales de la menopausia, ésta a menudo provoca cambios repentinos en su estado de ánimo, accesos de calor repentinos e insomnio. Usted no tendrá que experimentar ninguno de estos síntomas si toma el tónico "Lydia Pinkham", que ayuda a calmar la zozobra propia de los accesos de calor repentinos y la incomodidad que se experimenta durante la menopausia. Si persisten los síntomas, consulte siempre con su doctor acerca del uso de cualquier remedio casero.

Deberá trabajar los puntos reflejos a su sistema endocrino para regular y equilibrar los niveles de azúcar en su sangre. Además, deberá darle masaje a los puntos reflejos a su cerebro y su espina dorsal, que encontrará en sus manos o en sus pies (ver Diagramas 3 y 5). Trabaje con el empeine huesudo en el borde interior de su pie (o sobre la parte inferior del dedo índice de su mano). Conforme su espina dorsal se relaje, usted también lo hará. Su cuerpo entero recibe su suministro nervioso a partir de su cerebro y su espina dorsal. Los nervios se distribuyen en forma de ramas espaciadas desde la columna vertebral y penetran en todas las partes del cuerpo. Los puntos reflejos a la espina dorsal o a otras áreas óseas se pueden trabajar por tiempo ilimitado, a diferencia de los puntos reflejos a las glándulas y los órganos, en donde el tiempo deberá limitarse a unos cuantos segundos las primeras veces.

¡Quiero que se aferre a la vida, que la disfrute, que viva cada día al máximo! ¡Utilice la reflexología para estimular el flujo de fuerza eléctrica vital en su interior! (Usted puede comparar el uso de la terapia reflexológica en su cuerpo con la conexión de una lámpara eléctrica a un tomacorriente; la luz no se encenderá si no existe un flujo de energía a través de ella.) Lo mismo se aplica a su cuerpo.

La reflexología es el método que la naturaleza tiene para electrificar y reforzar las energías naturales a través de su cuerpo entero y, al ser usadas apropiadamente, le ayudarán a superar la fatiga. Recuerde que en el Capítulo 2 aprendimos que la mano derecha tiene una fuerza eléctrica positiva y es la mejor para estimular la energía. Utilice su mano derecha para golpear ligeramente la parte superior de su cabeza (ver Fotografía 11). Golpee ligeramente su pecho (el punto reflejo a la glándula del timo) para generar actividad y una fuerza potencial (ver Fotografía 2). Asimismo, frote las uñas de los dedos de ambas manos para generar una energía renovada (ver Fotografía 9).

Cuando el fluido tóxico se quede atrapado en sus glándulas linfáticas, su cuerpo comenzará a experimentar fatiga. Un tratamiento reflexológico vigoroso a las glándulas linfáticas alentará la expulsión de los desechos de su cuerpo (ver Fotografía 67). Con ello se abrirán nuevos canales de energía, ya que las células viejas serán eliminadas y expulsadas de su cuerpo. (No olvide tomar ocho vasos de agua todos los días para ayudar a eliminar los desechos de su cuerpo.)

Al abrirse los canales de energía, la fatiga comenzará a desaparecer y usted experimentará un vigor estimulante, una energía renovada y un alegre entusiasmo por la vida.

El Dr. Levin, un especialista en nutrición, nos dice que las mujeres con un flujo menstrual abundante y fatiga pueden tener una deficiencia de hierro, y que por ello deben tomar un complemento de ácido fólico y vitamina B-12. En el caso de las mujeres que padecen de dolores menstruales y de sensibilidad en los senos, el Dr. Levin sugiere mascar varias tabletas de dolomita, calcio y magnesio. El magnesio le ayuda a su cuerpo a absorber el calcio de manera más eficiente. Diversos estudios han demostrado que las mujeres que toman complementos de calcio padecen de menos dolores por calambres abdominales que aquéllas que no lo hacen.

UTILICE LA REFLEXOLOGÍA ANTES Y DESPUÉS DE UNA XIRUGÍA

La terapia reflexológica es benéfica en la medida en que estimula la circulación que permite activar los procesos curativos naturales antes y después de las intervenciones quirúrgicas. Ayuda a relajar y a curar. Una histerectomía (la extracción del útero y, en ocasiones, los ovarios) puede dejar al cuerpo con problemas. Si se extraen los ovarios, el suministro de estrógeno se verá disminuido. En consecuencia, las glándulas adrenales deberán compensarlo. Trabaje el punto reflejo a las glándulas adrenales, la tiroides y la pituitaria para estimular la presencia de las hormonas requeridas. Se recomienda insistentemente un tratamiento completo a todos los puntos reflejos del cuerpo antes y después de una operaciûn para obtener los beneficios de una buena circulación y estimular los procesos curativos naturales.

Ayuda para los accesos de calor repentinos

Cuando su índice metabólico es demasiado alto, usted puede experimentar una sensación de calor, incluso al grado de transpirar. Y en otras ocasiones, la sensación puede ser la de una fuerte inquietud emocional y una debilidad muscular. Cuando esto suceda, deberá trabajar el punto reflejo a la glándula tiroides, lo que le ayudará a reducir esos accesos de calor repentinos al equilibrar el funcionamiento de las hormonas reguladoras de energía. Estas hormonas son producidas por la tiroides y, al entrar en equilibrio, regularán su índice metabólico. Para obtener mejores resultados, trabaje todas las glándulas endocrinas (ver Capítulo 8).

Con el uso de la reflexología, una dieta saludable y un ejercicio diario, usted desarrollará un cuerpo saludable que funcionará de manera eficiente y armoniosa. Gozará de tranquilidad espiritual y aceptará el cambio de la menopausia como un nuevo comienzo en la vida, ¡un nuevo inicio lleno de vitalidad, emoción y felicidad!

Haga que su respiración sea un poco más lenta

Para eliminar esos accesos de calor repentinos y calmar sus nervios en cualquier situación, utilice el ejercicio especial de respiración profunda que describo a continuación. Ya sea que usted se encuentre en la oficina, en la playa o en su auto, este ejercicio le permitirá disminuir la excitación de su sistema nervioso central a través de la respiración profunda.

Disminuya la velocidad de su respiración a la mitad, respirando profunda y lentamente. Cuente sus respiraciones por minuto; si normalmente respira entre 12 y 16 veces por minuto, hágalo más lentamente y respire profundamente sólo de 6 a 8 veces por minuto. Tan pronto como sienta que le llega el acceso de calor, prepárese para él: respire muy lenta y profundamente, desde su abdomen, y permanezca relajada. Este ejercicio de respiración profunda y lenta, combinado con un suave tratamiento reflexológico en las manos o pies, es maravilloso si está teniendo problemas para dormir. Esta gran combinación trabaja como un maravilloso sedante libre de drogas.

CAPÍTULO 19

Cómo desarrollar y cuidar senos hermosos

Los senos son importantes para la confianza de una mujer en sí misma. Ésta ha estado consciente de sus senos desde que era niña. Los senos representan su feminidad, y ella observa el desarrollo de estos órganos con orgullo, exactamente de la misma forma en la que un chico observa el desarrollo de sus órganos reproductivos.

No todas las mujeres acaban teniendo los senos redondos, firmes y hermosos que desearían tener. Pero haciendo uso del sensacional masaje que la reflexología nos ofrece, usted podrá volver a tener esos senos firmes y hermosos de su juventud.

DÁNDOLE MASAJE A LOS SENOS

Coloque sus dos manos sobre sus pechos desnudos; la mano izquierda sobre el seno izquierdo y la mano derecha sobre el seno derecho. Usando sus manos como si fueran tazas, con los dedos apuntando hacia el esternón, los pulgares hacia arriba y los pezones sobresaliendo entre los dedos pulgar e índice, masajee suavemente ejerciendo un movimiento circular al mismo tiempo que levanta los senos, deslizando los dedos hacia arriba en dirección a la garganta (ver Diagrama 17A, lado 1).

Comience deslizando los dedos hacia atrás lo suficiente como para sentir el tirón de los músculos que se encuentran debajo de los brazos. Utilice junto con cada rotación un masaje en dirección hacia adelante y hacia arriba. En un principio no haga esto muy a menudo, o acabará con los pechos bastante adoloridos.

Fue el Dr. Popov quien nos enseñó a usar este método para desarrollar los senos en su clínica de rejuvenecimiento, pidiéndonos que colocáramos sales marinas sobre nuestros pechos al darles masaje.

A una joven mujer le habían inyectado silicona en los senos con el fin de hacérselos más grandes, pero se quejaba de que le causaban incomodidad y le molestaban bastante. El Dr. Popov le aseguró que no necesitaría más silicona si practicaba con constancia el masaje reflexológico a los senos según las instrucciones.

DÁNDOLE MASAJE A LOS PUNTOS REFLEJOS A LOS SENOS

Al darle masaje a los puntos reflejos que se encuentran en su cuello para poder disfrutar de una piel bella, también estará estimulando la actividad hormonal de modo que contribuya al desarrollo de los senos (ver Fotografía 31).

Como los senos están relacionados con las glándulas sexuales, usted estimulará a los senos todavía más al masajear los puntos reflejos a las gónadas y las glándulas endocrinas tal como se explica en otros capítulos (ver también Diagramas 17A, 17C y 17D).

Sobar y masajear los senos con los dedos y las palmas de las manos los hará más grandes y les ayudará a mantener su forma.

INVIRTIENDO EL MASAJE

Invierta el masaje, colocando los dedos de la mano izquierda sobre el esternón y deslizándolos debajo del seno derecho. Trabaje los dedos alrededor del seno en forma ascendente (ver Fotografía 57). Haga lo mismo varias veces y luego utilice el mismo masaje en el seno izquierdo. Esta técnica me la enseñó en las Filipinas un doctor especializado en problemas circulatorios.

Coloque los dedos de la mano derecha sobre el esternón, entre los senos, tal como lo hizo anteriormente, pero en este caso, siga una vena que se encuentra *debajo* del seno, ejerciendo presión sobre el hueso mismo. Trabaje los dedos alrededor del seno siguiendo su borde exterior y luego de manera ascendente en dirección a la parte interior del brazo. La siguiente vez que trabaje alrededor del seno, siga el mismo procedimiento, pero dando masaje de manera ascendente en dirección al músculo exterior del brazo (ver Diagrama 17A, lado 2). Es probable que al darle estos masajes a los senos, al principio encuentre algunos puntos muy sensibles. El doctor afirma que usted está limpiando acumulaciones de sangre vieja y estancada, y eso es cierto. Muy pronto verá que ya no encontrará puntos sensibles en o alrededor de los senos. Si llega a detectar en los senos algún punto bastante sensible que no ceda, asegúrese de consultarlo con su médico.

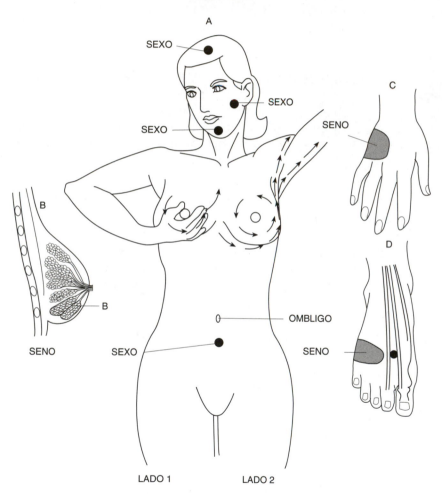

Diagrama 17: Áreas para estimular los senos, lado 1 y lado 2. En la sección B se muestra un corte transversal de las glándulas lactíferas (productoras de leche) y sus ductos. Fíjese cómo estas glándulas y sus ductos tienen un flujo hacia el pezón. En la sección C y D se muestran dos puntos de presión refleja a los senos.

Algo que vale la pena recordar es que diversas pruebas realizadas como parte de un estudio universitario en el que participaron cuarenta y siete mujeres, revelaron que un 65 por ciento de ellas eran capaces de disolver por sí solas sus protuberancias benignas y evitar una biopsia. Todo lo que hicieron fue alterar su dieta. Según el Dr. John Minton, lo único que se necesita es dejar de tomar café, té, chocolate y refrescos cola, que contienen estimulantes conocidos como metilxantinas. El doctor afirma que estos estimulantes provocan el desarrollo de protuberancias quísticas.

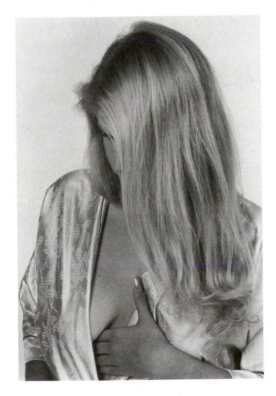

Fotografía 57: Una posición para dar masaje al seno y ayudar a desarrollar un busto más hermoso.

Ahora, un masaje de senos más.

Coloque los dedos de la mano izquierda sobre el pezón del seno izquierdo y lentamente dé un masaje describiendo círculos en dirección a la parte exterior del cuerpo. Agrande cada vez más esos círculos hasta cubrir el seno entero. Esto puede hacerse también con la palma de la mano. Trabaje con el otro seno de la misma manera.

Cómo usar la reflexología para tener cabello hermoso y saludable

La salud de su cabello refleja la salud de su cuerpo. El cabello es el marco de su rostro, e influirá en la imagen, ya sea bella u ordinaria, que otros ven. En una época acostumbraba pintar, y recuerdo que llevaba la pintura ya terminada a una tienda de marcos y escogía un marco para ella. Es sorprendente lo que un marco puede hacer para realzar la belleza de una pintura, y cómo un marco equivocado puede arruinar por completo la belleza de esa misma pintura.

Cómo darle energía a las raíces capilares por medio del estímulo reflexológico

Lo primero que hay que hacer para energizar las raíces capilares es tomar mechones de cabello y tirar. ¡Ay! (Ver Fotografía 10.) Esto deberá hacerlo en toda la cabeza. Al tirar de su cabello suavemente, sentirá como si su cabeza estuviera naciendo a la vida. Esta sensación le durará varios minutos. Fíjese en los Diagramas 12, 13 y 14 en los muchos puntos reflejos a glándulas y órganos que se ven estimulados al hacer este ejercicio. También se dice que esta técnica ayuda a combatir la resaca, la indigestión y otras molestias.

Si desea estimular aún más a estos puntos reflejos que se encuentran en la cabeza, cierre ligeramente sus manos sin apretar demasiado los puños. Haciendo un suave movimiento de vaivén con sus muñecas, golpee ligeramente toda la cabeza (ver Fotografía 11). Esto no sólo estimulará al cabello, sino también al cerebro, la vejiga, el hígado y muchos otros órganos del cuerpo. Fíjese en la Fotografía 12, que muestra el uso del cepillo de alambre para golpear ligeramente los puntos reflejos que se encuentran en la cabeza y enviar un estímulo eléctrico aún mayor al cabello y a muchas otras partes del cuerpo.

CÓMO ACTIVAR LOS PUNTOS REFLEJOS AL CABELLO

Pasemos ahora al milagroso método consistente en pulir las uñas para estimular el crecimiento del cabello (ver Fotografía 9). Coloque las uñas de los dedos de una mano contra las uñas de los dedos de la otra mano y púlalas unas contra otras. Pula cada vez más rápido, hasta que las haga sonar. Después de hacerlo por un momento, deténgase y relaje sus manos. Sentirá una acumulación de energía eléctrica en las manos. Al relajarse, podrá sentir cómo esta poderosa fuerza estimulará a su cuerpo entero.

> El Sr. D. vino a verme después de haber usado por unas cuantas semanas el método de pulido de uñas para que su cabello volviera a crecer. Me dijo que tenía muchos problemas para levantarse por la mañana. Parecía como si toda su energía se agotara durante la noche, y había estado así durante muchos años. Como tenía muy poco pelo, decidió hacer la prueba con mi método sugerido de pulir las uñas. Decidió que el mejor momento para hacerlo era en las mañanas antes de salir de la cama. Pulía sus uñas durante cinco minutos cada mañana y luego salía de la cama lleno de energía y de vitalidad. Un día se dio cuenta de que al pulir sus uñas estaba estimulando no sólo a su cabello, sino también a su cuerpo entero. Afirma que jamás ha vuelto a tener problemas para levantarse, y con gran felicidad me mostró un nuevo crecimiento del cabello en su cabeza. Estaba muy orgulloso. Me contó acerca de su suegra, una mujer de edad ya bastante avanzada. Tenía un cabello bastante canoso y había hecho la prueba con el mismo tratamiento. Me contó que ella también había recuperado mucha de su vieja energía, pero que además su hermoso cabello cano se estaba oscureciendo en la parte trasera de su cabeza.

Si desea tener un cabello hermoso, deberá mantenerlo limpio aplicándole champú a menudo. La zábila (áloe vera) y la jojoba son muy buenos para ayudar a mantener el cabello hermoso y saludable. El vinagre constituye un enjuague bastante bueno. Siempre lave su peine y su cepillo al lavar su cabello, y asegúrese de usar un peine largo que tenga un espacio amplio entre diente y diente de modo que no se doble y rompa su cabello. Yo uso un cepillo de alambre, que no sólo estimula el cabello, sino que también tiende a pasar por el cabello sin alterar el peinado.

He recibido muchas cartas maravillosas de lectores de todo el país que me han hecho saber de su éxito gracias al pulido de uñas. A continuación hay una de esas cartas:

Estimada Sra. Carter:

Hace un año más o menos, un viejo amigo de la familia nos reveló que por varios años había estado puliendo sus uñas, atribuyendo su abundante cabello a este procedimiento. Sus hermanos son bastante calvos.

Un amigo y yo nos interesamos en esto y comenzamos a investigar más sobre la materia, tarea que nos condujo a sus excelentes libros y, de manera específica, a la sección sobre el pulido de uñas.

A la luz de lo anterior, pensamos que en esta sociedad podría haber lugar para un aparato mecánico que estimulara el pulido de las uñas, por ejemplo, en la comodidad de un sillón mientras se ve la televisión. Después de muchas, muchas horas de ensayos y errores, éxitos y fracasos, finalmente logramos lo que nos propusimos hacer. El siguiente paso fue un programa de prueba.

Un grupo de treinta participantes que se encontraban experimentando pérdida de cabello y/o calvicie, cuyas edades fluctuaban entre los 20 y los 58 años, convinieron en someterse a un "tratamiento" de pulido de uñas simulado, que fue administrado por una mujer en una lugar determinado. Después de tres meses, nos sorprendimos de los resultados.

Todos y cada uno de los participantes notaron que su pérdida de cabello se había detenido.

Varios notaron que su cabello comenzó a crecer.

Varios notaron que sus áreas de cabello canoso habían comenzado a oscurecerse.

Hemos hecho una solicitud de patente para nuestra máquina y estamos a punto de extender nuestro programa de prueba. Pensamos que le interesaría esta información.

Gracias y ojalá continúe con su excelente trabajo.

Atentamente,

–W.R.

CÓMO ESTIMULAR LOS FOLÍCULOS CAPILARES

Veamos un poco más acerca del estímulo a los folículos capilares. Esta técnica es para las personas que han perdido su cabello y para las que encuentran que su cabello se está volviendo más delgado en ciertos puntos.

Coloque sus dedos índice y medio) delante de la mitad superior de las orejas, sobre la estructura ósea de la cabeza. Sabemos que el cabello necesita de estímulo para poder estar saludable, pero que principalmente necesita de sangre. Lo que usted hará es provocar, con las puntas de sus dedos, que la sangre ascienda hasta las raíces del cabello. Oprima lo suficientemente fuerte como para sentir que la sangre está siendo forzada de manera ascendente hasta llegar al cuero cabelludo. Hágalo varias veces, trabajando en dirección a la frente y luego en dirección a la parte media de la cabeza, hasta finalmente llegar a la parte trasera. Comience a hacerlo lentamente y sin hacer mucha presión al principio, o puede experimentar un dolor de cabeza.

CÓMO ENRIQUECER LA SANGRE PARA TENER UN CABELLO VIBRANTE

Trabaje el punto reflejo a la médula oblongada, que se encuentra en la parte trasera de su cuello (ver Diagrama 13) y mantiene funciones vitales del cuerpo tales como la respiración y la circulación. Se preguntará qué tiene que ver la respiración con un cabello saludable. La respiración proporciona el oxígeno necesario para energizar a nuestros cuerpos. Al respirar profundamente, enriquecemos la sangre con oxígeno y energía vitales para nuestra salud y esenciales para un cabello vibrante. Entonces, no olvide respirar profundamente y estimular el punto reflejo a la médula oblongada.

Contar con una buena circulación y con sangre saludable son, lo mismo que el agua, esenciales para nuestro cabello. La sangre necesita de agua suficiente para limpiar el cuerpo y mantener la piel húmeda y el cabello saludable.

Existen dos alimentos excelentes para un crecimiento saludable del cabello. Uno de ellos es la melaza, que tiene un alto contenido de hierro que enriquecerá a la sangre. (Añada dos o tres cucharadas a un vaso de leche pequeño, o úselo en la preparación de alimentos horneados.) El otro alimento es la alfalfa, que le suministra a la sangre los químicos necesarios para producir queratina, una sustancia necesaria para formar la principal materia del cabello y las uñas de los dedos. Tal vez necesite tomarla en forma de tableta. (Para mayor información sobre la alfalfa vea el Capítulo 32, "Las hojas de alfalfa seca hacen maravillas").

Una causa de la pérdida de cabello es la presencia de hormonas perezosas, al igual que un bajo nivel de actividad de la glándula pituitaria o la glándula tiroides. Usted deberá estimular los puntos reflejos a estas glándulas (ver Diagramas 2 y 12). Se sabe que la pituitaria libera por lo menos nueve hormonas, cada una de ellas con una función diferente. Algunos ejemplos de estas funciones son el control de la función renal: regular el equilibrio de agua, el color de la piel y el crecimiento de los huesos, el cabello y el cuerpo. Asegúrese de estimular a este agente curativo interior para poder disfrutar de un equilibrio hormonal saludable.

La glándula tiroides controla el desarrollo del cuerpo y estimula la actividad de las células y tejidos del cuerpo. Y el corazón mantiene a su sistema circulatorio en una condición óptima. Así que no descuide el estímulo de estos puntos reflejos, de modo que pueda disfrutar de una mejor salud y de un cabello con una apariencia más hermosa.

Ahora sabe todo lo que hay que saber para tener un cabello hermoso. Con una dieta rica en vitaminas y minerales (especialmente zinc), y muchas frutas y verduras, podrá tener el cabello más saludable y hermoso de todos.

Cómo tratar la tos y el resfrío con la reflexología

Los resfríos y la gripe por lo general comienzan con un dolor de garganta, así que debemos curar ese dolor de garganta antes de que se convierta en algo peor.

Si llego a percibir cualquier indicio de dolor de garganta, lo primero que hago es la postura del león del yoga. Esta sencilla postura permite detener un dolor de garganta antes de que comience (ver Fotografía 58). Arrodíllese, siéntese sobre sus talones, coloque las manos sobre las rodillas, y extienda los dedos separados unos de otros tanto como pueda. Haga una inhalación profunda y saque la lengua al exhalar, tratando de llegar al mentón con la punta de la lengua hasta que casi experimente náusea. Ponga rígidos los dedos y haga que sus ojos salten al mismo tiempo que se pone muy tenso. Mantenga esta posición de tensión por unos cuantos segundos y luego relájese. Repita esta postura cuatro o cinco veces, y se sorprenderá del alivio casi inmediato a su dolor de garganta. La postura del león suministra una cantidad adicional de sangre al área afectada. Tonifica y fortalece a los músculos y ligamentos de la garganta.

Postura de yoga ayuda a niño

Es verdaderamente sorprendente lo rápido que este método puede detener un dolor de garganta a cualquier edad. Un día que mi nieta de tres años de edad comenzó a quejarse de que le dolía la garganta, le pedí que hiciera esta postura. Todos los que nos encontrábamos con ella hicimos de la postura un juego y la practicamos junto con ella. Cuando se levantó, mi nieta dijo: "Ya no tengo ese dolor en el cuello, mamá".

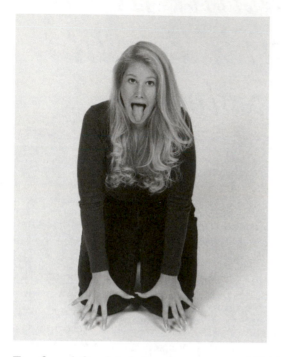

Fotografía 58: Posición para curar un dolor de garganta.

Ese fue el fin del dolor de garganta. Mi hija se sorprendió, aunque a ella le había enseñado a usar esta postura desde que era pequeña. En esa ocasión me dijo: "Nos involucramos tanto con los médicos y los medicamentos que anuncian, que olvidamos los métodos confiables y sencillos de la naturaleza".

Cómo curarse en lugares extraños

Yo le he enseñado esta postura a muchos de mis amigos; a algunos inclusive en lugares bastante extraños como, por ejemplo, los sanitarios de un gran centro vacacional. En esa ocasión, una mujer joven que tenía un fuerte dolor de garganta iba a dar por terminadas sus vacaciones y a marcharse a casa. Me dijo: "Planeamos estas vacaciones durante meses, trabajamos muy duro para encontrar a la persona adecuada que se quedara con los niños, hicimos reservaciones con casi un año de anticipación y, ahora, ¡esto! Realmente necesitábamos alejarnos un poco por un tiempo. Apenas llevamos aquí dos días y todavía tenemos dos semanas por delante". Le pregunté si estaba dispuesta a hacer la prueba con un ejercicio extraño que la ayudaría a curar el dolor de garganta de inmediato.

Le pedí que pusiera su suéter sobre el piso para arrodillarse, y le mostré cómo hacer la postura del león. La hizo varias veces, y cuando se levantó, me miró sorprendida. Sintió su garganta, tragó saliva varias veces, y me dijo que se sentía perfectamente bien. Le mostré los puntos reflejos correspondientes en los pies y manos, le dije que le diera masaje a cualquier punto sensible que encontrara, y le pedí que, si le era posible, consiguiera algo de vinagre de manzana (*apple cider vinegar*). Si esto no era posible, cualquier tipo de vinagre serviría. Le sugerí que lo diluyera con agua y que hiciera gárgaras frecuentemente, ingiriendo un poco cada vez que hiciera las gárgaras.

No sé si alguna vez he visto a alguien tan feliz. La mujer me abrazó y se puso a llorar de felicidad. Me dijo que iba a llamar a su casa y a decirle a su niñera qué hacer con sus hijos si les comenzaba a doler la garganta. Después de eso, la vimos a ella y a su esposo varias veces, y actuaban como si fueran recién casados.

CÓMO USAR LOS PUNTOS REFLEJOS DE LA MANO

El punto reflejo a la garganta se encuentra en la parte inferior del pulgar, en donde éste se une con la mano, y en toda el área, incluyendo a la membrana entre los dedos (ver Fotografía 36). Lo mismo es aplicable a los puntos reflejos a la garganta que se encuentran en los pies. Busque cualquier punto sensible en el área del dedo gordo, en donde se une con el pie. Le he ayudado a mucha gente a aliviar dolores de garganta dándole masaje a esta área en particular. También encuentro esta técnica particularmente útil en el caso de los niños muy pequeños que no pueden hacer las posturas y de las personas que no pueden arrodillarse sobre el piso para hacer la postura del león (ver Fotografía 58).

El vinagre de manzana tiene un gran poder curativo, especialmente para destruir gérmenes. En el libro *Folk Medicine* del Dr. D. C. Jarvis, éste nos habla de los usos y las curas derivadas de la aplicación del vinagre de manzana. Uno de ellos es su capacidad para curar los dolores de garganta ocasionados por estreptococos.

Un remedio inusual

Un verano, llevé a mi nieta de ocho años de edad a nuestro rancho. Su madre me dijo que habían llevado a la niña al doctor a causa de un dolor de garganta por estreptococos, pero que se había curado con medicamentos. Llevábamos más o menos dos días en el rancho cuando comencé a notar que estaba teniendo problemas para tragar saliva. Vi su garganta y la encontré cubierta de nódulos blancos. Sabía que los estreptococos habían regresado. De inmediato comencé a darle una mezcla de dos cucharaditas de vinagre de manzana en un vaso de agua. Le pedí que hiciera gárgaras con esta mezcla cada media hora y que tragara un poco cada vez. En un tiempo muy breve, su garganta se encontraba libre de toda inflamación y los gérmenes estreptococos jamás volvieron.

CÓMO EXPLORAR LA LENGUA

Usar la sonda para lengua también es muy útil para curar un dolor de garganta. Sencillamente oprima la parte trasera de la lengua con este aparato reflexológico, tratando de detectar puntos reflejos sensibles en la lengua. Algunos de ellos pueden ser muy dolorosos, pero recuerde lo que siempre decimos en reflexología: "Si le duele, frótelo". Como ésta es un área refleja sensible para muchas disfunciones del cuerpo, asegúrese de revisar cualquier punto que pudiera detectar en la lengua (ver Fotografía 23).

AYUDA PARA OTROS SÍNTOMAS

Ahora que hemos aprendido a eliminar uno de los primeros signos de un resfrío, pasemos a los demás síntomas, el estornudo y la tos.

Cuando uno ha desarrollado un fuerte resfrío, no es aconsejable dar tratamientos reflexológicos completos. Un resfrío por lo general indica que se han acumulado impurezas en el cuerpo y que éste está tratando de "limpiar la casa" expulsando a estas sustancias tóxicas perjudiciales. Al dar masaje a ciertos puntos reflejos, estamos ayudando al cuerpo a eliminar venenos y a forzar a ciertos órganos y glándulas a que realicen un trabajo adicional y le ayuden a limpiar la casa. Por ello, los únicos puntos reflejos que trabajaremos durante un resfrío serán el punto reflejo a la pituitaria, que se encuentra en el centro del dedo gordo del pie y en el pulgar, y los puntos reflejos a la garganta. De la misma forma, podemos oprimir y dar masaje a los puntos reflejos a los pulmones para ayudarles a utilizar un suministro de oxígeno adicional.

En los Diagramas 7 y 8 podrá ver los puntos reflejos especiales para los pulmones. Oprima esta área en su totalidad si encuentra puntos sensibles en o cerca de esos puntos reflejos. De la misma forma, usted deberá buscar puntos reflejos sensibles en las orejas y los puntos reflejos calentadores del cuerpo en la cabeza (ver Diagramas 14 y 15).

Si desea cortar un resfrío antes de que éste se presente, aplique una lavativa de café. Yo lo he hecho muchas veces, y realmente funciona. Utilice aproximadamente tres cucharaditas de café instantáneo en un litro de agua caliente o prepare una taza de café común y úselo. Se dice que este tratamiento estimula al hígado. No utilice una lavativa de café por la noche; puede mantenerlo sin dormir. Utilice miel en su lugar.

El vinagre y la miel son buenos remedios para tomar oralmente, y no olvide el poder de la cebolla y las maravillosas propiedades curativas del ajo. Todos sabemos que debemos tomar una cantidad considerable de vitamina C para detener un resfrío o para ayudarnos a superar uno rápidamente. Consuma muchos limones, pero no naranjas o toronjas (pomelos). Para bajar una fiebre, dé masaje a los puntos reflejos a la pituitaria.

Cómo un fuerte ataque de tos fue detenido instantáneamente

En una ocasión en que me encontraba en un gran hotel en Hawai, noté que una de las camareras tenía un fuerte ataque de tos. Apenas podía dejar de toser para respirar. Cuando salimos al pasillo, me acerqué y le dije: "Coloque su dedo aquí de esta forma". Le mostré cómo apretar la articulación que se encuentra cerca del extremo de su dedo medio con los dedos de la otra mano. Al principio se mostró un tanto desconcertada y dudosa, hasta que una camarera hawaiana de más edad se acercó y le dijo: "Haz lo que te dice; ella sabe". Así que la muchacha hizo lo que le dije y casi de inmediato dejó de toser.

Al regresar unas horas más tarde, me saludó con gran entusiasmo; no sabía cómo darme las gracias. No mostraba un solo signo de esa tos que tantos problemas le había estado ocasionando antes. Estuvimos ahí durante varios días, y jamás volví a escucharla toser.

Espero que usted le comunique la sencilla y sensacional posibilidad del masaje reflexológico a cualquier persona que pudiera encontrarse con un problema de salud difícil de superar. Y también que le diga a estas personas que le pasen esa misma información a otros. Cada vez que lo haga, encenderá una vela más que enviará rayos de luz curativa a un mundo enfermo y lleno de sufrimiento.

La reflexología para combatir la bronquitis

Estimada Sra. Carter:

Sé que todo lo que usted dice en sus libros es cierto. Uso muchos de sus métodos para ayudar tanto a amigos como a seres queridos, al igual que a mí misma. Y quiero contarle de una experiencia que tuve.

Una mañana, me levanté con un fuerte ataque de tos. Sentía que me ahogaba y estaba muy enferma, de modo que fui a ver a un doctor. Después de haber revisado mi garganta y de haberme hecho un estudio de rayos X en el pecho, me dijo que tenía bronquitis. Le comenté a mi suegro de mi problema, y entonces me aplicó uno de los tratamientos reflexológicos que usted describe en su libro. Regresé a ver al doctor unos días más tarde y me dijo que me encontraba bien. Ahora, cada vez que me enfermo, acudo a mi suegro y él me cura. Toda la gente, joven o vieja, debería tener sus libros de reflexología en casa.

Gracias.

–. M.N.

Cómo curar los dolores de cabeza con la reflexología

Los dolores de cabeza se originan por muchas razones; algunos como consecuencia de problemas de salud específicos tales como gripe, problemas digestivos, depresión, fatiga visual, problemas con los senos paranasales, fiebre del heno y otras alergias, y estrés. Al usar la reflexología, usted trabajará el punto reflejo que corresponda a la parte del cuerpo que está ocasionando el dolor. Millones de personas recurren a medicamentos para obtener un alivio temporal. Pero ahora usted puede recurrir a la naturaleza y a la reflexología, y aprender técnicas rápidas y seguras para detener un dolor de cabeza casi de inmediato. Y además puede hacerlo usted mismo en cualquier lugar en que se presente el dolor de cabeza –en su casa, en la oficina, en una fiesta, al ir de campamento, etcétera. Como la reflexología tiende a curar al cuerpo entero abriendo las líneas eléctricas bloqueadas, evita que el dolor de cabeza se vuelva a presentar.

Fíjese en los Diagramas 12, 13 y 14. No es de sorprender que la cabeza pueda doler en tantos lugares. Fíjese en todos los puntos reflejos que se encuentran en la cabeza y en la cara. Si se pone a considerar que cada uno de ellos se encuentra conectado con un canal eléctrico que conduce a alguna parte de su cuerpo, podrá fácilmente comprender por qué es que la cabeza puede doler.

Usando los puntos reflejos de la mano

Comencemos con los puntos reflejos que se encuentran en las manos. Estos son los puntos reflejos más fáciles y simples de alcanzar en caso de cualquier emergencia. Como los puntos reflejos que se encuentran en los pulgares representan el área de la cabeza, primero dé masaje a los puntos reflejos existentes en el pulgar. Con el pulgar de una mano, comience a ejercer presión sobre el centro de la yema del pulgar de la mano opuesta; entonces, apriete ambos lados del pulgar ejerciendo presión sobre ambos lados de la uña. Utilizando una presión firme, dé masaje justo debajo de la uña del dedo sobre la parte superior del pulgar, buscando puntos reflejos sensibles. Cubra el pulgar entero dando masaje para detectar esos puntos. Recuerde: no frote la piel, sino los puntos reflejos que están debajo de la piel. Si no encuentra ningún punto generador de dolor en un pulgar, cambie de mano y dé al otro pulgar el mismo masaje. Cuando encuentre un punto que genere dolor, déle masaje por varios minutos o hasta que la cabeza le deje de doler. Esto funciona nueve de cada diez veces (ver Fotografía 59).

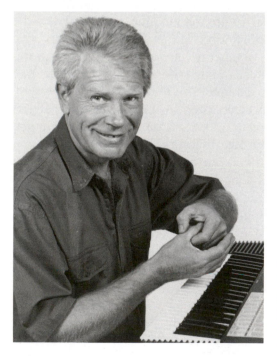

Fotografía No. 59: Organista da masaje a los puntos reflejos en el pulgar para relajar los nervios y detener un dolor de cabeza.

Si persiste el dolor de cabeza, coloque el pulgar de una mano sobre la membrana de la otra mano, entre el pulgar y el dedo índice. Pellizque y dé masaje a toda esta área, hasta el punto en donde sienta que los huesos se unen, tratando al mismo tiempo de detectar puntos reflejos sensibles (ver Diagramas 4A y 4D y Fotografía 36). Este punto reflejo estimula a muchas partes del cuerpo, así que si encuentra un punto generador de dolor aquí, asegúrese de darle masaje. Si no detecta en esta zona ningún punto de dolor, cambie de mano y haga lo mismo con la mano opuesta. Como éste es uno de los puntos reflejos más cruciales para el cuerpo entero, es una buena idea mantener a esta área libre de puntos generadores de dolor en todo momento.

Si el dolor de cabeza *todavía* persiste, oprima y dé masaje a los puntos reflejos que se encuentran en el centro de ambas manos, tratando de detectar cualquier punto reflejo sensible. En este caso puede ser de utilidad el aparato mágico para masaje reflexológico, que deberá usarse todos los días para ayudar a mantener a estos puntos reflejos estimulados y a las líneas eléctricas vitales abiertas a todas las partes del cuerpo.

USANDO LOS PUNTOS REFLEJOS DEL PIE

Usted encontrará que darle masaje a los puntos reflejos de los pies hace maravillas, no sólo en el caso de un dolor de cabeza, sino también con cualquier otro problema que pudiera tener. Dé masaje a todos los puntos reflejos existentes en cada pie, tratando de detectar puntos reflejos sensibles. Tal vez encuentre que los puntos reflejos en sus pies son más sensibles que aquellos en cualquier otro lugar del cuerpo. Creo que estos puntos reflejos en los pies son los más poderosos de todos en lo que se refiere a su capacidad para estimular el envío de la fuerza vital curativa a todas las partes de su cuerpo, pues permiten abrir líneas eléctricas cerradas o con obstrucciones.

Es también por eso que yo en lo particular recomiendo ampliamente el uso del aparato reflexológico para masaje de pies. Es fácil de usar mientras uno ve la televisión, habla por teléfono o está sentado en cualquier lugar (ver Fotografías 46 y 47). Realmente, estimulará el flujo de la *fuerza vital curativa universal* al interior de cada parte de su cuerpo y llegará al área con problemas de funcionamiento que le esté ocasionando ese molesto dolor de cabeza. Si todavía no ha podido detener el dolor de cabeza, pasaremos a otros puntos reflejos.

Entre las muchas cartas que he recibido, se encuentra ésta de una de mis estudiantes que pudo ayudar exitosamente a una amiga a eliminar un terrible dolor de cabeza.

> Estimada Sra. Carter:
>
> Una de mis amigas más cercanas había acudido a un neurólogo y a muchos otros doctores, que le habían realizado muchos exámenes para ver cómo podían curarle un terrible dolor de cabeza. Desafortunadamente, no tuvo ningún éxito hasta que pude persuadirla de que me permitiera trabajar en la parte interior de su segundo dedo del pie, en donde se une al pie, al lado del dedo gordo. Después de unas cuantas veces de haber trabajado este punto reflejo, su dolor de cabeza desapareció. Ahora está esparciendo por todos lados las maravillosas noticias de su curación.
>
> Dios la bendiga y muchas gracias.
>
> –N.G.

TRATAMIENTO REFLEXOLÓGICO PARA LOS DOLORES DE CABEZA FRECUENTES

Cómo darle masaje a la cabeza

En el Diagrama 13 podrá ver el punto reflejo que recibe el nombre de médula oblongada y que se encuentra sobre la base del cráneo. Este punto reflejo es importante para tratar diversos problemas de salud ocasionados principalmente por el estrés. Es a este punto reflejo al que llamamos un punto de estrés. Oprimirlo le traerá alivio a varios problemas de salud, y al dolor de cabeza. Como por su ubicación se hace difícil encontrarlo y también controlar la presión requerida, le resultará más conveniente utilizar el aparato para masaje reflexológico de mano. No necesitará ejercer una gran presión sobre este punto reflejo en particular; sencillamente deberá oprimir con la firmeza suficiente como para sentir la presión en su cabeza.

En las Fotografías 13, 15, 16, 17 y 55 podrá ver cómo los dedos están siendo presionados sobre muchas áreas de la cabeza al mismo tiempo. Utilice una presión suave pero firme conforme mueva los dedos a diferentes puntos reflejos usando un ligero masaje circular.

Recuerde que usted está dándole masaje a los puntos reflejos que se encuentran debajo de la piel, no a la piel misma. Si encuentra cualquier punto reflejo que produzca dolor al tacto, déle masaje por unos cuantos minutos. Dé masaje también a los puntos reflejos que se encuentran alrededor de las orejas, tratando de detectar cualquier punto sensible. Existe un punto reflejo en la oreja que se sabe alivia ciertos tipos de dolor de cabeza. Primero, necesitará fijarse en el Diagrama 15, que muestra entre otras cosas los puntos reflejos al cuello, la frente y la parte trasera de la cabeza. Estos puntos reflejos básicos se encuentran en el cartílago a lo largo de la parte trasera y la parte inferior del agujero de la oreja. Sostenga el pulgar detrás de la oreja y haga presión con su dedo índice o con su dedo medio sobre estos puntos (un solo dedo bastará para llegar a todos estos puntos conforme lo desplace con un movimiento relajante de presión circular). A continuación, oprima y trabaje el lóbulo de la oreja, con suavidad si el dolor de cabeza es moderado y vigorosamente si el dolor es intenso. Continúe dando masaje hacia abajo por el lado del cuello en dirección a los hombros y a lo largo de la parte superior de estos (ver Fotografía 40). Dé masaje a todos los músculos que se encuentran en la parte trasera del cuello para liberar cualquier tensión que pudiera estar haciendo que la circulación al cerebro, los ojos y otros órganos en el interior de la cabeza sea más lenta (ver Fotografía 14).

Usando el pulpejo de sus manos para ejercer presión adicional

Si sus dedos no tienen la suficiente fuerza como para poder trabajar los puntos reflejos en su cabeza, puede usar el pulpejo de sus manos. Al hacer este ejercicio, tenga cuidado de no oprimir demasiado fuerte, ya que al ejercer este tipo de presión por lo general se imprime más fuerza de la que uno cree. Puede utilizar el pulpejo de una mano a la vez, o bien entrecruzar los dedos de ambas manos (ver Fotografía 60) detrás de la cabeza, usando ambos para trabajar y oprimir los puntos reflejos. Empleando esta técnica podrá alcanzar muchos puntos reflejos.

Incline la cabeza hacia adelante para obtener un alivio rápido

Le explicaré ahora otra forma rápida para liberar presión del área de la cabeza. Incline su cabeza hacia adelante, trabajando los puntos reflejos que se encuentran en ella. Ejerza una ligera presión sobre toda la cabeza con sus dedos o bien con los nudillos, realizando un movimiento lento parecido al que usa al aplicar champú a su cabello. Comience por la parte superior y luego trabaje hacia abajo. Si encuentra puntos reflejos sensibles, trabaje estos puntos por unos 15 a 30

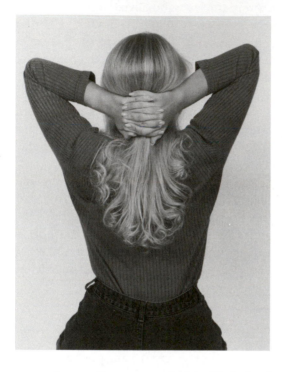

Fotografía 60: Si desea obtener una presión adicional, utilice el pulpejo de sus manos para estimular los puntos reflejos que se encuentran en la parte trasera de la cabeza.

segundos y luego continúe. Trabaje hacia arriba y hacia abajo, cubriendo toda la cabeza; cada vez podrá añadir más presión, pero jamás demasiada, pues puede ocasionarse contusiones.

Retire las manos de su cuerpo y déles una ligera sacudida; esto hará que disminuya la tensión en su cabeza. Repita dos veces.

Cómo curar dolores de cabeza ocasionados por fatiga visual

Si usted tiene un dolor de cabeza ocasionado por fatiga visual, deberá trabajar los puntos reflejos a los ojos, que se encuentran en cada pie, en la base de su segundo y tercer dedo, o en las manos, en la base de los dedos índice y medio de cada una (ver Diagramas 3 y 5).

Ya más arriba, a ambos lados del puente de la nariz, se encuentran otros dos puntos reflejos. Apenas por encima de los ojos, justo debajo de la parte inferior de la ceja, utilice los dedos medios y trabaje estos puntos reflejos simultáneamente.

El punto reflejo más común en la cabeza se encuentra del lado exterior de los ojos, en las sienes. Dé masaje a estos puntos con los dedos medios al mismo tiempo. Si tiene las uñas largas, puede usar los nudillos (ver Fotografía 61).

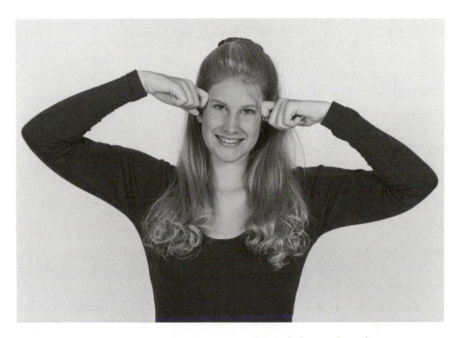

Fotografía 61: Utilice los nudillos para aliviar dolores de cabeza producidos por tensión. Los nudillos funcionan bien en el caso de las personas que tienen los dedos débiles o las uñas largas.

OTROS MÉTODOS PARA ALIVIAR EL DOLOR DE CABEZA

Tal vez usted necesite modificar su dieta y comenzar a comer muchas frutas y verduras frescas, evitar el azúcar y el chocolate y (en el caso de algunas personas) el café y los productos lácteos. No coma en exceso. Éste es el pecado más común contra la salud cometido por los estadounidenses. Comemos demasiado. Puedo recordar a quienes decían que mis abuelos comían como pajaritos. Sin embargo, vivieron saludablemente hasta llegar a los 99 y los 103 años de edad.

El ya desaparecido Edgar Cayce le pedía a muchos de sus pacientes que se sentaran con la espalda erguida y que movieran el mentón hacia adelante hasta tocar el pecho, para luego mover la cabeza hacia atrás tanto como les fuera posible a fin de abrir el flujo en las líneas de circulación de sangre que llevan a y parten de la cabeza. Conocí a una mujer que hacía esto cien veces al día, y dejó de usar anteojos. Pero no lo haga más de cinco veces al principio, o comenzará a experimentar un dolor de cabeza como consecuencia de músculos tensos y adoloridos.

Una de las mejores formas de curar un dolor de cabeza consiste en caminar mucho, especialmente si se hace al aire libre. Asegúrese de llevar un buen par de zapatos. En teoría parecería ser que cuando hacemos ejercicio, los pulmones procesan más oxígeno, lo que aumenta la circulación y libera la tensión. Los ejercicios aeróbicos, respirar hondo y la reflexología son todos buenos métodos para evitar los dolores de cabeza producto de la tensión.

Otra persona me escribió para decirme que el mejor tratamiento para esos dolores de cabeza, junto con la reflexología, consiste en remojar las manos o pies en agua por quince minutos. Esa persona afirmaba que siempre le daba resultados. A algunas personas les funciona, ya que los pies o manos se calientan, la temperatura del cuerpo aumenta en esta área del cuerpo, y esto finalmente hace que la sangre comience a fluir, descendiendo a esta parte del cuerpo y alejándose de la cabeza para liberar toda la tensión acumulada.

En esta sección le he descrito muchas maneras de eliminar sus dolores de cabeza para siempre. No es necesario que utilice todas estas técnicas; sencillamente escoja aquéllas que parezcan ayudarlo más, y viva por el resto de su vida libre de dolor.

CÓMO CURAR UNA JAQUECA (MIGRAÑA)

Si usted siente que tiene lo que se conoce como migraña o jaqueca, lo primero que deberá hacer es buscar su causa. Muchas personas han padecido de terribles dolores de cabeza durante años, únicamente para descubrir que estos son consecuencia de una alergia a un simple objeto casero. Algunas jaquecas son ocasionadas por un desajuste en la espina dorsal o el cuello. Muchos dolores de cabeza son ocasionados por aditivos en los alimentos o por la contaminación ambiental.

Sé de muchas personas que se han librado de lo que llamaban migraña usando el sencillo método del masaje reflexológico. Una vez que haya oprimido los puntos reflejos en su cuerpo, incluyendo los puntos reflejos en las manos y los pies, busque en el cuello y la cabeza puntos reflejos sensibles que le den algún indicio de la causa de su dolor. Trabaje todos los puntos reflejos involucrados. Mantenga a su timo activo golpeándolo ligeramente a menudo, y sonría mucho (ver Fotografía 2).

Durante muchos años mi hija padeció de terribles dolores de cabeza; los músculos de la parte trasera de su cuello se tensaban, interrumpiendo la circulación de la sangre a su cabeza. Un día se mudó de la comunidad en la que vivía, que se encontraba en un valle, para ir a vivir a las montañas; sus dolores de cabeza cesaron casi por completo. Cada vez que iba a algún lugar en el valle, invariablemente regresaba a casa con un terrible dolor de cabeza. El masaje reflexológico la ayudaba, pero no podíamos averiguar la causa hasta que descubrimos que el *smog* era el culpable, el causante de lo que nosotros pensábamos eran migrañas.

Usted debería poder encontrar la causa y eliminar su dolor de cabeza examinando sus puntos reflejos y dándoles masaje para eliminar todo dolor. Si la causa es una alergia o algún aditivo presente en sus alimentos, entonces deberá eliminarla a través de la experimentación.

Dé masaje especialmente a la médula oblongada, que se encuentra en la parte trasera de la cabeza (ver Diagrama 13). Dé masaje además a los puntos reflejos que se encuentran a la mitad de la médula y las orejas (ver Fotografía 14). Dé masaje a los puntos reflejos relacionados con el dolor, la membrana que se encuentra entre el pulgar y el índice (ver Fotografías 36 y 43), y también entre el dedo gordo del pie y el dedo que le sigue (ver Diagramas 6A, 6D y 6E). Dé masaje a los puntos reflejos al estómago que se encuentran en las manos, en los pies y en el cuerpo (ver Diagramas 3, 5, 7 y 8).

La hierba conocida como matricaria (magarza, expillo, *feverfew*) es muy efectiva para detener la migraña en muchas personas. La cantidad recomendada es una tableta, tres veces al día.

DESMAYOS Y MAREOS

Si siente venir un desmayo, deberá hacer de inmediato que su cabeza descienda hasta quedar debajo de su corazón. Cuando estaba embarazada y sentía que llegaba un mareo, fingía que tenía un problema con el zapato y nadie notaba que lo que en realidad estaba haciendo era evitar un desmayo. Una vez que haya hecho que la sangre llegue a su cabeza, oprima fuertemente la zona que se encuentra entre su nariz y su labio (ver Fotografía 50). Oprima el punto reflejo a la adrenal que se encuentra en el centro de cada mano y también en el centro de cada pie (ver Diagrama 2). Oprima sus uñas contra el centro de la yema de sus pulgares para dar masaje a las glándulas pineal y pituitaria.

Cuando tenga tiempo, revise todos sus puntos reflejos para encontrar la causa de sus mareos, y una vez que detecte los puntos apropiados, déles masaje.

Para detener un ataque súbito, tome su pulgar y jálelo hacia atrás en dirección a la muñeca (ver Fotografía 62).

Niño ayuda a su maestro en la escuela

Estimada Sra. Carter:

Quisiera contarle lo que mi hijo David, de once años, hizo por su maestro mientras se encontraba en la escuela.

El maestro de David le asignó a la clase una actividad y les preguntó si podrían estudiar sin hacer ruido, pues tenía un terrible dolor de cabeza. David se dirigió sin hacer ningún ruido al escritorio del profesor J. y comenzó a presionar suavemente algunos puntos reflejos de su cabeza.

Nosotros ni siquiera sabíamos que él sabía cómo hacer esto. Cuando usted vino a casa y curó a su padre de un dolor de cabeza, hace más o menos un mes, David se divirtió mucho mirándola mientras lo hacía.

El profesor J., su maestro, vino a vernos esa misma noche, pues quería saber qué era lo que David había hecho y en dónde lo había aprendido.

En sus palabras, nos dijo: 'Me dolía tanto que difícilmente podía soportarlo. Me había tomado unas aspirinas, pero no me ayudaron en absoluto, y de repente sentí ese suave toque sobre mi cabeza. Por un momento pensé que se trataba de un ángel. Pensé que tal vez estaba muerto'. El profesor J. se rió. 'Parecía como si la cabeza me hubiera dejado de doler casi instantáneamente. Abrí los ojos y ahí estaba David haciendo todas esas extrañas presiones con sus dedos sobre mi cabeza. No sólo desapareció el dolor de cabeza, sino que físicamente me sentí de maravilla. Por lo general, después de uno de estos ataques, me sentía agotado y enfermo durante varias horas. David me dijo que se trataba de la reflexología. Yo tenía que venir y aprender más de ella. Jamás he sentido un alivio tan completo en toda mi vida'.

El profesor piensa que David es un curandero innato. ¿Cómo podríamos agradecerle que nos haya enseñado todos estos sencillos métodos de curación naturales?

–J. S.

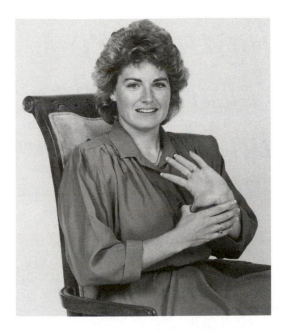

Fotografía 62: Posición para tirar del pulgar hacia atrás y ayudar a detener un ataque súbito.

Cómo usar la reflexología para aliviar el dolor de espalda

Todos los médicos reconocen la importancia que la espina dorsal tiene para la salud del cuerpo en general. Una buena parte de nuestro bienestar depende de la condición de la espina dorsal. La mayor parte del dolor en la espalda es provocada por la tensión en los músculos que rodean a la espina dorsal. Cuando se hace un esfuerzo indebido en un músculo ubicado en cualquier lugar de la espalda, éste tiende a tensarse y a tirar de ciertas vértebras, haciendo que la espina dorsal pierda su alineación. Todos sabemos bien que el cuerpo no puede funcionar adecuadamente y gozar de una salud perfecta si la espina dorsal está desalineada.

El dolor en la parte inferior de la espalda es la queja médica más común en Estados Unidos

Muchas personas en Estados Unidos han padecido de este doloroso mal durante años. Han acudido a doctores y a quiroprácticos sin obtener ningún alivio duradero. Cuando finalmente encuentran a un reflexólogo que conoce el método de dar masaje a los puntos reflejos, en la mayoría de los casos encuentran un alivio permanente.

Alivio a los dolores de espalda en todo el mundo

He recibido cientos de cartas de personas de todo el mundo comentándome acerca del maravilloso alivio que muchas personas han recibido para sus problemas de dolor de espalda. Esas personas utilizaron el método sencillo, aunque efectivo, consistente en darle masaje a los puntos reflejos a la espalda que se encuentran en sus manos y sus pies. Ahora iremos un paso más allá y veremos cómo usar este maravilloso método curativo para darle masaje a los puntos reflejos en otras partes del cuerpo, algo que también traerá un alivio casi instantáneo al dolor en la espalda.

Benéfica ayuda para un problema de espalda

Estimada Sra. Carter:

Durante varias semanas tuve problemas con un dolor en los músculos de la espalda. Nada parecía ayudar por mucho tiempo. Un día, decidí hacer la prueba con una técnica de masaje reflexológico diferente, ya que la reflexología siempre me había ayudado en el caso de otros dolores. Revisé mi mano con el diagrama, y llegué a la conclusión de que no había estado dando masaje en el lugar correcto. Los músculos del lado derecho de mi espalda estaban afectados, así que traté de detectar cualquier punto sensible en el pulpejo de mi mano derecha, debajo del dedo meñique, y descubrí algunos puntos muy sensibles. Después de haberlos frotado durante varios minutos, el dolor en mi espalda disminuyó. En unos tres días, todo indicio de dolor y de tensión habían desaparecido, y jamás volvieron. Vale la pena hacer uno sus propios exámenes con la ayuda de los diagramas cuando un problema no desaparece siguiendo las instrucciones. De verdad creo que siempre existe un punto reflejo en algún lugar que alivia el dolor y elimina su causa, si sencillamente lo buscamos. He comprobado que esto es verdad. Gracias.

–J.S.

Alivio a dolor de espalda

Estimada Sra. Carter:

Soy una mujer de 21 años, y tengo un empleo que me exige estar de pie y con el cuerpo flexionado todo el día. He visitado a

varios quiroprácticos, pero no he mejorado mucho. El lunes pasado apenas podía caminar, moverme, inclinar el cuerpo o girar la
cabeza, pues la parte inferior de la espalda me dolía bastante. Una
amiga me sugirió que hiciera la prueba con la reflexología. Yo
estaba dispuesta a hacer la prueba con cualquier cosa, así que fui
a ver a la Sra. K., y en unos quince minutos me sentía como una
persona totalmente nueva. Esa tarde pude ir de compras y hacer
algunas tareas domésticas y, lo más importante de todo, pude ir a
trabajar al día siguiente ¡sin experimentar ningún dolor! Me sentí
muy feliz con los resultados, y ahora soy una firme creyente en la
reflexología.

–C.N.

Estimada Sra. Carter:

Hace tres semanas, una de mis estudiantes, una joven mujer de
poco menos de treinta años de edad, comenzó a experimentar un
intenso dolor en la espalda, la cual se había lastimado. Se resistía
a tomar los medicamentos que el doctor le había recetado, ya que
le provocaban efectos adversos y no podía asistir a la escuela. No
me era posible tocarla mientras estuviéramos en la escuela, así que
le pedí que se quitara los zapatos y le dije cómo darle masaje al
área de respuesta a la espina dorsal. Experimentó un alivio instantáneo. Desde ese día, ha estado asistiendo a la escuela en un perfecto estado de salud. Para mí, la mejor inversión que he hecho es
el tiempo que he dedicado a estudiar la reflexología. Me hace feliz
ver la expresión de alivio y felicidad en las caras de los que han
recuperado la salud.

–Sra. B.

CÓMO TRABAJAR LOS PUNTOS REFLEJOS
SENSIBLES

Permítame explicarle cómo trabajar los puntos reflejos que se encuentran en las manos y los pies para aliviar muchos tipos de dolor de espalda.

En el Diagrama 5 podrá ver que la columna en su totalidad se
encuentra exactamente en el centro del cuerpo. Fíjese en los pies y

notará que, a partir del dedo gordo y por la parte interna del pie, existe casi una réplica de la espina dorsal. Siga esta área con los dedos o con un aparato para masaje reflexológico a lo largo del pie hasta llegar al talón. Si usted tiene cualquier debilidad en la espina dorsal, encontrará puntos muy sensibles en esta área. Si esa sensibilidad está cerca del dedo gordo del pie, entonces su espina dorsal es débil en el área que se encuentra entre los hombros. Al avanzar hacia el talón, usted estará siguiendo la espina de manera descendente hacia el hueso caudal (el coxis). Al trabajar cualquiera de estos lugares sensibles, estará estimulando el paso de una fuerza vital renovada a aquella parte de la espina dorsal que por alguna razón no está obteniendo un suministro de energía completo. Cuando trabaja estos puntos reflejos sensibles en sus pies, es como si activara un circuito eléctrico al que se le hubiera interrumpido el suministro de energía.

En las manos encontramos los mismos puntos reflejos a la espina dorsal, pero nuestro diseño del circuito eléctrico de los puntos reflejos pasa al dedo índice y al hueso que va de la base de este dedo hasta la muñeca (ver Fotografía 63). También trabajaremos en las estructuras óseas del pulgar, en donde éste se une con la muñeca. Esto ayudará a la parte inferior de la espalda.

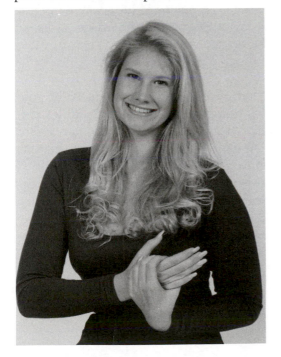

Fotografía 63: Posición de masaje a los puntos reflejos en las manos para curar problemas de la espalda.

Curación en unos cuantos minutos

Estimada Sra. Carter:

Cuando mi hermano me llevó a verla a usted, yo tenía un dolor tan fuerte en la espalda que apenas podía caminar. Me había lastimado la parte inferior de la espalda, y en vez de mejorar, cada vez estaba peor. Mi familia finalmente me convenció de ir a verla. En unos minutos, después de que usted oprimiera unos cuantos puntos reflejos en mi espalda y algunos otros en la parte trasera de mis piernas el dolor desapareció. Ahora, cada vez que tengo un dolor de espalda, le pido a mi esposa que trabaje esos puntos reflejos en la forma en que usted nos enseñó. No sabemos cómo agradecérselo.

–S.M.

POR QUÉ OTROS TRATAMIENTOS A VECES FALLAN

Cuando los músculos no son sueltos y flexibles, pueden hacer que los huesos se vuelvan a salir de su lugar (después de un ajuste de espina dorsal) si permanecen tensos. En la mayoría de los casos, el ajuste quiropráctico ayuda, pero si la espalda no responde al ajuste, usted deberá recurrir al masaje reflexológico para relajar y aflojar esos músculos tensos.

Todos los músculos requieren de sangre fresca y oxigenada, y no pueden responder a los impulsos nerviosos sin ella. Los músculos tensos tienen una gran necesidad de oxígeno. Por lo tanto, primero aprendamos a aflojar esos músculos. Al darle masaje a los músculos para que a su interior pueda fluir sangre fresca y oxigenada, usted también estará volviendo a abrir los canales que permiten el flujo de energía vital al sistema eléctrico. La fuerza vital fluirá una vez más a través de los circuitos y hará que el poder curativo de la naturaleza entre en juego. Al ejercer presión sobre ciertos puntos reflejos, usted abre los canales por los que las fuerzas curativas circulan hasta llegar a las áreas del cuerpo con un funcionamiento deficiente.

LA MAYORÍA DE LOS TRATAMIENTOS CONVENCIONALES SON INÚTILES

Al considerar la importancia de mantener a sus músculos fuertes y flexibles, comprenderá el daño que la mayoría de los métodos convencionales pueden ocasionar. Un aparato ortopédico hará que los músculos se pongan rígidos por la falta de movimiento normal, y las técnicas de tracción tampoco proporcionan una mejoría permanente, ya que no alivian a los músculos tensos. Cuando los músculos se tensan demasiado por un cierto período de tiempo, pierden circulación, y sin un suministro de sangre adecuado, se deterioran. La terapia a base de drogas no hace nada por los músculos tensos. Además, ¡está la cirugía! Pero incluso después de todo el gasto y el sufrimiento que una cirugía implica, no existe garantía de que el dolor no regresará o de que no quedará usted lisiado.

¿Por qué no tratar de aflojar esos músculos tensos antes de recurrir a cualquiera de estos tratamientos? Déle al masaje reflexológico una oportunidad. Al masajear estos músculos, no olvide hacer una presión profunda con los dedos y frotar *a través de* los músculos, no con ellos. Aflójelos para que la fuerza vital pueda circular por ellos de una manera natural.

Yerno curado de dolor en la parte inferior de la espalda

Hace algún tiempo me encontraba visitando a mi hija y su familia. Mi yerno había estado padeciendo de una lesión en la espalda por varios meses. Le di un tratamiento reflexológico que lo curó durante el tiempo que estuve ahí. Después de mi partida, no continuaron con los tratamientos, de modo que su viejo problema regresó. La última vez que los visité, le pedí a mi yerno que se recostara sobre el piso para que pudiera examinarle los tendones de sus ligamentos, que se encuentran detrás de los muslos. Estos músculos se encontraban muy tensos y le provocaban mucho dolor al darles masaje. Después que aflojé esos músculos, su espalda dejó de experimentar dolor, y durmió como un bebé toda la noche.

EL DOLOR EN LA PARTE INFERIOR DE LA ESPALDA ES OCASIONADO POR MÚSCULOS TENSOS EN LOS TENDONES DE LAS CORVAS

Cuando los músculos de los tendones de los ligamentos, que se encuentran en la parte posterior de las piernas, se ponen tensos, comienzan a tirar de la pelvis. Esto, a su vez, tira de todos los músculos y tendones de la parte inferior de la espalda. Todo ello provoca que se ejerza presión sobre la espina dorsal y hace que la espalda pierda su alineación, haciendo que los discos se deslicen, se fracturen o se desintegren.

Veamos cómo darle masaje a estos músculos en los tendones de los ligamentos para aflojarlos y hacer que la sangre oxigenada fluya de nuevo a través de ellos. Siéntese sobre el borde de una silla, preferentemente una silla dura y recta. Relaje una pierna y coloque los dedos sobre los músculos del muslo que se encuentran en su parte trasera. Oprima y arrastre con los dedos a través de los músculos con una mano, y luego con la otra. Utilice los dedos de la otra mano para tirar a través de los músculos en la dirección opuesta. ¿Siente algún músculo duro? Oprima cada vez más profundamente para tratar de detectar cualquier músculo duro y tenso. Comience por las nalgas y oprima y arrastre los dedos hasta llegar a la altura de la rodilla. Si encuentra algún músculo duro y tenso, déle masaje, oprima, y arrástrelo con los dedos. Recuerde que no deberá trabajar el músculo, sino *a través* de él.

Una vez que haya terminado con esta pierna, aplique el mismo masaje a la otra. Recuerde que si encuentra cualquier músculo duro y tenso en esta área, deberá trabajarlo hasta que se ponga suave y flexible al relajarse. Su problema podría ser causado por músculos tensos y duros más profundos, incluyendo los que se encuentran próximos al hueso, así que no tenga temor de aplicar el masaje de manera profunda. Trabaje todas las áreas tensas que encuentre. En algunos casos, esto podría ser bastante doloroso al principio.

Si usted cuenta con alguna otra persona para que le dé masaje a los músculos de sus ligamentos, recuéstese sobre una madera dura o incluso sobre el piso. Después de hacer que sus músculos regresen a un estado normal, encontrará que los puntos reflejos a la espalda responderán con mucha más rapidez, y obtendrá resultados incluso mejores que los que había obtenido anteriormente.

Los pies pueden ocasionar problemas en la espalda

Más o menos un 20 por ciento de los dolores de espalda son ocasionados por un pie plano. Esto puede remediarse usando zapatos correctores junto con el masaje reflexológico. Experimente usando diferentes zapatos. Muchas veces los zapatos son la causa de los dolores de espalda.

Caminar es benéfico para la espalda

Caminar es el mejor ejercicio para cualquier problema en la espalda; es el método que la naturaleza tiene para fortalecer a todos los músculos de su cuerpo, especialmente a los músculos de su espalda. Caminando envía más sangre y oxígeno a cada célula y tejido de su cuerpo, incluyendo el cerebro, los ojos, y todos los órganos internos. Usted puede caminar con paso firme, pero no tiene necesidad de correr. Se ha demostrado que trotar o hacer jogging resulta perjudicial para el 40 por ciento de las personas que lo practican.

Una pequeña cama elástica para brincar (*rebounder* o *trampoline* en inglés) resultará muy benéfica sin perjudicar a la estructura ósea del cuerpo y le dará muchos más beneficios que trotar. También la vitamina C ha demostrado ser útil para aliviar dolores de espalda en muchas personas.

Enderece su espalda ejercitando los pies

Usted puede corregir muchos padecimientos usando sus pies. Cuando yo tenía siete años, algunos doctores se presentaron en la escuela para hacernos una revisión médica y detectar si teníamos problemas de salud. Dibujaron varias líneas a lo largo de mi espalda y me dijeron que estaba encorvada. Me enseñaron varios ejercicios que debía hacer. Al mes aproximadamente, regresaron y volvieron a dibujar líneas a lo largo de mi espalda. Se sorprendieron al ver cómo se había enderezado.

Estos son los ejercicios que me enseñaron: coloque los pies derechos al frente del cuerpo, con una separación de unos 25 cm (10 pulgadas) entre sí. Flexione los dedos de los pies hacia arriba tanto como le sea posible, y luego acerque los pies entre sí hasta que los dedos gordos se toquen entre sí. Haga descender los dedos de modo que los pies queden bien plantados sobre el piso y, manteniendo los dedos en esa posición, sin levantarlos, camine veinte pasos, con la punta de los dedos hacia adentro, como una paloma. Relájese y enderece los pies. Repita una vez y luego relaje los pies agitándolos dos o tres veces.

Cuando esté descalzo, camine firmemente por la habitación, dando cuatro pasos sobre la punta de los pies y cuatro pasos sobre sus talones. Dé un total de veinte pasos para fortalecer los pies. Yo camino a veces sobre la parte externa de mis pies, y luego apoyada en la parte interna de ellos. Todavía hago estos ejercicios para mantener mi espalda recta y fuerte.

Los beneficios de subir escaleras

Le dedicaremos unas líneas a este maravilloso ejercicio. Subir escaleras permite quemar calorías y es un excelente ejercicio para el cuerpo entero. Hace trabajar a los tobillos, y así el sistema linfático se ve estimulado para reforzar el sistema inmunológico. Su corazón y sus pulmones se beneficiarán, con un efecto comparable al de correr vigorosamente, nadar o andar en bicicleta. Esto puede disminuir su nivel de estrés canalizándolo para que se convierta en una fuerza positiva. Asimismo, sonreír ampliamente al hacer ejercicio ejercitará su timo.

Cómo fue ayudado a eliminar el dolor de espalda por la reflexología

Estimada Sra. Carter:

He aprendido que la reflexología es sencilla, segura y efectiva para cualquier persona, en cualquier lugar y en cualquier momento. La dinámica fuerza curativa de la reflexología puede darle a uno entereza, y hacer que el vigor, la vitalidad y la belleza regresen además de ser de ayuda para permanecer libre de enfermedades y dolor por el resto de la vida si es utilizada apropiadamente. ¡El masaje reflexológico es terapéutico y puede eliminar la causa y los síntomas de la enfermedad y el dolor en el cuerpo entero!

Un domingo por la mañana, mientras me encontraba viendo un juego de béisbol por televisión, sentí un agudo dolor en la parte inferior de la espalda. Tomé mi pie izquierdo y le di masaje al punto reflejo del lumbar inferior. En cuestión de segundos, mi dolor de espalda desapareció. También le di masaje al pie derecho. Ahora sé que la reflexología realmente funciona.

¡Aloha y Mahalo!

–C. S., Hawai.

Me siento muy bien, gracias a la reflexología

Estimada Sra. Carter:

He tenido problemas de espalda durante treinta años. El año pasado acudí a un quiropráctico, y después de treinta tratamientos no experimentaba mejoría alguna sino que, en realidad, aparentemente iba empeorando. Padecía de un dolor constante. Las noches eran para mí casi insoportables. No podía ni siquiera inclinarme para cepillarme los dientes sin tener que apoyarme contra el espejo. Incluso toser me provocaba dolor. En marzo compré su libro Body Reflexology, y leí lo que tenía que hacer para tratar la parte inferior de la espina dorsal. Comencé a aplicar la reflexología de inmediato, y esa noche pude dormir sin dolor alguno. Sentí un alivio instantáneo, y únicamente me llevó unas seis semanas hacer que los dolores desaparecieran en su totalidad. Aunque mi espalda está todavía un poco rígida, ¡me siento muy bien gracias a la reflexología!

–J.W.

Alivio a dolores de espalda y de ciática

Estimada Sra. Carter:

Antes que nada, quiero darle las gracias por iniciarme en la reflexología. Acostumbro leer todos sus libros, y la reflexología me ha ayudado a curar mis dolores de espalda y mi problema de ciática. Me siento muy bien y me mantengo así gracias a la reflexología.

Un día, mientras trabajaba, uno de mis compañeros de trabajo no se sentía muy bien. Me dijo que la espalda se le había desalineado de nuevo y que tenía dolor en la pierna. Me dijo también que iría a ver a un quiropráctico después de salir de trabajar. Le aplique una suave presión al punto reflejo que se encuentra debajo de la cadera (en el bolsillo trasero de su pantalón). Se alivió de inmediato.

A la hora de la comida le di otro rápido tratamiento reflexológico. ¡Y se sintió tan bien que me dijo que ya ni siquiera iría a ver al quiropráctico después del trabajo!

–D. T.

CAPÍTULO 24

Cómo vencer a la artritis con la reflexología

La artritis es una de las enfermedades más perjudiciales y dolorosas, y es padecida por personas de todas las edades, incluso en esta época de grandes avances. Los científicos pueden hacer que el hombre llegue a la luna, y pueden tomar fotografías de planetas distantes, pero dicen que todavía no han encontrado ninguna cura para los dolorosos y perjudiciales estragos ocasionados por la artritis.

Recurramos a la simplicidad de la naturaleza en busca de ayuda. Usemos la magia de la reflexología. He obtenido un éxito tan maravilloso aliviando a tantas personas que padecían esta enfermedad, que desearía poder comunicarle estas sensacionales noticias a todas las víctimas de la artritis en el mundo. Estoy logrando ciertos avances en la divulgación de esta información, pues casi todos los días recibo muchas cartas de gente agradecida de casi todos los países del mundo que ha hecho uso de mis otros libros de reflexología. Me agradecen la orientación que les he dado para encontrar ese increíble alivio.

Cómo el Sr. A. se ayudó a sí mismo y a su familia

Estimada Sra. Carter:

Que Dios la bendiga siempre por la nueva esperanza que su maravilloso libro me ha dado a mí y a mi familia. La artritis parece ser algo común en mi familia, y los doctores nos decían que no había nada que ellos pudieran hacer, a excepción de prescribirnos drogas, que traen poco o nada de alivio. Yo podía soportar el sufrimiento, pero ver sufrir a mis pequeños hijos ha sido lo más difícil de soportar para mí.

Un día, un amigo me prestó su libro *Helping Yourself With Foot Reflexology*. Comencé a darle masaje a mis pies y, casi de inmediato, sentí la diferencia en mi cuerpo. Fue como si una batería usada hubiera recibido una recarga bruscamente.

Me puse a trabajar de inmediato con los pies de mis hijos. Aunque para ellos resultaba muy doloroso, parecían darse cuenta de que estaba teniendo lugar un milagro de la naturaleza. Me estoy recuperando muy rápidamente. Todos los días me siento mejor y tengo una sensación de vigor magnético que no había experimentado en años. Mis hijos ya casi han alcanzado un estado normal, y de nuevo pueden jugar con otros niños. Gracias a la reflexología y al Divino Protector, hemos encontrado una nueva salud.

–Sr. A.

LOS NIÑOS TAMBIÉN PUEDEN DAR TRATAMIENTOS

Los niños parecen recurrir a la reflexología de manera instintiva una vez que se los ha iniciado en ella. Sé de niños a los que les encanta trabajar en los pies de sus padres y entre ellos mismos, tratando de detectar puntos reflejos sensibles y de relacionarlos con la glándula que le corresponde. Mis libros sobre reflexología se utilizan en muchos campamentos juveniles, y la reflexología es enseñada y practicada por muchos grupos de niños y niñas exploradoras y otros grupos juveniles.

LA VITAMINA C, LAS BACTERIAS Y LA ARTRITIS

La falta de vitaminas también juega un papel importante en el desarrollo de la artritis. Los científicos han encontrado que al privar a grupos de animales de vitamina C durante varias semanas y luego introducir en ellos bacterias, se producía artritis. Las bacterias eran llevadas por el torrente sanguíneo a través del cuerpo y se alojaban primero en las articulaciones menores. El cuerpo comenzaba a tratar de detener la infección desesperadamente depositando calcio a su alrededor. Como consecuencia, se producía hinchazón, dolor y una rigidez artrítica. Sin embargo, al inyectarle bacterias a animales que se encontraban sometidos a dietas balanceadas con bastante vitamina C, las bacterias no entraban al torrente sanguíneo, sino que formaban un absceso en el punto de la infección. El absceso y las bacterias eran entonces eliminadas.

JAMÁS ACEPTE LA DERROTA

Usted no debe aceptar la derrota en relación a cualquier enfermedad que aparentemente no tenga cura. Ni siquiera ante un problema tan serio como la artritis. ¡Siempre hay esperanza! En este capítulo aprenderá lo que debe hacer para aliviar los estragos de la dolorosa artritis, para curar a un ser querido, a un amigo o, tal vez, a usted mismo. Recurramos al prodigio de oprimir puntos reflejos especiales para abrirle las puertas a esa fuerza eléctrica vital curativa de todas las áreas de los tejidos de las articulaciones que se han degenerado como consecuencia de deficiencias nutricionales y de otros problemas con el correr de los años.

CÓMO USAR LA TERAPIA MUSCULAR PROFUNDA PARA COMBATIR LA ARTRITIS

En Canadá, una mujer ha estado curando a pacientes artríticos durante años con lo que ella llama terapia muscular. Therese Pfrimmer descubrió esta técnica después de haber quedado paralítica de la cintura para abajo, curándose a sí misma. Ella nos dice que no existe ningún músculo o nervio muerto. Los músculos se tensan como consecuencia del exceso de trabajo; se ponen rígidos, se interrumpe el suministro de sangre, y se aíslan de la red de la circulación.

Esta teoría no es diferente de la del masaje reflexológico, pero la presión que se ejerce es más profunda, llegando en muchos casos hasta los músculos que están en contacto directo con el hueso. A veces estos músculos se sienten como rocas duras que no pueden ser traídas a la vida. Todo lo que necesitan es recibir sangre de nuevo, y entonces regresarán a su condición normal, y usted se encontrará libre de los estragos de esta dolorosa y perjudicial enfermedad.

Son los músculos, no los nervios, los que provocan invalidez

Los músculos deben ser suaves y flexibles, pero en las pruebas de tono muscular llevadas a cabo con personas que padecen de parálisis, se encuentra que ciertos músculos son duros y que está secos y tiesos; las fibras musculares parece que se encontraran pegadas y no se pudieran separar. Therese Pfrimmer afirma que los problemas de invalidez se encuentran en los músculos y no en los nervios. La parálisis se presenta porque los músculos se sellan y se aíslan del torrente sanguíneo. Cuando la sangre arterial oxigenada y fresca se congestiona, los músculos comienzan a degenerarse y a endurecerse. Los músculos también se ven aislados del flujo de linfa, un fluido que lubrica los músculos y evita que se peguen entre sí. Sin la presencia de linfa, se presenta una fricción, y los músculos que deberían gozar de libertad y capacidad para moverse por separado se pegan entre sí. La terapia muscular profunda se puede utilizar para enfermedades que aparentemente son incurables. Se puede utilizar junto con el masaje reflexológico para producir resultados más rápidos y todavía más satisfactorios, especialmente en los casos en que los músculos se han degenerado. Creo que no existe nervio o músculo que esté muerto; sencillamente está estrangulado por falta de circulación y es posible hacer que vuelva a la vida y a la salud liberando el flujo de linfa y sangre que necesita. Pero el ejercicio y la terapia física por sí solos no pueden curar un estado de invalidez física en los casos en que los músculos se han endurecido. Es necesario darles masaje, y ese masaje debe darse de cierta manera.

Supongamos que algunos de los músculos han sido privados de un suministro de energía eléctrica vital por un período de tiempo prolongado. El suministro de sangre a ciertas áreas del cuerpo se ha visto disminuido. Los músculos se han vuelto cada vez menos flexibles y producen más dolor. Cuando los músculos no pueden mover una articulación, se presenta el dolor y la inflamación, ya que los músculos están tirando de los tejidos de esa articulación. Cuando usted libere esos músculos, la articulación se reparará sola, y el dolor y la rigidez desaparecerán. En casos como éste, a menudo resulta demasiado tarde como para que la reflexología por sí sola sea beneficiosa, así que recurriremos al sensacional principio curativo del masaje muscular profundo.

A ARTRITIS CON
ROFUNDO

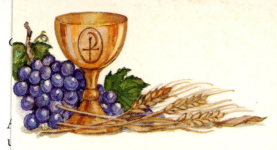

Oración

Jesús tan misericordioso, cuya naturaleza es la de tener compasión de nosotros y de perdonarnos, no mires nuestros pecados, sino la confianza que depositamos en Tu bondad infinita. Acógenos en la morada de Tu muy compasivo Corazón y nunca nos dejes salir de Él. Te lo suplicamos por Tu amor que Te une al Padre y al Espíritu Santo. Amén.

(Diario, 1211)

en que le he enseñado a
que la circulación regrese a
trabajar profundamente
Yo no creo que exista un
se encuentre vivo. Pero
dador de vida de la san-
se hayan vuelto duros y
peren su estado natural de
que vuelvan a la vida. En
fácil y puede requerirse
el esfuerzo valdrá la pena.
casi de inmediato.
muscular, usted deberá
de la artritis lo esté moles-
sobre el área afectada de
parte del cuerpo. ¿Son sus
dos contra el hueso? Para
ropiada, presione con los
úsculo que está en contac-
tenso y duro. Comience
largo de ellos sino entre
na guitarra, sólo que con
resultar doloroso, pero es
la única manera de hacer que el flujo de sangre regrese a los músculos que se han degenerado seriamente.

Therese Pfrimmer nos dice que debemos trabajar en la segunda y la tercera capa de músculos, y no sólo en los músculos que se encuentran debajo de la piel y que por lo general reciben tratamiento por medio del masaje regular. Recuerde que en este caso no sólo estamos oprimiendo puntos reflejos tal como lo hacemos con la técnica del masaje reflexológico.

LA IMPORTANCIA DEL SISTEMA ENDOCRINO

Para tratar la causa subyacente de la artritis, es necesario detenerse a considerar las glándulas endocrinas. Cuando una o más de estas glándulas no están funcionando con toda su capacidad, se presentan problemas en otros lugares del cuerpo. Fíjese una vez más en el Diagrama 2; pase después al Diagrama 12 y fíjese en dónde se encuentran los puntos reflejos endocrinos en la cabeza. Encontrará los puntos reflejos a la pituitaria y las glándulas pineales en el centro de la frente y debajo de la nariz. Los puntos reflejos a las gónadas (glándulas sexuales) se encuentran en la parte superior de la cabeza y en el centro del mentón. Los puntos reflejos al páncreas y a las adrenales también se encuentran en la parte superior de la cabeza. Fíjese además en los puntos reflejos a los puntos reflejos calentadores triples que se muestran en el Diagrama 14.

Usando todos los dedos tal como se muestra en las Fotografías 13, 15, 16 y 17, oprima estos puntos reflejos ejerciendo una presión uniforme, manteniéndola mientras cuenta lentamente hasta siete. Luego, con el dedo índice de cada mano, oprima y dé masaje a cada punto reflejo sensible al tacto. Trate de seguir los puntos reflejos que se ilustran en los diagramas tanto como le sea posible.

Veamos los Diagramas 7 y 8, que nos muestran la ubicación de los puntos reflejos endocrinos en el cuerpo. Oprímalos con los dedos o con un aparato para masaje reflexológico de mano, o estimule muchos de ellos utilizando la útil rueda reflexológica.

CÓMO ESTIMULAR LA PRODUCCIÓN DE CORTISONA NATURAL

La cortisona es una droga que se utiliza para detener el dolor. Al darle masaje a los puntos reflejos a ciertas glándulas, las estimulamos de tal forma que liberan una forma de cortisona natural al interior del torrente sanguíneo. Todos estamos conscientes de los perjudiciales efectos colaterales que la cortisona sintética tiene en el cuerpo al ser inyectada. La cortisona natural producida por nuestras glándulas alivia el dolor rápidamente sin provocar ningún efecto colateral dañino.

Observe el Diagrama 6. Fíjese en un punto que se encuentra entre la primera y la segunda vértebra lumbares cerca de la parte inferior de la espalda. Oprima este punto utilizando una suave presión al principio, y luego aumente la presión gradualmente por unos siete segundos. Esto hará que una glándula secrete una cortisona humana natural.

Muchos no sabrán con exactitud en dónde se encuentran la primera y la segunda vértebra lumbares, pero si usted comienza colocando sus dedos sobre el hueso caudal y luego avanza suavemente sobre cada vértebra, detectará un punto muy sensible que se extiende a unos tres dedos de ancho hacia arriba a partir del extremo de la espina dorsal. Utilice la técnica de oprimir y mantener la presión en este punto, más o menos unas tres veces, y su dolor se desvanecerá como por arte de magia. Puede usar esto para cualquier padecimiento para el que resulte útil la cortisona. Resulta especialmente bueno para la artritis en diversas partes del cuerpo, al igual que para el asma y la bursitis.

Alivio a bursitis

Estimada Sra. Carter:

La reflexología es la forma más maravillosa y natural de curación con la que jamás haya soñado. He estado dándome estos tratamientos más o menos durante cinco años, y también los he estado dando a varios amigos y vecinos durante más de dos años. Lo que en realidad me convirtió en una fiel creyente de la reflexología fue lo siguiente: padecía de bursitis en el hombro y tuve dos clavos ortopédicos en un tobillo durante más de veinte años. El tobillo me dolía mucho. Y además del dolor tenía hinchazón. Después de dos tratamientos, mi hombro se compuso, y después de tres tratamientos, mi tobillo ya estaba mucho mejor. Ahora ya no tengo ningún problema de bursitis.

–N.P.

Otra víctima de la artritis recibe ayuda

Estimada Sra. Carter:

Quiero contarle de los maravillosos resultados que he obtenido a través de la reflexología.

Desde que tenía diecisiete años comencé a padecer de artritis, y actualmente tengo cuarenta y seis; pero ésta es la primera vez que estoy sin dolor. Por otro lado, mi esposo estaba perdiendo el cabello, y después de haber puesto en práctica la reflexología de la mano tal como usted lo indica, el cabello dejó de caérsele y ahora le está creciendo de nuevo. Quiero darle las gracias y que Dios la bendiga.

–I.A.

Reflexología ayuda a mujer a caminar

Estimada Sra. Carter:

En una ocasión llegó a mi consultorio una mujer llamada Gladys. Apenas podía caminar, así que tuve que ayudarla a entrar y a sentarse en una silla. Entonces le apliqué la reflexología a sus pies. Casi saltó de la silla cuando toqué suavemente los puntos reflejos en su pie izquierdo a su cuello y garganta, al igual que el punto reflejo a la tiroides. Tenía además un dolor en la parte inferior de la espalda que el tratamiento reflexológico hizo desaparecer por completo. Después de tan sólo treinta minutos, la mujer salió de mi consultorio caminando... sin ningún dolor. He podido darle seguimiento a su afección en varias ocasiones desde entonces, y continúa sin experimentar dolor alguno.

Antes de acudir a mí, esta mujer había visto a dos doctores y perdido tres semanas de trabajo. Se le había diagnosticado artritis reumatoide y se le habían dado algunas píldoras que no la habían ayudado en absoluto.

Ahora ha vuelto al trabajo sana y feliz. Yo no conocía a Gladys. La invité a la ceremonia de mi quincuagésimo aniversario de bodas el pasado mes de abril. Toda su familia asistió. Tuvimos una gran celebración.

Respetuosamente,

–J.A.

Puntos reflejos rspeciales para la cadera y la ciática

Para aliviar muchos tipos de dolor en las piernas y las caderas, haga presión sobre los puntos reflejos que se encuentran alrededor de la cavidad de la cadera. En el caso de los dolores por artritis, trate de detectar un punto reflejo muy sensible en el borde exterior de las nalgas.

Como todos los cuerpos son diferentes, usted tendrá que buscar estos puntos reflejos sensibles. Tal vez encuentre varios puntos reflejos generadores de dolor en esta área. Al ejercer presión sobre un punto reflejo que produzca dolor, mantenga la presión sobre él como se lo he indicado al darle masaje a otros puntos reflejos. El uso de la rueda para masaje reflexológico en este caso le ayudará a localizar esos puntos reflejos sensibles.

En el caso de dolores ocasionados por ciática, que pueden ser extremadamente intensos, revise primero la base de su talón. En el caso de este punto reflejo, es probable que tenga que usar la sonda reflexológica para mano o algún otro artefacto de punta roma. Si sus dolores son consecuencia de la ciática, no tendrá ningún problema para localizar el punto generador de dolor en la base del talón. Le resultará muy doloroso, pero manteniendo la presión sobre él o dándole masaje, se liberará de todo dolor de ciática.

Veamos ahora otro punto reflejo que nos ayudará a aliviar la ciática, cerca de la articulación de la cadera. Mueva la pierna y trate de encontrar el lugar en donde se articula la cadera; oprima alrededor de esta área hasta encontrar un punto reflejo muy sensible. Oprima y mantenga la presión con el pulgar o con algún otro dedo. Sentirá como si estuviera introduciendo un atizador al rojo vivo a su cadera, pero esto aliviará el dolor de su ciática.

Masaje trae alivio

Estimada Sra. Carter:

Desde que comenzó a padecer de meningitis bacteriana, mi esposo ha ido de mal en peor. En lo que a médicos se refiere, nos encontrábamos en un callejón sin salida. Hace dos semanas comencé a utilizar la reflexología. Y hace cuatro días, mi esposo ya comenzaba a poder alcanzar la parte trasera de su cuello con ambos brazos. Era algo que no había podido hacer por más de dos años. Su color ha mejorado y su estado depresivo está disminuyendo. Su cuerpo entero parece ahora estar curándose. Hasta antes de que empezáramos a usar la reflexología, yo temía realmente por su cordura. Gracias a Dios, a una buena alimentación, vitaminas, el sentido común y la reflexología, ahora disfrutamos de una salud mejor que la que habíamos tenido en años.

Dios la bendiga.

–C.U.D.

Estimada Sra. Carter:

He padecido de un nivel de azúcar bajo durante varios años. No conocía realmente lo que era la resplandeciente sensación de tener una buena salud. Entonces, di con su libro sobre reflexología y, usando el método que ahí describe, ahora me siento bastante mejor. Últimamente había comenzado a tener problemas de artritis, y después de estudiar su libro descubrí que los dos padecimientos están interrelacionados. El masaje y las grapas reflexológicas me han traído un alivio inmenso y una gran tranquilidad. Todavía me encuentro buscando una panacea para poder disfrutar de una abundancia de energía, y espero obtenerla con la ayuda de los maravillosos aparatos reflexológicos.

–G.A.R.

REFLEXOLOGÍA PARA LAS RODILLAS

Mucha gente ha acudido a mí con dolores de rodilla. Al parecer, por una razón desconocida, las rodillas comienzan a doler de repente, y nada parece traer alivio. Pero estas personas jamás han hecho la prueba con el poder milagroso de la reflexología para curar sus problemas de rodilla.

Problema de bailarina resuelto

Yo me encontraba en un baile no hace mucho tiempo, y una amiga me insistía en que bailara con su esposo. Finalmente me dijo que estaba teniendo problemas con sus rodillas, y que cada vez el problema era peor. Tenía miedo de que ella y su esposo tuvieran que abandonar la cuadrilla (*square dance*), que era su principal fuente de ejercicio. Coloqué mi mano sobre su rodilla e hice presión con el pulgar y el dedo medio en un punto a unos 5 cm (dos pulgadas) por encima de la rótula por unos cuantos segundos. Se sorprendió de ver que el dolor había desaparecido, y pudo bailar sin problema alguno el resto de la noche. Unos días más tarde hablé con ella. Al preguntarle por sus rodillas, me comentó que ya hasta se había olvidado que tenía un problema con sus rodillas.

Antes de aprender acerca de la reflexología, yo acostumbraba utilizar compresas de vinagre caliente para detener un dolor de rodilla. Estas compresas se pueden utilizar también, en caso de ser necesario, de manera combinada con el tratamiento reflexológico. Hasta ahora no he conocido a nadie que requiera de tratamiento adicional por dolor de rodilla después de un tratamiento reflexológico adecuado; oprimiendo los puntos reflejos que se encuentran por encima y por debajo de las rodillas (ver Diagrama 6C y Fotografías 64 y 65).

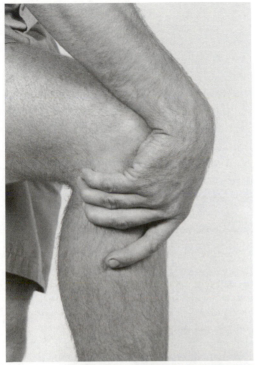

Fotografía 64: Posición para oprimir puntos reflejos debajo de la rodilla y aliviar su dolor.

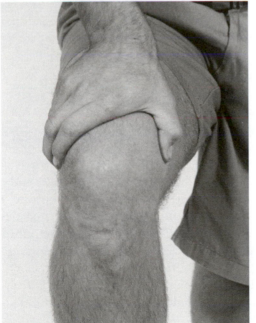

Fotografía 65: Posición para ejercer presión sobre puntos reflejos y detener un dolor de rodilla.

La función de sus rodillas

¿Alguna vez se ha tomado un poco de tiempo para pensar en todo el trabajo que hacen sus rodillas? Las rodillas son realmente, al igual que nuestro cuerpo entero, una intrincada maravilla del diseño de Dios. No es de sorprender que a veces estas partes que se usan de manera excesiva sufran un desgaste, algo particularmente cierto en el caso de los atletas. Todo el mundo debería saber cómo enviar un suministro eléctrico renovado a áreas debilitadas. Sabiendo qué puntos reflejos oprimir para abrir un suministro mayor de energía y renovar la fuerza vital a la rodilla con un funcionamiento deficiente, una persona puede hacerla regresar a su condición normal.

Alivio inmediato para un problema de rodilla

El año pasado, mientras me encontraba de visita en su casa, mi yerno me comentó lo mucho que había estado sufriendo por un dolor en las rodillas. Como su trabajo básicamente es de escritorio, su problema no era el exceso de ejercicio (sino tal vez la falta de éste). Me dirigí hasta donde se encontraba sentado frotándose las rodillas, coloqué mi mano sobre una de ellas, e hice presión con mi pulgar y mi dedo índice justo encima de la rótula por unos siete segundos. A continuación, hice presión en los puntos reflejos que se encuentran debajo de la rótula por el mismo período de tiempo.

Utilicé este método en ambas rodillas, y mi yerno sencillamente no podía creer que le hubieran dejado de doler. Le mostré cómo podía hacerlo él mismo por si el problema persistía. Eso fue hace más de un año. No ha tenido necesidad de usar el masaje reflexológico, porque las rodillas no le han vuelto a doler desde ese único tratamiento que le di.

CÓMO DARLE MASAJE A LOS PUNTOS REFLEJOS DE LAS RODILLAS

Si desea darse a sí mismo un tratamiento para aliviar un dolor de rodilla, tome el pulgar y el dedo índice de su mano derecha, y busque a ambos lados de la rodilla derecha un punto suave justo encima del hueso de ésta, en donde termina el hueso. Es probable que este punto reflejo sea bastante sensible al oprimirlo. Ahora, oprima y mantenga tanta presión como pueda soportar por unos siete segundos.

Pasemos a los puntos reflejos que se encuentran debajo de la rodilla. En este caso, usted deberá usar la misma técnica de presión y detección que utilizó encima de la rodilla. Busque el punto o depresión suave justo debajo del hueso de la rodilla con el pulgar y el dedo índice. Es probable que este punto sea bastante sensible. Oprima y mantenga la presión por unos siete segundos. Siga el mismo procedimiento con la rodilla izquierda. Esto será por lo general todo lo que tendrá que hacer para dar fin al dolor en las rodillas.

Artritis y dolores de cabeza eliminados

Estimada Sra. Carter:

He estado haciendo uso de la reflexología conmigo durante más de un año, y he obtenido resultados maravillosos. Se me diagnosticó artritis de la espina dorsal, pero después de haber comenzado a usar la reflexología, dejé de tomar todo tipo de medicamentos y no he requerido de medicación alguna durante más de un año. Además, la reflexología me ha ayudado a eliminar dolores de cabeza y muchos otros dolores y molestias en general que tenía.

Muchas gracias.

–D.B.

Si desea ejercer presión adicional

Si usted tiene muy poca fuerza en los dedos, puede duplicar su presión colocando el dedo medio encima de la parte superior de su dedo índice. Se sorprenderá de la fuerza adicional que esto le dará.

Cómo la reflexología ayuda a aliviar el dolor del síndrome del túnel del carpo

El síndrome del túnel del carpo (*carpal tunnel syndrome* o *CTS* por sus siglas en inglés), que puede ser un trastorno muy doloroso, es ocasionado por movimientos de manos repetitivos y estresantes. El *CTS* a menudo se presenta cuando los tendones en la muñeca se inflaman y comprimen al nervio mediano que corre a través del "túnel del carpo" en la muñeca y las puntas de los dedos. Al inflamarse los tendones a causa de su uso excesivo, los nervios que controlan los dedos son oprimidos y se debilitan. A medida que los nervios se van debilitando, empiezan a dejar de trabajar. Esto puede ocasionar una dolorosa sensación de ardor, cosquilleo y entumecimiento.

Lo primero que usted debe hacer es liberar la tensión existente en la mano y la muñeca relajando las manos. Busque el punto del plexo solar que se encuentra en la parte central de cada mano (ver Diagrama 3). Coloque los dedos de la otra mano sobre la parte trasera de ésta, y luego el pulgar sobre ese punto central. (Éste es el punto reflejo del plexo solar, un potente punto reflejo capaz de calmar a toda una red de nervios.) Al aplicar un movimiento de presión a este punto ayudará a relajar el cuerpo entero y también a calmar el sufrimiento producido por el *CTS*.

Al oprimir este punto, aspire lentamente para introducir aire en sus pulmones. Mantenga el aire contando hasta siete. Disminuya lenta-

256

mente la presión y, al mismo tiempo, libere lentamente el aire de sus pulmones. Repita tres veces en cada mano.

Si tiene la mano inflamada o le duele, tal vez le resulte de provecho trabajar el punto reflejo al plexo solar que se encuentra en su pie (ver Fotografía 42 y Diagrama 5).

CÓMO USAR LOS PUNTOS REFLEJOS PARA ALIVIAR EL DOLOR

Trabaje toda el área que se encuentra alrededor de la muñeca entre la mano y el antebrazo para abrir los canales en el interior de los tendones, de modo que adquieran una mejor circulación. Usted encontrará que existe un punto de presión sobre la línea de flexión de la muñeca, tanto en la parte frontal como en la parte trasera de la mano. Este punto se encuentra en medio de la línea de flexión y puede oprimirse tanto desde adelante como desde atrás al mismo tiempo.

Esto abrirá la circulación a través de los tendones para ayudar a liberar la inflamación y, al mismo tiempo, ayudará a los fluidos lubricantes a viajar a través de los ligamentos del carpo (*carpo* significa "muñeca") para que el dolor disminuya. Ascienda por el brazo hasta llegar a otro punto reflejo, que encontrará a 8 cm (tres pulgadas) de la muñeca. Es posible encontrar este punto reflejo colocando tres dedos a un lado de la muñeca, en donde se flexiona; el punto reflejo se encuentra en donde terminan esos tres dedos del lado del codo. En este caso, usted puede oprimir tanto la parte de enfrente como la de atrás del brazo al mismo tiempo. Mantenga la presión por unos siete segundos y luego libérela por otros siete segundos. Repita diez veces varias ocasiones al día. Trabaje tanto la muñeca derecha como la izquierda para obtener una circulación completa (ver Fotografía 39).

Al hacer uso de los tratamientos para aliviar el dolor ocasionado por el *CTS*, he encontrado que cuanto más se trabaje hacia arriba del brazo y alrededor de la espalda, incluyendo toda el área que se encuentra alrededor de los hombros y el cuello, mejor será el éxito de la curación total. Usted podrá encontrar puntos reflejos que liberan la tensión en el carpo (muñeca) de manera ascendente hasta la parte superior del hombro. Levante el brazo; revise con los dedos el contorno exterior de su hombro. Aquí encontrará un punto que se siente como si estuviera hueco y que se forma precisamente en ese contorno exterior. Haga presión sobre este punto hueco durante siete segundos, trabajando con un movimiento de presión circular, y también trabaje hacia arriba, hasta incluir el cuello.

Cuando existe tensión en el hombro, resulta de gran beneficio trabajar hacia abajo hasta llegar al tercer y cuarto punto a lo largo de la espina dorsal (ver Diagrama 18B), justo hasta encima del omóplato. Al principio, oprima y trabaje estos puntos reflejos suavemente, y luego aumente la presión.

También podrá encontrar alivio al dolor oprimiendo el punto reflejo que se encuentra entre la membrana de su pulgar y su dedo índice. Utilice un movimiento de pellizco o de opresión y apriete para trabajar este punto reflejo por un minuto o dos. Repita si es necesario (ver Fotografía 43).

Este punto reflejo también resulta de gran ayuda para las personas que padecen de artritis reumatoide.

Cómo se salvó la Sra. A. de una cirugía de CTS

La Sra. A. padecía de fuertes dolores en las muñecas y manos, y en la noche se despertaba con entumecimiento y hormigueo en ellas, como si se le hubieran dormido, pero no podía hacer que despertaran. El problema evidentemente requería atención, así que acudió al doctor, y éste le dijo que padecía de *CTS* y que tendrían que operarle ambas manos.

La Sra. A. ya no podía trabajar con ese dolor, así que hizo planes para la operación. Un día antes de la fecha programada para la cirugía, la hija de la Sra. A. fue a visitarla y le sugirió que tratara de aliviar el dolor esa noche usando la reflexología. La Sra. A. sabía que no le iba a doler y, de hecho, había leído que la reflexología era benéfica antes de una cirugía para hacer que la circulación acelerara la curación.

La hija de la Sra. A. trabajó las manos de su madre, ascendiendo por sus brazos, sus hombros, y alrededor de su espalda. Entonces encontró en la espalda de la Sra. A. una protuberancia, como si se tratara de un músculo inflamado, justo encima del omóplato. Dio masaje a la protuberancia y también alrededor de cada omóplato, le dio a su madre un beso y le deseó que tuviera un buen sueño.

Por la mañana, la Sra. A. despertó sin nada de entumecimiento o cosquilleo, y la rigidez y el dolor habían cedido. Cuando su hija despertó, la Sra. A. le dijo que ya no sentía ningún dolor. Hablaron y decidieron cancelar la cirugía. Ahora, la Sra. A. sabe qué hacer cada vez que vuelve a presentarse ese dolor. Utiliza la reflexología y algunos ejercicios preventivos. Jamás se hizo la cirugía, y está muy agradecida por los beneficios de la reflexología.

Otra amiga mía que hace muñecas comenzó a experimentar los síntomas del *CTS*. Su trabajo es muy tedioso, es una perfeccionista y pasa horas produciendo sus creaciones. Le di una pelota para que pudiera fortalecer y ejercitar sus dedos. Trabajé los puntos reflejos en su mano, su brazo y su hombro, hasta el omóplato y sus alrededores, un lugar que producía bastante dolor. (Éste es un punto reflejo clave para controlar el dolor del *CTS*. Trabaje toda el área alrededor del omóplato, buscando cualquier punto sensible; concéntrese en ese punto reflejo durante varios minutos para revitalizar el flujo de energía curativa a sus manos.)

Usando la reflexología y una tablilla para la muñeca durante la noche, mi amiga ahora continúa haciendo hermosas muñecas. Realiza sus creaciones con avidez y está deleitada de poder trabajar con mayor facilidad.

Un cirujano de Sitka, Alaska, el Dr. John Totten, nos dice que a menudo acuden a él diversos pescadores a mediados de la temporada del salmón quejándose de dolor crónico y de entumecimiento de las manos. Él les dice que si les inyecta cortisona en las muñecas, sentirán un alivio inmediato, pero les advierte que si se usa muy a menudo, estas inyecciones pueden ocasionarles otros problemas.

Con el uso de la reflexología, podemos liberar cortisona natural al interior del torrente sanguíneo para aliviar el dolor, y evitaremos cualquier efecto perjudicial derivado del uso de drogas (ver Diagrama 6).

TÓMESE UN DESCANSO PARA EVITAR EL SÍNDROME DEL TÚNEL DEL CARPO

Los jefes de oficina necesitan estar conscientes del hecho de que sus empleados trabajan de manera más eficiente cuando están relajados, cómodos, y libres de cualquier dolor. El mejor tratamiento para el *CTS* es el cuidado preventivo. Si usted está en el trabajo, trate de evitar problemas con las muñecas moviéndose o estirándose cada hora, aunque sea por uno o dos minutos. Si está sentado, deberá mantener los pies sobre el suelo (no cruce las piernas) y la espalda erguida (no flexionada) para que no impida la apropiada circulación de la sangre en el cuerpo. Si está de pie, tómese un descanso y siéntese. Haga descansar los ligamentos del carpo trabajando los puntos reflejos para liberar la tensión, y haga la prueba con uno o dos de los ejercicios siguientes.

Elevación de la mano

Si siente un dolor ardiente que va de sus muñecas a sus dedos, o si se despierta en medio de la noche porque se le han dormido las manos, eleve su mano para eliminar el dolor. (Sabemos que existe una inflamación de los tejidos que se encuentran en el interior de las paredes del túnel, que están oprimiendo el nervio mediano de la muñeca.) Si nota alguna inflamación en el tejido suave, este ejercicio le resultará particularmente útil.

Fortalezca y ejercite sus dedos

Con los dedos abiertos y dispuestos en forma de abanico, flexione un dedo a la vez hacia abajo, hasta formar un puño, comenzando por el meñique. Vuelva a abrir la mano y repita siete veces. Sacuda cada una de las manos vigorosamente para hacer que la circulación se active. Este ejercicio también se puede hacer alrededor de una pelota pequeña.

Elimine la inflamación y la irritación en los tendones

Colocando la mano derecha bajo los dedos de la mano izquierda, flexione suavemente todos los dedos de la mano izquierda hacia atrás en dirección a la muñeca izquierda y, a continuación, aflójelos. Repita siete veces y, entonces, cambie de mano. La mayoría del tiempo las manos y los dedos se encuentran en una posición hacia adelante. Este ejercicio les dará alivio, y abrirá los canales para permitir una mejor circulación.

Estire el antebrazo

Siéntese en una silla con la espalda erguida, coloque las manos junto a sus piernas, con las palmas de las manos planas sobre el asiento de la silla, con el pulgar hacia afuera y los otros dedos apuntando hacia atrás (hacia el respaldo de la silla). Incline lentamente la parte superior de su torso hacia atrás para que sus antebrazos se estiren. (Esto le provocará dolor, así que no deberá estirar los tendones demasiado.) Mantenga las palmas planas sobre la silla. Mantenga esa posición durante siete segundos, libérela…y repita dos veces.

Libere la tensión

Libere la tensión en la mano y la muñeca poniéndose de pie y colocando las manos abiertas de manera plana sobre una mesa, con las palmas hacia abajo y los dedos en dirección opuesta a usted, manteniendo los brazos derechos. Incline la parte superior de su cuerpo hacia adelante, oprimiendo suavemente sus manos contra la cubierta de la mesa, y estirando tanto los dedos como la muñeca. Mantenga esta posición durante siete segundos. Repita.

Use una tablilla

Coloque su antebrazo en una tablilla de modo que su muñeca quede extendida y reciba una mayor circulación. Si la mano se da vuelta y la muñeca no se flexiona, la sangre podrá fluir más libremente.

LA VITAMINA B-6 ALIVIA EL SÍNDROME DEL TÚNEL DEL CARPO

Diversos estudios demuestran que tomar entre 50 y 200 miligramos de vitamina B-6 al día durante tres o cuatro meses alivia los síntomas del síndrome del túnel del carpo. El Dr. John Ellis, de Mount Pleasant, Texas, nos dice que esta vitamina reduce la inflamación en los tendones que están comprimiendo al nervio mediano y que se sabe que estimula la producción de la cortisona natural del cuerpo. Afirma que en veintiocho años de práctica, únicamente ha tenido cinco pacientes que requirieron de cirugía después de tomar vitamina B-6 todos los días.

Usted puede añadir a su dieta diaria alimentos naturales ricos en vitamina B-6 tales como levadura de cerveza, cereales de salvado, arroz integral, alimentos integrales, jalea real, alfalfa, germen de trigo, semillas de girasol, atún, frijoles, avenas, pollo, plátanos y melaza, entre otros.

La reflexología NO pretende tomar el lugar de su médico. Muchos doctores ahora están incorporando los métodos de curación natural a su práctica. Si su situación es precaria, y a veces parece no tener esperanza, deje que su instinto de autoconservación le diga que no se rinda. A continuación relato un par de casos en los que la reflexología ayudó donde todo lo demás había fallado.

El Sr. R. había acudido a varios especialistas en busca de ayuda para aliviar su inflamación y un dolor crónico en la muñeca. Le dijeron que la cirugía lo ayudaría. Sin embargo, él no accedió porque tenía programada la participación en un torneo de golf en la siguiente primavera. Sabía que necesitaba ayuda, pues su trabajo le imponía demandas constantes a su anatomía musculoesqueletica, lo que a su vez le ocasionaba debilidad para poder sujetar las cosas con las manos, al igual que entumecimiento de los dedos.

Su esposa le sugirió: "¿Por qué no hacemos la prueba con la técnica de la naturaleza para relajar la tensión, para que tengas una curación natural?" La mujer comenzó a aplicar presión con los dedos a sus manos, las muñecas, el antebrazo, los hombros, el cuello y la espalda. También incluyó sesiones de reflexología de pie, ejercicios en los que tenía que elevar su extremidad, le dio vitaminas del complejo B y vitamina C, y se apegó a una dieta saludable. Esa misma primavera compitió en el torneo de golf y ahora experimenta la felicidad de la salud natural.

La reflexología hace que la vida valga la pena

Estimada Sra. Carter:

He tenido severos problemas con el nervio ciático en la pierna derecha. Hice catorce visitas al quiropráctico y no encontraba alivio alguno. El médico de la familia me mandó al hospital para someterme a reposo y a tratamientos de tracción. Tampoco funcionó. Después, me mandaron con un neurocirujano, que me mandó hacer once diferentes tipos de estudios. Y no encontraron nada. Luego, diversos doctores especialistas en huesos me hicieron numerosos estudios de rayos X y pruebas óseas. Después de haber permanecido por tres meses en dos hospitales, fui dada de alta con mi problema todavía sin resolver, y con más dolor que antes.

Una amiga me visitó en el hospital y me dijo acerca de alguien que practicaba la reflexología y, desde entonces, he continuado con los tratamientos de manera regular. Sé que se trata de algo "venido del cielo", y ahora quiero que el mundo entero sepa acerca de esta sencilla manera de detener los dolores y ayudar a disfrutar de una buena salud, ¡además de hacer que la vida valga la pena!

–A.M.L.

Cómo curar las hemorroides con la reflexología

El dolor producido por las hemorroides puede resultar casi intolerable, y también muy embarazoso. Sin embargo, con la sencilla técnica de dar masaje a ciertos puntos reflejos, yo he podido curar de esta dolorosa aflicción a cientos de personas de manera permanente. Usted puede curarse a sí mismo sencillamente oprimiendo unos cuantos puntos reflejos generadores de dolor. Casi de inmediato sentirá cómo el dolor desaparece como por arte de magia bajo las puntas de sus dedos. Si continúa con el masaje durante varios días, las hemorroides desaparecerán por completo.

Las hemorroides son venas sanguíneas varicosas que se encuentran en el recto o en sus alrededores. Para encontrar los puntos reflejos a estas problemáticas y dolorosas áreas, primero deberá trabajar con sus pies.

CÓMO USAR LOS PUNTOS REFLEJOS DEL PIE

Con el dedo índice y el pulgar, ejerza presión sobre la parte ósea del talón, justo encima de su base. A lo largo de esta área encontrará un reborde. Oprímalo, tratando de detectar cualquier punto sensible (ver Diagramas 4 y 5). Tal vez tenga que usar un aparato de masaje reflexológico para ayudarse a oprimir lo suficientemente duro como para dar masaje realmente a estos puntos reflejos. Al parecer el aparato para masaje reflexológico de mano funciona bien en esta zona.

Probablemente usted encuentre que no toda esta área es sensible, sino solamente ciertos puntos. Esas venas inflamadas en el recto que provocan las dolorosas hemorroides por lo general se encuentran en uno o dos sitios. Usted deberá buscar los puntos generadores de dolor y oprimirlos y darles masaje durante varios minutos. A veces estos puntos reflejos pueden resultar muy dolorosos, así que comience a trabajar con tanta presión como pueda soportar. Trabaje lentamente con los dedos en dirección ascendente hasta el hueso interior del tobillo, oprimiendo firmemente y tratando de detectar cualquier punto generador de dolor. A continuación, usando todos los dedos, oprima y dé masaje a lo largo de la parte trasera de la pierna, a ambos lados del tendón de Aquiles. Tal vez encuentre varios puntos reflejos sensibles en esta área. No tema darles masaje, no importa lo dolorosos que sean. Aplique este masaje completo a ambos pies y piernas. Asimismo, vea si no existe un punto reflejo sensible detrás de las uñas de los dedos gordos de los pies.

CÓMO USAR LOS PUNTOS REFLEJOS DE LA MANO

Pasemos a los puntos reflejos que se encuentran en la mano para aliviar el dolor producido por las hemorroides. Usando el pulgar de una mano, ejerza presión sobre la parte ósea de la muñeca de la otra mano. Comience por la palma de la mano y oprima todas las áreas en esta zona ósea o debajo de ella. Dé vuelta la mano y haga presión sobre la parte superior de la muñeca, tratando de detectar los puntos reflejos sensibles a las hemorroides (ver Diagrama 6A y Fotografía 39). Haga lo mismo en ambas muñecas. He visto cómo esta técnica ha curado por completo casos de hemorroides de larga data. También existe un punto reflejo en el extremo del hueso caudal. Busque en esa zona cualquier punto sensible y déle masaje.

LOS PUNTOS REFLEJOS EN LA BASE DEL TALÓN

Otra área muy importante con puntos reflejos al área del recto se encuentra debajo de la base de los talones. Si usted siente dolor en cualquier parte del recto o en la parte inferior del colon, encontrará que estos puntos reflejos serán tan sensibles que difícilmente soportará masajearlas. Déles masaje para aliviar el dolor y hacer que el flujo de fuerza eléctrica vital circule al interior del área problemática para ayudar a la naturaleza a curar cualquier tejido inflamado y adolorido. Recuerde que al aplicar cualquier estímulo a la superficie del cuerpo, en algún otro lugar se presentará una reacción. Ésta es un área difícil de alcanzar con los dedos, especialmente si el pie tiene callos, así que es probable que tenga que recurrir a algún aparato para poder llegar a estos puntos reflejos especiales.

Tal vez desee hacer primero la prueba con sus dedos tal como se muestra en la Fotografía 49. Tome la base del talón en su mano y trate de hacer presión con las puntas de los dedos. Si esto no le da resultados, haga la prueba con el aparato para masaje reflexológico de mano o con el peine reflexológico. Tomando el peine con sus dos manos, deslícelo de un lado a otro, prestándole especial atención al área que se encuentra sobre la parte interior del pie, en dirección ascendente hacia el tobillo. Probablemente encuentre que esta área es extremadamente sensible. Otra forma de darle masaje a estos puntos reflejos difíciles de alcanzar consiste en usar el travesaño de una silla o una mesa. Yo descubrí estos importantes puntos reflejos trabajando con el borde de mi mesa de centro. Utilice cualquier cosa que le resulte cómoda hasta que el dolor haya desaparecido. Cuando el dolor en estos puntos reflejos cese, encontrará que el dolor en el área inferior del recto también habrá desaparecido.

Increíble mejoría

Estimada Sra. Carter:

A partir de experiencias personales, ¡he aprendido que la reflexología definitivamente es algo fantástico para el tratamiento de las hemorroides! Como resultado de una desagradable situación, me caí, lo que ocasionó que una vena se desplazara ligeramente hacia afuera de su sitio habitual. Después del primer tratamiento, el dolor desapareció por completo y la inflamación disminuyó considerablemente. Después de unos cuantos tratamientos, me encuentro de nuevo en un estado normal.

–F.S.

Dar con el punto reflejo correcto es importante

Estimada Sra. Carter:

¡Acabo de aprender la información más importante relacionada con los puntos reflejos a las hemorroides! Los puntos reflejos que se encuentran en la parte interior del pie no hicieron gran cosa por un sangrado que tengo en el recto, pero un solo punto en cada uno de mis pies, ubicado sobre la parte superior del hueso calcáneo por la parte exterior del pie, hizo que el sangrado quedara bajo control con tan sólo tres tratamientos.

¡Gracias, Mildred Carter, por compartir su conocimiento y su experiencia!

–L.T.

La historia de la Sra. J.

Estimada Sra. Carter:

Tengo un historial de problemas con el colon desde varios años, tal como le comenté antes por teléfono. Anduve de viaje por varias semanas y no me fue posible seguir la dieta que acostumbro. Entonces comencé a experimentar un horrible dolor en toda la parte inferior de mi cuerpo. No era mi intención molestar a nadie con mis problemas, pero no resultaba precisamente una compañera de viaje muy alegre. El dolor era terrible por las noches; sencillamente me quedaba tendida sufriendo. Ni siquiera la aspirina me ayudaba. Fue entonces que decidí llamarla, y que usted me comentó acerca de la técnica del masaje al talón. Ahora quiero decirle lo oportuno que fue su consejo. Esa noche, mientras todo el mundo estaba viendo televisión, comencé a dar masaje a la base de mi talón. No recuerdo haber experimentado un dolor así nunca antes. Créamelo, de verdad se requería de voluntad para proseguir, pero cuando comencé a experimentar ese gran dolor, ¡supe que algo estaba realmente funcionando! Sólo tenía mis propios dedos para dar el masaje, pero me quedé sentada todo el resto de la velada masajeando la base de mis talones. Un pie me provocaba más dolor que el otro, así que en su mayor parte me concentré en ese pie. Cuando me fui a la cama, ya había desaparecido una buena parte del dolor, ¡y no me creería usted si le dijera que pude dormir toda esa noche sin dolor alguno! Hasta la fecha, sigo sin tener problema alguno en esa área, y ya no encuentro ningún punto que me provoque dolor en los puntos reflejos que se encuentran en la base de los talones. No tengo palabras para agradecerle el haber compartido conmigo la bendición de la reflexología.

–R.J.

Cómo aliviar el asma con la reflexología

El asma es una enfermedad realmente terrible que ocasiona muchas experiencias atemorizantes a las personas que la padecen. Cuando usted no puede respirar, su cuerpo entero se encuentra en problemas; muchas de las personas que padecen de asma mueren como consecuencia de la falta de aire en los pulmones, al igual que de los efectos colaterales derivados de la medicación que se prescribe para su curación.

Joven asmática se recupera

Una muchacha que trabajaba para mí padecía de ataques de asma que iban de mal en peor con el paso del tiempo. Los doctores le estaban administrando medicamentos que resultaban demasiado perjudiciales para su cuerpo. El Dr. J. le dijo que, a la larga, los medicamentos acabarían por matarla.

Después de algunas costosas estadías en el hospital, decidió hacer la prueba con la reflexología. La mandé a uno de mis estudiantes de reflexología que se había vuelto muy competente. Después de unos cuantos tratamientos, comenzó a mejorar. A la fecha, está casi totalmente recuperada. También le recomendé tomar vitaminas. Ayudaron a su cuerpo a recuperarse de los muchos años de abuso que había sufrido como consecuencia de los estragos del asma y de los venenosos medicamentos que había estado tomando.

Cómo usar los puntos reflejos del cuerpo
para el asma

Pasemos a los puntos reflejos del cuerpo que le pueden ayudar a detener un ataque de asma. Cuatro importantes posiciones activarán sus líneas eléctricas, enviando todo un cúmulo de energía curativa al área congestionada generadora del ataque.

Observe la Fotografía 66. Fíjese cómo el dedo es presionado al interior de la parte inferior del cuello. En los Diagramas 18A y 18C podrá ver cómo los huesos del cuello forman una "V". Coloque el dedo medio o índice en el interior de esta "V" y tire hacia abajo al mismo tiempo que oprime firmemente hacia adentro. Mantenga esta posición por unos cuantos segundos, y luego masajee hacia abajo. No oprima demasiado fuerte, pues puede provocarse una contusión. Este método es valioso y muy útil para traer un alivio rápido a un ataque de asma.

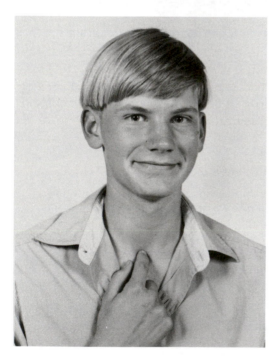

Fotografía 66: Posición para dar masaje a los puntos reflejos a los conductos bronquiales.

Los siguientes son puntos reflejos en la espina dorsal que por lo general traen un alivio casi inmediato a un ataque de asma. Contar con una persona que le dé el masaje le resultará de ayuda.

Estudie el Diagrama 18B. Si está solo, apoye la espalda contra el borde del marco de una puerta y oprima ese borde contra su espalda tanto como pueda. Los puntos serán muy sensibles, pero el ataque cesará como por arte de magia tan pronto como los oprima.

Si tiene la ayuda de alguien, siéntese o recuéstese boca abajo sobre un sofá o cama, o incluso sobre el piso, y pídale a la persona que oprima estos puntos con un dedo. En este caso se puede usar más de un dedo si se requiere de más fuerza, pero la presión deberá centrarse sólo en ese punto. Cuando otra persona esté haciendo presión sobre estos puntos reflejos, deberá oprimir los puntos reflejos opuestos al mismo tiempo.

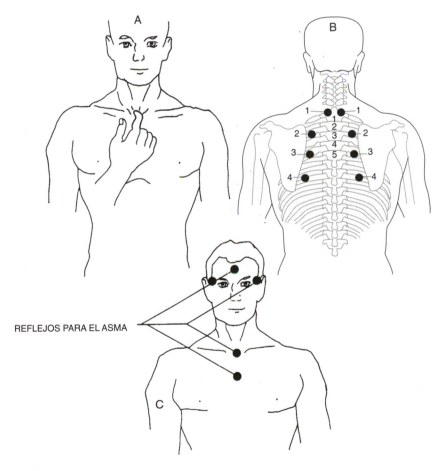

Diagrama 18

Al encontrar los puntos reflejos correctos, que serán sensibles, oprímalos firmemente y mantenga la presión contando hasta siete. Yo misma he visto cómo esta técnica permite detener un fuerte ataque de asma instantáneamente.

Masajee ahora con bastante fuerza hacia la espina dorsal. Recuerde que estos puntos reflejos no se encuentran sobre la espina dorsal, sino a sus lados. Fíjese cómo el punto reflejo #2 se aleja un poco más de la espina dorsal, y el #3 lo hace todavía más en dirección a los omóplatos. Si usted tiene una barra para masaje reflexológico a mano, podrá utilizarla con éxito en su espalda.

Alivio inmediato a ataque de asma

Estimada Sra. Carter:

He padecido de asma por varios años. Se me hicieron todos los estudios posibles para detectar cualquier alergia, pero los doctores no pudieron encontrar nada a lo que yo fuera alérgica, a excepción del humo de cigarrillo, así que lo evitaba. Nada parecía dar resultado. Mi esposo quería que fuera a ver a un reflexólogo. Después de varios meses más de sufrimiento y de haber estado en el hospital con oxígeno, decidí seguir su consejo. Acudí a una reflexóloga profesional, que casualmente era una de sus estudiantes.

Esta reflexóloga detectó en mi cuerpo ciertos puntos que aliviaron de inmediato los accesos de tos y mis bloqueos respiratorios. Tan pronto como masajeó de manera simultánea ciertos puntos reflejos en mi espalda, justo debajo de mis hombros, y otros a unos cinco centímetros (dos pulgadas) por debajo del cuello, el ataque de asma cedió de inmediato.

Esta persona había llegado a la conclusión de que mis glándulas adrenales se habían afectado, y en la medida en la que trabajaba con mis puntos reflejos a las adrenales, los ataques de asma iban desapareciendo.

Actualmente son muy pocos los ataques que llego a tener. Si siento que alguno está por presentarse, acudo de inmediato a mi reflexólogo profesional para obtener alivio de inmediato.

–J.M.

LOS PUNTOS REFLEJOS A LA GLÁNDULA ADRENAL

La glándula adrenal es la que requiere de atención especial cuando uno está padeciendo de asma.

En el Diagrama 2 podrá ver que los puntos reflejos a la glándula adrenal se encuentran casi en el centro de la mano y el pie. Dé masaje a estos puntos reflejos brevemente, y luego pase a la parte superior del pie y a la parte posterior de la mano. Oprima y busque un punto sensible encima del dedo meñique y encima del dedo pequeño del pie en dirección al tobillo.

Tome el dedo grande del pie entre su pulgar y su dedo índice y haga presión sobre él. Trate de detectar cualquier punto sensible, y mantenga la presión o dé masaje por un momento. Puede hacerlo también en el pulgar.

Asma en una niña

En una ocasión atendí el caso de una niña que vino a verme porque padecía de ataques de asma que, según me dijo, tenía desde que era muy pequeña. Nadie sabía qué hacer para curarla.

Comencé a trabajar en sus pies dándole masaje a todos los puntos reflejos que tuvieran alguna relación con el asma. Trabajé con todos los puntos reflejos a las glándulas endocrinas, lo que siempre debe hacerse con cualquier disfunción del cuerpo, sin importar de cuál se trate (ver Diagrama 2).

Recuerde que si una sola de las glándulas endocrinas está funcionando mal, todas las glándulas endocrinas se desajustarán, ocasionando que el cuerpo entero pierda su armonía.

Le di masaje a todos los puntos reflejos que he mencionado aquí, con el propósito de detener el asma y obtener una protección duradera contra cualquier otro ataque. También le enseñé a la niña cómo darle masaje a estos puntos reflejos cada vez que sintiera que un ataque estaba por venir, y le pedí que comiera miel y que mascara el panal. En poco tiempo, se encontraba totalmente libre de cualquier indicio de asma, y esa niña es ahora una mujer feliz y saludable que tiene varios hijos. Y dice que ahora mantiene a sus hijos saludables usando el milagro de la reflexología en ellos cada vez que lo necesita.

Ayuda adicional para los asmáticos

Cuando uno tiene asma, en la parte superior de los pulmones se presenta una carencia de sangre. Poner a un paciente de cabeza para permitir que la sangre circule a la parte superior de sus pulmones le traerá un alivio significativo. Existen varias posiciones útiles que pueden darle alivio a los asmáticos. La más importante es la parada de cabeza del yoga. Esta posición puede resultar difícil de hacer para muchas personas. Ahora existe en el mercado un aparato que le permite a cualquier persona pararse de cabeza cómodamente durante un período de tiempo prolongado. Se conoce como "Body Life". Cuenta con paneles inclinados que también ayudan a revertir la fuerza de la gravedad sobre el cuerpo entero, incrementando la circulación sanguínea a todas las partes del cuerpo de la cabeza a los pies. Otra forma de hacer que la sangre circule a la parte superior de los pulmones para traer un rápido alivio consiste en recostarse sobre una cama apoyado sobre el estómago y con la cabeza descansando en las manos o los brazos sobre el piso.

La reflexología ayuda a curar el enfisema

En el caso del enfisema, usted deberá usar los mismos puntos reflejos que utilizó para el asma, concentrándose en los puntos reflejos a las glándulas endocrinas.

Sé de un doctor que, de hecho, ha curado a muchos pacientes de enfisema, algunos de los cuales ya se encontraban postrados en cama y tenían más de setenta años. Les pidió que anduvieran en bicicleta. Primero colocó bicicletas fijas al lado de sus camas y los hizo comenzar a trabajar muy lentamente con unas pocas pedaleadas al principio. Conforme su fuerza aumentó, el doctor aumentó el tiempo que les permitía en las bicicletas, hasta que fueron capaces de andar en bicicletas de verdad al aire libre. Nos cuenta que algunos de estos pacientes se recuperaron lo suficiente como para regresar a trabajar. El movimiento necesario para pedalear una bicicleta al parecer provoca una forma de respiración diferente que resulta de beneficio para el área en la que se encuentra el enfisema.

No pase por alto los beneficios de una pequeña cama elástica. Se trata de un pequeño aparato para brincar de dimensiones reducidas que cabe en cualquier habitación. Este sencillo y pequeño aparato para hacer ejercicio nos permite usar las tres fuerzas de la naturaleza: gravedad, aceleración y desaceleración. Al aprovechar estas fuerzas, podemos ayudar a nuestro cuerpo a superar muchos padecimientos, incluyendo el enfisema. Y hasta puede ayudar a un fumador a dejar de fumar.

LA MÚSICA AYUDA A LA RESPIRACIÓN

Me gustaría despertar en usted un interés por la música. ¿O cree que éste no es el lugar apropiado para hablar de música? Yo creo que sí. Existe un pequeño instrumento que puede sostener en la palma de su mano, que produce una música hermosa, y que cualquier persona puede tocar. Y, además, le ayudará a fortalecer su capacidad respiratoria mientras se divierte tocando sus melodías favoritas. Este instrumento es la armónica. ¿Le sorprende? Tome una, trate de soplar a través de ella por unos cuantos minutos, y verá todo el aire que se requiere. Si practica tocando música, o bien sencillamente produciendo algún ruido agradable durante varios minutos al día, encontrará que sus pulmones se volverán más poderosos y que cada vez podrá tocar a mayor volumen y por más tiempo. Comience con una armónica pequeña, y luego pase a una de doble hilera, ya que esta última requiere de más fuerza al soplar que las más pequeñas de una sola hilera. No compre una armónica barata. No son muy caras, así que comience con la mejor. Yo prefiero las del tipo "Banda militar", ya que incluyen varios tonos. Será mejor comenzar con el tono de Do (C), a menos que se encuentre familiarizado con la música. Existen libros en los que se indica cómo tocar muchas melodías.

Todos estos instrumentos o aparatos, de manera combinada con el masaje reflexológico en todos los puntos reflejos que ya he descrito, le resultarán de beneficio a cualquier persona con debilidad pulmonar.

Si realmente quiere recuperar su potencial respiratorio para poder aspirar profundamente y sentir cómo el oxígeno corre por su cuerpo entero, tome la llave que le he ofrecido, y abra la puerta hacia una nueva vida.

Hija salva a su madre de ataque de asma

Una amiga mía me contó que una vez en que ella y su hija hicieron un viaje en avión para atravesar el país, encontrándose en pleno vuelo, Amy, mi amiga, comenzó a tener un ataque de asma. (Este ataque puede

haber sido ocasionado por un enfisema.) Amy me contó que comenzó a
oprimirse el pecho tratando de recuperar la respiración. La boca y la garganta se le secaron y comenzó a verse invadida por el pánico.

La hija de Amy tomó la mano de su madre y comenzó a hacer
presión sobre la palma de su mano con sus pulgares, primero en una
mano y luego en la otra, deslizándolos hacia adelante y hacia atrás,
como unas tres veces. Amy recuperó el aliento y comenzó a respirar
normalmente de nuevo. Al hablar de su primera experiencia con la
reflexología, Amy me decía: "Es muy atemorizante no poder respirar,
especialmente cuando se está a cientos de millas de altura en el cielo,
sin medicación alguna o doctor a bordo. Pero mi hija me quitó ese
temor. Siempre la amaré y le estoy agradecida por su técnica reflexológica de tan rápida acción".

Niña de diez años salvada de ataque de asma

Estimada Sra. Carter:

Pienso que todo el mundo debería saber acerca de la reflexología, ya que jamás se sabe en qué momento puede encontrarse
con alguna persona que necesite ayuda de inmediato. El otro día
encontré en la calle a una madre que tenía una pequeña hija de
diez años que experimentaba un serio ataque de asma. La madre
comentó que iba a llevarla en automóvil al hospital, que se encontraba a quince millas de distancia. Le dije que la niña necesitaba
ayuda de inmediato porque estaba a punto de dejar de respirar. Le
enseñé a la madre cómo colocar su dedo medio en el cuello de la
niña y cómo oprimir hacia adentro y tirar hacia abajo, y en cuatro
segundos la niña ya se encontraba respirando mucho mejor. La
niña me comentó después que no pensaba que fuera a resistir lo
suficiente como para llegar al hospital. Tenía en mi auto un ejem-
plar de su libro, y les mostré el Diagrama 18 para que supieran
qué hacer en caso de que la niña llegara a tener otro ataque.

—E.J.

Alivio a la fibrosis quística y la esclerosis múltiple

La revista *Nutrition Health Review* nos ha brindado nueva información acerca de la causa de una de las enfermedades degenerativas más terribles, la fibrosis quística, y el tratamiento apropiado. Por más de cuarenta años, la teoría imperante acerca de su causa fue que se trataba de una simple "enfermedad mendeliana transmitida genéticamente". Tan sólo en Estados Unidos, se han destinado más de 82 millones de dólares para el combate a esta evasiva enfermedad genética.

De acuerdo con el *Merck's Manual*, no existe ninguna cura para esta enfermedad. Una de las recomendaciones consiste en tomar tabletas de enzimas pancreáticas junto con cualquier comida, además de vitaminas A y E.

Veterinario descubre la importancia del selenio

Al Dr. J. D. Wallach, un veterinario, se le pidió que le hiciera una autopsia a un mono de un zoológico que había muerto por causas desconocidas. El examen reveló que el animal había muerto de fibrosis quística. El Dr. Wallach también descubrió que el animal estaba padeciendo una deficiencia nutricional, la falta del mineral conocido como selenio.

El Dr. Wallach afirma que "la fibrosis quística, en mi opinión, se puede prevenir si se detecta a tiempo, y a menudo es reversible. La clave consiste en una dieta balanceada con una complementación adecuada de selenio".

Ya desde 1951 se tenían indicios para el manejo de la fibrosis quística. "En el campo de la medicina veterinaria, no existe una falta de conocimiento o entusiasmo en lo que a la nutrición apropiada se refiere. Somos bien conscientes de la importancia de los minerales en la dieta de los animales".

Ojalá los humanos fueran lo suficientemente afortunados como para tener la misma autoridad nutricional.

CÓMO LA REFLEXOLOGÍA AYUDA A CONTROLAR LA FIBROSIS QUÍSTICA

Pasemos al uso de la reflexología para ayudar a combatir la fibrosis quística. Como la medicación recomendada actualmente consiste básicamente en la sustitución de las enzimas pancreáticas, concentrémonos en los puntos reflejos al páncreas. Fíjese en el Diagrama 2, y localice el lugar del cuerpo en el que se encuentra el páncreas. Asimismo, fíjese en el Diagrama 12 y busque el punto reflejo al páncreas que se encuentra en la cabeza. Todos estos puntos reflejos deberán estimularse haciendo presión con los dedos sobre ellos. Oprima estos puntos reflejos ligeramente durante tres segundos, y luego libere la presión. Haga lo mismo tres veces con cada punto reflejo. Trate de detectar cualquier punto sensible en toda esta área.

Estudie el diagrama que muestra los puntos reflejos a las glándulas endocrinas, y estimule todos los puntos reflejos a estas glándulas. Trabaje además *todos* los puntos reflejos del cuerpo. Trate de detectar cualquier punto generador de dolor y trabájelo. Usted *deberá* hacer que la fuerza eléctrica vital fluya libremente a todos los órganos y glándulas del cuerpo abriendo las líneas eléctricas vitales obstruidas. Demostremos que el Dr. Wallach está en lo correcto al afirmar que la fibrosis quística se puede prevenir y que incluso es reversible. Con una nutrición adecuada y el sensacional poder curativo de la reflexología, creo que cualquier padecimiento puede ser *prevenido* y *curado*.

AYUDA PARA COMBATIR LA ESCLEROSIS MÚLTIPLE

Si la fibrosis quística puede prevenirse y curarse por medio de la nutrición, entonces está claro que lo mismo podría ser aplicable a la esclerosis múltiple. Muchos casos de esclerosis múltiple (*MS*, por sus siglas en inglés) han encontrado solución a través de la reflexología. He visto a una mujer caminar normalmente en tan sólo un par de horas después de un tratamiento aplicado a sus manos y pies. Ahora que estamos aprendiendo más sobre los puntos reflejos que existen en el cuerpo, descubramos una salud todavía mayor oprimiendo estos puntos reflejos mágicos para abrir el libre flujo de energía cósmica a través de las líneas eléctricas que van a todas las áreas del cuerpo. Como no estamos seguros de cuáles glándulas u órganos pudieran estar funcionando de manera deficiente, estimúlelos *todos*, concentrándose en los puntos reflejos al cerebro y a la espina dorsal. Préstele una atención especial a los poderosos e importantes puntos reflejos a las glándulas endocrinas, con un interés renovado en su dieta. La reflexología puede duplicar sus posibilidades de recuperarse por completo si se utiliza en combinación con una dieta apropiada.

Las investigaciones realizadas hasta ahora indican que la *MS* afecta a las personas que pueden tener un sistema inmunitario débil. De verse expuesto a un virus, un sistema inmunitario débil no podrá proteger al cuerpo de cualquier materia extraña o agente infeccioso. Así que debemos mantener al sistema inmunitario saludable trabajando los puntos reflejos para revitalizar a las glándulas linfáticas. Trabaje alrededor de las muñecas, o bien sobre la parte superior de los pies, de tobillo a tobillo. Repita varias veces. Al ser estimuladas las glándulas linfáticas, se activará la circulación de más fluido, ayudando con ello al cuerpo a combatir las infecciones, lo mismo que a cualquier agente extraño, de manera más eficiente. Trabaje también los puntos reflejos al plexo solar, el cerebro y la espina dorsal (ver Diagramas 3 y 5). Oprima y mantenga la presión sobre estos puntos reflejos para ayudar a relajar los músculos y aminorar los espasmos musculares.

La evidencia con que se cuenta hasta ahora parece indicar que esta dañina enfermedad es ocasionada por una mala nutrición y que es la consecuencia de una forma de vida "civilizada". La mayor parte de la investigación sobre la relación entre la nutrición y la esclerosis múltiple se ha realizado en Alemania.

Los investigadores han encontrado que los pueblos llamados "primitivos", como los esquimales y algunas tribus de África y América Central, no padecían de *MS*. Sin embargo, tan pronto los esquimales comenzaron a comer los alimentos procesados y debilitados del "hombre blanco", contrajeron la enfermedad en la misma proporción que el hombre civilizado. Algunos especialistas tienen la firme convicción de que la *MS* es una enfermedad degenerativa ocasionada por una dieta desbalanceada y no natural a base de alimentos procesados. En consecuencia, todos los tratamientos experimentales en Europa se están centrando en una estrategia nutricional.

En el libro *Health Secrets from Europe* (Parker Publishing Company), del ya desaparecido Paavo O. Airola, este autor nos cuenta del Dr. Jorgen Clausen, un bioquímico danés, y de su descubrimiento de la deficiencia de ácidos grasos no saturados y vitamina F en la dieta de víctimas de *MS*. También nos habla sobre otros doctores europeos y de los exitosos resultados que están obteniendo en el tratamiento de la esclerosis múltiple a través de una terapia nutricional. Dos austríacos, los doctores Eckel y Lutz, reportaron una recuperación completa o casi completa al prescribir a sus pacientes una dieta especial restringida. Aunque esto no tiene un efecto en los casos más avanzados, a través del uso de la reflexología, de manera combinada con esta dieta especial, es probable que inclusive en esos casos avanzados se obtenga una mejoría.

Muchas dietas especiales constan de alimentos naturales, tales como frutas y verduras crudas, granos germinados, levadura y germen de trigo. La lecitina granulada pura es también muy benéfica para la dieta (ver página 131, *El Peligro de la Lecitina*). El recubrimiento de mielina, que es la envoltura protectora que cubre a los nervios, necesita de este nutriente. La lecitina ayuda al sistema digestivo a absorber y transportar ciertas vitaminas requeridas (las vitaminas A, D, E y K), que se encuentran en las grasas sanguíneas, además de ser esencial para las células. Una dieta apropiada, combinada con el uso adecuado de la reflexología puede, de hecho, salvar una vida.

Una colega reflexóloga me escribió para contarme sobre los maravillosos resultados que obtuvo después de haber comenzado a usar la reflexología. A continuación reproduzco su carta:

Estimada Sra. Carter:

Una amiga mía que padece de esclerosis múltiple me permitió con gusto darle un tratamiento reflexológico. La pierna derecha se le entumecía, obligándola a usar un bastón para caminar. Durante su primer tratamiento, comenzó a mover los dedos de los pies, lo que no había podido hacer en largo tiempo. Huelga decir que me quedé maravillada de ver lo que la reflexología es capaz de lograr en un tiempo tan corto.

Atentamente,

–M.A.

La energía reflexológica elude las fibras nerviosas dañadas

B. F. Hart, M.D., médico y especialista en acupuntura, sostiene la teoría de que la acupuntura puede estimular al interior del sistema nervioso central rutas alternativas en las que el mensaje enviado a las diferentes partes del cuerpo evita las fibras nerviosas que se han deteriorado o las porciones del recubrimiento de mielina que se hayan dañado. Al usar la reflexología, la fuerza vital eléctrica se mueve a partir de los puntos reflejos que se encuentran a lo largo de los meridianos buscando sus propios conductos y pasando por alto cualquier fibra nerviosa dañada. Un suministro de sangre mejorado ayudará al funcionamiento de los nervios que no tienen ningún daño, mientras que las fuerzas curativas pueden promover la regeneración celular.

El Dr. Kaslow, médico acupunturista, nos dice que la combinación de una dieta a base de alimentos naturales no procesados y de acupuntura en la oreja, ha permitido reducir algunos de los efectos de la invalidez física. Uno de sus pacientes con *MS* ¡abandonó el bastón después de tan sólo diez tratamientos! Otro estudiante me escribió para comentarme de los buenos resultados que estaba obteniendo gracias al uso de la reflexología. A continuación reproduzco su carta.

Hombre puede sentir cosquillas en los pies y en los dedos

Estimada Sra. Carter:

Un hombre que se encontraba en la localidad en la que vivo visitando a su familia, acudió a mí en busca de ayuda a causa de un bloqueo nervioso en la pierna. La pierna y el pie se le habían entumecido por completo, a tal grado que ya no sentía nada en ellos. Después de dos tratamientos reflexológicos, comenzó a sentir un cosquilleo en los pies y en los dedos de los pies. ¡La mejoría fue sorprendente! Y sé perfectamente que al recibir tratamientos adicionales mejorará aún más.

–S.N.R.

Estimule el flujo de energía eléctrica al cerebro

Una persona con *MS* puede aplicarse la reflexología a sí misma. Estimulando las terminaciones nerviosas con un movimiento de presión y liberación de presión, el control voluntario a las partes del cuerpo afectadas puede regresar. Los puntos reflejos en las orejas son muy fáciles de trabajar por medio del uso de una técnica de "opresión y pellizco". Trabaje la oreja en su totalidad para estimular todos los puntos reflejos curativos. Asimismo, dé a *todos* los dedos de los pies y manos un buen tratamiento, especialmente a las puntas de los dedos gordos de los pies y los pulgares. Esto enviará un flujo de energía vital eléctrica al cerebro.

Frótese las manos. Coloque por un momento la palma de la mano derecha sobre la parte superior de la cabeza para generar fuerza y energía positiva. Golpeando ligeramente la parte superior de su cabeza con los tres dedos medios de la mano derecha, estimulará los puntos reflejos curativos. Presione o golpee ligeramente los puntos reflejos que se encuentran sobre los puntos cerebrales, al igual que a lo largo de la fisura longitudinal que va desde la frente hasta la parte trasera del cuello (ver Diagrama 14). Es aquí en donde el cerebro se divide en los hemisferios derecho e izquierdo. También puede golpear ligeramente la parte superior de la cabeza yendo de una oreja a la otra. Es aquí en donde se encuentra la corteza motora en el cerebro, la parte que controla los músculos voluntarios de su cuerpo. Este estímulo es muy efectivo.

A continuación, coloque las dos manos sobre la parte superior de la cabeza y, con los dedos flojos, dé ligeros golpecitos a esta zona usando los dedos en forma alternada (como si estuviera escribiendo a máquina muy rápido). Trabaje con ambas manos sobre los puntos cerebrales, a lo largo de la fisura longitudinal, y luego de oreja a oreja, siguiendo el mismo recorrido que acabo de mencionar. (No se olvide tampoco de abrir las líneas eléctricas al cerebro trabajando los puntos reflejos en los dedos de sus pies y manos.)

Cada una de las células nerviosas en el interior del cerebro efectúa muchas conexiones de célula a célula. Cuando una célula recibe información de otra, decide si transmitirá el mensaje o no. La decisión dependerá de la cantidad de "carga eléctrica" que la célula cerebral tenga en su superficie. Si ésta tiene suficiente carga eléctrica, la comunicación tendrá lugar eléctricamente (o en forma de moléculas, o neurotransmisores) a través de un vacío; entonces se transmitirá el mensaje.

Dedíquese seriamente a la reflexología, junto con un interés renovado en una dieta nutritiva, y duplicará sus posibilidades de disfrutar de su salud de nuevo.

Cómo usar la reflexología para eliminar el estrés y la tensión

El estrés y el enojo a menudo nos ocasionan una tensión extrema en el cuerpo, lo que nos hace envejecer más rápido, enfermarnos físicamente y alterarnos emocionalmente con facilidad. La reflexología le dará una sensación de bienestar y tranquilidad, ya que le ayudará a normalizar su cuerpo, propiciando una mayor circulación y haciendo que su cuerpo recupere su eficiencia por completo.

Después de usar la reflexología, usted notará que todo el estrés y las tensiones desaparecerán de su cuerpo y que, al mismo tiempo, su mente también se relajará. Las demás personas notarán el cambio en su carácter, y usted verá que sus responsabilidades serán más fáciles de asumir. A medida que la tensión le ceda el paso a una actitud más sosegada y relajada, usted notará una personalidad más positiva y se encontrará compartiendo su amor con los que lo rodean.

De cuando en cuando, todos somos desafiados desde el punto de vista emocional o físico. Cuando esto sucede, podemos sentirnos enojados, frustrados o desalentados, ya que podría parecer que no tenemos control sobre las situaciones difíciles a las que nos enfrentamos. Sin embargo, podemos canalizar esa sensación de aflicción y transformarla en una fuerza positiva a través de la reflexología. Debemos aprender a incrementar nuestra energía y a deshacernos del estrés. Le voy a enseñar en pocas palabras algunas maneras muy positivas de lograrlo. Usted deberá aprender a relajarse para poder ser saludable, joven y feliz.

Sin importar en donde se encuentre, puede golpear ligeramente su pecho y sonreír con ganas, lo que estimulará a la glándula del timo y al sistema linfático (ver Fotografía 2). El movimiento de flexión de la muñeca para golpear ligeramente su pecho hará que sus fluidos linfáticos se pongan en movimiento. Al sonreír y golpear ligeramente su pecho, usted estará enviando una energía renovada a su timo. Sus glándulas del timo y linfáticas lo ayudarán a disfrutar de una mayor energía instantáneamente, al transformar las proteínas de su sangre en azúcares.

Cuando vivía en Hawai, un día sentí la necesidad de darle masaje reflexológico a mi glándula del timo. Iba caminando por la calle en la pequeña población de Kona cuando noté lo amigable que todo el mundo parecía. La gente que pasaba a mi lado se daba vuelta para verme con una cálida sonrisa y me decía "¡Qué tal!" Otras personas que manejaban sus autos me saludaban con la mano, mostrando hermosas sonrisas y me gritaban "¡Aloha!" Yo pensaba en lo agradable que era ver a todo el mundo tan feliz y despreocupado. Y entonces recordé... estaba ejercitando el punto reflejo a mi glándula del timo... y yo también me encontraba mostrando una gran sonrisa de oreja a oreja.

CÓMO CONTROLAN EL ESTRÉS LAS GLÁNDULAS ENDOCRINAS

Cuando usted está estresado, todo su cuerpo está en tensión. Algunos doctores consideran al estrés como el asesino número uno. Agota su energía, absorbe los nutrientes de su sistema y crea un desequilibrio hormonal. Para fortalecer sus hormonas y hacer que éstas regresen a un estado normal, usted tendrá que enviar un estímulo a las glándulas endocrinas.

Apréndase la ubicación de los puntos reflejos a estas glándulas, ya que *todas* son importantes para la salud y el bienestar de cada persona. Trabaje los puntos reflejos en ambos pies o en ambas manos para energizar a este importante sistema (ver Diagrama 2). Todas estas glándulas se encuentran estrechamente interrelacionadas, se complementan entre sí y dependen unas de otras para resultar en una salud balanceada.

Influyen en las emociones placenteras como la alegría, la felicidad, la emoción y la pasión, al igual que en emociones asociadas con traumas como la pesadumbre, el miedo, el enojo, la depresión y la tristeza. Tanto nuestra personalidad como nuestra actitud mental dependen de la salud de las glándulas endocrinas.

Trabaje el dedo gordo del pie o el pulgar para enviar energía al cerebro y a la glándula pituitaria. Nuestro cerebro está constantemente generando corrientes eléctricas que son muy importantes para nuestra salud mental. Aunque estas corrientes no son tan fuertes como las que pasan a través del corazón, son muy importantes para la regulación de nuestro bienestar emocional.

Préstele una atención especial a los puntos reflejos a la tiroides a fin de controlar su temperatura corporal y calmar esa sensación de tensión. Luego trabaje el punto reflejo al páncreas, que produce la insulina, para que sus músculos puedan transformar los azúcares en energía.

Pasemos ahora a las glándulas adrenales, que son las que producen la adrenalina que nos da esa carga de energía adicional inmediata en el momento en que se necesita. Busque el punto reflejo que se encuentra casi en el centro de las palmas de sus manos en dirección ascendente hacia los dedos. Al trabajar este punto reflejo, también estará trabajando el punto reflejo al plexo solar, lo que se sumará a la relajación de su sistema nervioso y su cuerpo entero. Con este masaje usted estará despertando la actividad de elementos muy importantes para la salud física y mental. A medida que las glándulas endocrinas liberen su flujo de fuerza vital, usted se volverá más eficiente en su trabajo diario y tendrá una actitud más positiva.

El método de la naturaleza para eliminar el estrés

¿Alguna vez ha notado cómo algunas personas "se retuercen las manos" cuando se ponen muy nerviosas? Éste es un método natural para eliminar el estrés. Los dedos de una mano están oprimiendo y estimulando los puntos reflejos relajadores naturales en la otra mano. Cuando se cierra una mano y se mete en la otra, los nudillos están presionando el punto reflejo al plexo solar, al igual que otros puntos reflejos, lo que relajará al cuerpo entero.

Otro ejercicio para calmar los nervios consiste en sujetar las manos entre sí, con los dedos entrelazados y oprimiendo todos los puntos reflejos que se encuentran entre ellos siete veces. Esto deberá relajarlo considerablemente. Si está extremadamente estresado, puede llevar este ejercicio un paso más allá manteniendo los dedos entrelazados, aflojándolos y moviendo cada uno de ellos hacia arriba para que queden encima de los nudillos de en medio, haciendo presión y luego liberando la

presión siete veces. Oprima además las puntas de todos los dedos entre
sí con un movimiento de presión y liberación de presión. Cierre los ojos
y respire profundo. Al inhalar, presione las manos entre sí, oprimiendo
los puntos reflejos; al exhalar, relaje esa presión y todo su cuerpo. Repita
el ejercicio según sea necesario.

POR QUÉ LA RESPIRACIÓN PROFUNDA ES IMPORTANTE PARA CONTROLAR EL ESTRÉS

La respiración profunda y relajada es una de las técnicas más importantes para manejar el estrés y mejorar la salud mental. ¿Sabía usted que
el cerebro utiliza más o menos una tercera parte del oxígeno que uno
respira? El aire que respiramos se coordina con todos nuestros
movimientos y acciones mentales para ayudarnos a trabajar, jugar y pensar de manera más eficiente.

Cuando uno se siente estresado es común que se tengan respiraciones cortas y poco profundas; esto hará que su mente y su cuerpo se
mantengan rígidos y tensos. Respire lenta y profundamente para relajar
su respiración y calmarse. Piense en cosas agradables, y pronto su mente
se calmará. Se sorprenderá de lo fácil que resulta si usted se concentra
mentalmente en su respiración. A medida que su respiración y sus pensamientos se relajen, lo mismo hará su cuerpo entero. Pronto se sentirá
libre de todo estrés al desvanecerse la tensión naturalmente.

UTILICE LA IMAGINACIÓN PARA ELIMINAR LA ANSIEDAD

¡La reflexología es uno de los métodos de relajación natural más maravillosos que existen! Mientras trabaja los diferentes puntos reflejos de su
cuerpo, cálmese con pensamientos placenteros y apacibles. Usted puede
disfrutar imaginándose a sí mismo en algún otro lugar, algún sitio en el
que le encantaría estar. Imagínese el sonido del mar y visualice la luna
encima de la playa; escuche las olas estrellándose contra la arena;
escuche las gaviotas, el silbato de un buque a la distancia. En otra
ocasión, tal vez prefiera imaginar que está cerca de un lago rodeado de
altas montañas. Escuche la suave brisa que corre a través de los altos
pinos, y la tranquilidad de las aves deleitándolo con jubilosas canciones.
Respire de manera rítmica, trabajando suavemente los puntos reflejos en

sus pies, manos, cabeza u orejas. Trabaje suavemente los milagrosos puntos reflejos y, pronto, todas sus tensiones desaparecerán.

Su actitud influirá en su salud. Calme su cuerpo y estimule su mente con las fuerzas curativas de la naturaleza. Dé a alguna persona a la que estime o ame un tratamiento reflexológico o una bola mágica para masaje (ver Fotografía 52). Enséñeles este método de presión inmediata, y pronto notará menos tensión y una gran mejoría en su carácter, lo que también le ayudará a *usted* a sentirse recompensado y con menos estrés.

RELAJE SUS NERVIOS, EL CUELLO Y LA ESPINA DORSAL PARA ELIMINAR EL ESTRÉS

Primero, trabaje el punto reflejo que se encuentra en la parte trasera de su cabeza y que conocemos como la médula oblongada. Aquí es donde la médula espinal se une con la parte inferior del cerebro. Contiene centros nerviosos vitales para controlar su respiración, su circulación y otras funciones vitales. Cuando este punto reflejo es estimulado, envía energía al interior de todo su ser y nos trae los beneficios de la relajación.

Coloque el dedo índice de la mano derecha en el interior de la depresión de la parte trasera de la cabeza, justo debajo del cráneo (ver Diagrama 13). Presione contando lentamente hasta tres y luego libere la presión; repítalo varias veces más. Si mueve la cabeza hacia adelante y hacia atrás, podrá sentir el movimiento de la parte superior de la espina dorsal.

Al parecer, cada vez que nos encontramos estresados o tensionados hacemos que los músculos que pueden ocasionar rigidez o dolor de espalda se tensen. Cuando esto suceda, trabaje los puntos reflejos a la espina dorsal, al igual que todos los puntos reflejos a los músculos y ligamentos conectados con la espina dorsal. Comience a trabajar con el punto reflejo al cuello, que se encuentra alrededor del dedo gordo del pie (o el pulgar). Puede hacer girar el dedo gordo del pie (o el pulgar), como lo haría con la cabeza, para luego moverlo de lado a lado. Trabaje toda la zona refleja a la espina dorsal. Trabaje el arco longitudinal del pie (o la zona debajo del metacarpiano en la mano), dando masaje con un movimiento de presión circular para eliminar la rigidez.

Trabaje los puntos reflejos a sus hombros y caderas, que se encuentran sobre la parte exterior de sus pies (o manos). Busque en el

Diagrama 4 la ubicación del punto reflejo al nervio ciático sobre la planta del pie y vea cómo éste sube a la pierna. Trabaje el punto reflejo que se encuentra en la planta del pie, y luego hacia arriba y hacia abajo por los tendones que se encuentran en la parte trasera de las piernas. El nervio ciático es un nervio múltiple de raíces nerviosas que salen de la espina lumbar. Envía señales hacia abajo de la pierna para controlar los músculos y hacia arriba de ella para estimular las sensaciones. Todos estos puntos reflejos necesitan atención para poder relajar por completo una espalda rígida y adolorida. Siempre recuerde trabajar ambos pies (o manos).

Otro método para relajar la tensión en el cuello consiste en encoger los hombros. Haga ascender sus hombros hasta la altura de las orejas, y luego hágalos descender; repita cuatro o cinco veces. Vuelva a elevar los hombros hasta la altura de las orejas, y luego muévalos hacia atrás, como si estuviera tratando de exprimir una naranja entre sus omóplatos. Relájese y repita cuatro o cinco veces.

Agite las manos vigorosamente a partir de las muñecas hacia arriba y hacia abajo, como si las tuviera mojadas y estuviera tratando de sacudirse el agua. Esto promoverá la circulación y relajará la tensión. Agítelas por unos quince segundos.

La reflexología es el tranquilizante de la naturaleza

La reflexología es un tranquilizante natural. Tómese un poco de tiempo para darse un tratamiento reflexológico completo, para que la naturaleza penetre en usted y le ayude a relajar su cuerpo entero. Si no está familiarizado todavía con el trabajo de los puntos reflejos en los pies y manos, le sugiero estudiar los diagramas. Asegúrese de estar cómodo. Escoja un momento en el que sepa que nadie lo va a interrumpir.

Utilice una presión suave pero que a la vez le traiga alivio a la tensión, y verá cómo podrá disfrutar al máximo de esta forma de relajamiento de la naturaleza.

La reflexología funcionó mejor que un tranquilizante

Mi hija trabajaba con un hombre que comenzó a padecer de acidez estomacal y de dolores estomacales periódicos como consecuencia de la gran cantidad de tensión que su trabajo le generaba. Los dolores aumentaban día a día, hasta que llegó un momento en que aceptó ver a un médico. El doctor le comunicó su diagnóstico diciéndole: "Usted está sometido a un gran estrés, y no tardará en tener úlceras estomacales a menos que se tranquilice". Le recetó una serie de tranquilizantes, que no sólo hacían que Jon se agotara, sino que, además, no lograron detener el estrés. Más o menos una hora después de que Jon tomaba su tranquilizante, le daba sueño. En el trabajo era presa de un estrés todavía mayor, ya que no tenía la energía requerida para realizar sus tareas de manera efectiva.

Una noche después de cenar, su esposa le dio un tratamiento reflexológico completo para relajarlo. Esa noche durmió muy bien, y al parecer pudo rendir más en el trabajo al día siguiente. Después de tan sólo una semana, sintió una mejoría tal que dejó de tomar los tranquilizantes. Ahora ya no padece de acidez estomacal o de problemas estomacales derivados del estrés. Hace poco le comentó a mi hija que ahora está usando "el tranquilizante de la naturaleza libre de drogas": ¡la reflexología!

Estimule la digestión

Algunos problemas estomacales, incluyendo las úlceras, son ocasionados por ácidos que se quedan en el estómago y comienzan a quemar las paredes estomacales cuando usted está estresado. A esto se le llama "estómago nervioso".

Existe un punto reflejo especial que usted puede trabajar para aliviar dolores rápidamente si está en el trabajo o en algún otro lugar en donde no pueda darse un tratamiento reflexológico completo. Este punto es la membrana que está entre los dedos índice y pulgar en cada mano. Localice el punto suave y esponjoso que se encuentra a aproximadamente unos 2,5 cm (una pulgada) hacia adentro de ese triángulo, oprímalo entre los dedos índice y pulgar de la mano opuesta, y hágalo girar usando una técnica de presión y pellizco para estimular el funcionamiento apropiado de su sistema digestivo (ver Fotografía 43). Asimismo, trabaje el pulpejo que se encuentra debajo del pulgar (ver Fotografía 44).

Dé a sus orejas un buen masaje de vez en cuando, para que reciban un suministro de sangre rico y vigoroso (ver Fotografías 20 y 21). Pronto, su cuerpo y sus nervios quedarán totalmente relajados.

No olvide que también existe un sencillo ejercicio con los dedos excelente para liberar las tensiones. Comience con el puño bien apretado, y luego abra los dedos uno por uno, comenzado por el meñique, hasta que todos los dedos se encuentren bien abiertos. Repita cuatro veces, frote las manos entre sí, y luego sacúdalas ligeramente para liberar el estrés.

Otro de los métodos naturales para la liberación de la tensión consiste sencillamente en bostezar y desperezarse. Con ello verá cómo desaparecen las tensiones.

Haga que su frecuencia cardiaca disminuya

Si está en una situación estresante y su corazón comienza a latir de manera rápida e intensa, usted necesitará dejar cualquier cosa que se encuentre haciendo y tomar un descanso. No permita que el estrés o el enojo queden fuera de su control; un tratamiento reflexológico lo calmará. Trabaje los puntos reflejos a su corazón, que se encuentran en su mano izquierda y su pie izquierdo. Trabaje completamente a través de la palma de la mano y en la zona alrededor del dedo meñique. Esto le ayudará a recuperar la calma al enviar un flujo de fuerzas curativas a su corazón (ver Diagramas 3 y 5).

Otro método rápido para hacer disminuir una frecuencia cardiaca acelerada es uno que aprendí de un hombre en Arizona. Coloque la mano izquierda, incluyendo el área que se usa para tomar el pulso en la muñeca, en un poco de agua fría con hielo. (Hágalo con ambas manos o meta los pies si lo prefiere.) También puede salpicar agua sobre su cara y alrededor del cuello. Al enfriarse su sangre, su frecuencia cardiaca disminuirá. En el estudio de los delfines, los investigadores han aprendido que cuando éstos penetran en aguas heladas, sus corazones desaceleran el funcionamiento. Esto también es aplicable a los seres humanos.

15 maneras de aliviar el estrés y la tensión

1. Dé un buen masaje a sus manos y pies. La reflexología es la clave para una relajación completa.
2. Eleve los pies y libere su mente de pensamientos negativos.
3. Use zapatos cómodos y dé una caminata con paso vigoroso.
4. Cierre los ojos e imagínese una experiencia placentera, una sensación agradable o un lugar relajante.
5. Tómese un poco de tiempo para disfrutar trabajando en su pasatiempo favorito.
6. Participe en un deporte o actividad que le guste.
7. Háblele a un amigo o amiga que tenga buen sentido del humor. La risa disminuye la ansiedad.

8. Respire varias veces en forma lenta y profunda para poner a punto su mente, su cuerpo y su espíritu.

9. El agua es muy relajante. Siéntese junto a un arroyo o vaya a nadar.

10. Haga algunos sencillos ejercicios de estiramiento para disminuir la tensión en los músculos y articulaciones.

11. Vaya a que le den un masaje.

12. Tómese un buen descanso y dé a la naturaleza la oportunidad de ayudar a su cuerpo a recuperarse y a renovarse.

13. Utilice el poder de la oración y la afirmación.

14. Viva la vida con integridad, honestidad, compasión, gratitud, perdón y amor incondicional.

15. Oprimir los puntos reflejos que se encuentran entre los dedos lo tranquilizará. Junte sus manos con los dedos entrelazados y apriete firmemente (repita siete veces). Sacuda las manos. ¡Respire profundamente y relájese!

Cómo revitalizar su energía física para disminuir el estrés

El estrés agota su energía; si su cuerpo no cuenta con el poder mental o físico suficiente para generar acción y movimiento, usted tendrá que revitalizarse por medio de un tratamiento reflexológico. Primero, dé masaje a *todos* sus puntos reflejos para obtener una energía inmediata y renovada. No se olvide del punto reflejo al hígado, ya que éste puede requerir de estímulo para ayudarlo a eliminar de manera más eficiente los perjudiciales elementos que le están haciendo sentirse agotado.

Siéntese primero. Inclínese hacia adelante y tome con las dos manos uno de sus pies. Coloque sus dedos sobre la planta del pie y los pulgares sobre su parte superior (ver Fotografía 67). Oprima hacia abajo y hacia afuera con los pulgares y con el pulpejo de las palmas de sus manos. Al mismo tiempo, haga presión al interior de la planta del pie con los dedos. Usando una técnica de oprimir y pellizcar, trabaje de manera rápida para hacer que la circulación se active.

Dé a sus pies un masaje rápido y vigoroso, ejerciendo presión sobre varios puntos reflejos al mismo tiempo. Haga presión sobre los huesos y, con movimientos firmes, trabaje con las manos rápidamente por encima y por debajo de los pies y de los dedos de los pies. Continúe con el masaje por la parte de atrás de su pie, y luego hacia arriba en dirección a la pierna, siempre realizando un movimiento de presión entre los dedos. Repita el procedimiento en el otro pie. Sentirá un refuerzo de energía, y su estrés pronto desaparecerá.

La reflexología para la gente mayor y los niños

Yo disfruto mucho cada vez que le enseño a la gente mayor y a los niños pequeños la ubicación de los diferentes puntos reflejos del cuerpo. Cada vez que visito un hogar de ancianos o un salón de clase, encuentro que a la gente mayor y a los niños les encanta aprender nuevas formas para ayudarse a sentirse mejor. Uno de los puntos reflejos en especial que más les gusta es aquél a su plexo solar (una red de nervios en la cavidad abdominal que envía impulsos nerviosos a la parte media superior del abdomen). Cuando este punto reflejo es estimulado, relaja al cuerpo entero.

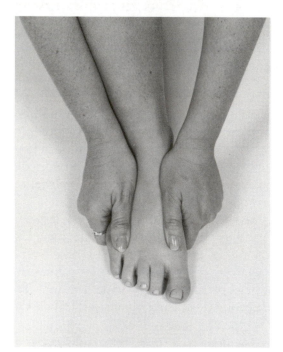

Fotografía 67: Trabaje sus puntos reflejos vigorosamente para obtener un flujo renovado de energía. Estos puntos reflejos, también importantes para el sistema linfático, le ayudarán a su cuerpo a defenderse de las enfermedades.

El punto reflejo al plexo solar es fácil de encontrar y entretiene. Tome una de sus manos y cierre el puño firmemente. Mire al interior del puño y fíjese en el lugar en donde el dedo medio y el anular se unen con la palma de la mano. Es entre la punta de estos dos dedos que encontraremos este punto reflejo. Oprímalo con el pulgar de la otra mano, cuente hasta tres muy lentamente, respire profundo, y entonces libere la presión suavemente. Repita seis veces, y el estrés o el enojo desaparecerán.

Uno puede aprender a calmarse así mismo cuando se enoja o se molesta con alguien, y esto lo hará sentirse un poco más seguro. Una pequeña de unos seis años, me dijo, "cada vez que me enojo con mi hermano, oprimo mi 'punto reflejo solar' y con eso ya me siento bien".

CONTROLE EL ESTRÉS Y EL ENOJO POR MEDIO DE LA RISA

Ya hemos hablado de los grandes beneficios que el sonreír tiene para todo el mundo. Ahora permítame explicar los beneficios que la risa tiene para la salud. Una buena risa permite calmar diversas alteraciones emocionales. La ansiedad y la tensión se liberarán muy rápidamente después de una buena risa, porque cuando una persona se ríe, se eleva el nivel de químicos en su cerebro, reduciendo así la depresión y la ansiedad. La risa es un tranquilizante que no produce ningún efecto colateral. La risa es una fuerza curativa sumamente poderosa.

En la Universidad de California, en Davis, se ha realizado una serie de estudios para ver si la risa juega un papel activo dentro de la protección a la salud. Estos estudios han demostrado que la risa es excelente para los pulmones y el sistema respiratorio y que representa un maravilloso tratamiento para todos los órganos internos. Varias carcajadas al día equivalen a cinco minutos de remar en bote.

Usted se sorprenderá por la forma en que la risa lo rejuvenecerá tanto mental como físicamente, al mismo tiempo que lo ayudará a eliminar cualquier hostilidad o enojo acumulados. Así que ría... y sentirá cómo el estrés se desvanece.

UTILICE LA REFLEXOLOGÍA PARA DORMIR APACIBLEMENTE

¿Aprieta usted los ojos cada vez que tiene sueño? De ser así, usted está oprimiendo de manera natural los "puntos reflejos del sueño" de la naturaleza. Estos pequeños puntos reflejos se encuentran justo encima del ángulo interior de cada ojo.

Oprima estos puntos hacia adentro y hacia arriba, usando las puntas de sus pulgares (los nudillos de los dedos índices funcionan bien en el caso de las personas que tienen las uñas largas), o bien utilice sus dedos pulgar e índice para oprimir el puente de la nariz entre sus ojos. Oprima el puente entre estos dos dedos y mantenga la presión durante quince segundos. Repita varias veces.

Dé masaje a sus orejas, cuello y manos para dormir rápidamente

Una amiga mía descubrió una creativa técnica natural que produce un estado de relajación tan apacible, que ella por lo general se queda dormida antes de terminar el ejercicio.

Primero, ella utiliza el ejercicio de bostezo y estiramiento que se describe en la página 235 de mi libro *Hand Reflexology*. A continuación, coloca las manos sobre sus orejas, y trabaja perfectamente todos los puntos reflejos en esa zona por unos treinta segundos aproximadamente. Luego procede a trabajar el cuello y los tendones del cuello. Trabajando un lado a la vez, continúa oprimiendo y dando masaje hasta llegar al brazo izquierdo y luego al interior de su mano, en donde da un buen masaje. Entonces, lo repite pero en el lado derecho. Para terminar usa la técnica reflexológica para eliminar el insomnio que se describe en este mismo capítulo. También le presta atención a su respiración, manteniéndola rítmica, y afirma que esto siempre le da resultados.

Utilice el rodillo reflexológico para masaje de pie para disfrutar de un sueño apacible

A mí me gusta usar el rodillo reflexológico para masaje de pie que se coloca sobre el piso y puede rodar bajo los pies, pues permite estimular a la mayoría de los puntos reflejos al cuerpo entero. Usted se relajará tanto, que tal vez se quede dormido en su silla. Cuando su cuerpo está calmado y relajado, todas sus glándulas y órganos funcionan de una manera natural y libre de tensiones o de estrés.

Mientras usted duerme, su cuerpo construye nuevas células y tejidos. Éste es el mejor momento para la curación.

Evite la causa de su pérdida de sueño

Respire lenta y profundamente y utilice la reflexología para calmar y relajar todo su cuerpo para que pueda disfrutar de un sueño maravilloso y libre de tensiones. Si existe algo que esté importunándolo y evitando que reciba ese sueño tan necesario, considere su entorno inmediato. Si usted está perdiendo el sueño a causa de luces brillantes, póngase una máscara para dormir. Si es un ruido lo que lo está manteniendo despierto, utilice tapones para los oídos. ¿Hace mal tiempo? Si el clima es demasiado frío, use calzoncillos largos, o si hace mucho calor, coloque un trapo húmedo y fresco debajo de sus pies y manos y encienda un ventilador. Es probable que el sueño no llegue fácilmente si ha consumido cafeína ya tarde durante el día. Una buena regla a seguir consiste en jamás tomar o comer cualquier estimulante después de las cuatro de la tarde. Si se ve privado de ese sueño tan necesario a causa de alguna enfermedad, utilice la reflexología para relajarse y calmarse. Pronto se encontrará descansando felizmente.

La reflexología ayuda a superar el insomnio

Si está cansado pero igual no puede dormir, haga la prueba con este ejercicio. Recuéstese sobre su espalda, con los dedos de las manos entrelazados sobre el pecho. Presione los dedos entre sí al mismo tiempo y luego libere la presión siete veces, ejerciendo la presión entre dedo y dedo por la parte cercana a la mano. Manteniendo los dedos entrelazados, aflójelos y mueva cada uno de ellos de modo que queden sobre los nudillos, ejerciendo en ese momento un movimiento de presión y liberación de presión. Cierre los ojos y respire profundo. Al inhalar, apriete las manos entre sí, oprimiendo los puntos reflejos entre dedo y dedo. Al exhalar, relaje esa presión, y todo el cuerpo. Repita el ejercicio.

Dos puntos reflejos muy fáciles de usar para liberar la tensión y permitirle dormir son los ubicados a ambos lados de su frente, justo sobre el extremo exterior de cada ceja. Use las puntas de sus dedos índice y medio, y trabaje los dos puntos reflejos al mismo tiempo durante quince segundos. Libere la tensión y repita durante tres o cuatro minutos (ver Fotografía 61).

Alimentos que lo ayudarán a dormir

Los alimentos que consumimos producen cambios en nuestros cuerpos, al igual que en el cerebro, y pueden influir en su sueño. Los productos lácteos, como el queso requesón (*cottage cheese*), pueden invitar al sueño. Se sabe que la leche caliente con un plátano o un pedazo de pan aumenta la somnolencia. Los aminoácidos presentes en el alimento penetran el torrente sanguíneo, que a su vez viaja al cerebro y le hace saber que usted está cansado. Una receta que ha funcionado con muchas personas consiste en calentar una taza de agua y añadir dos cucharadas de miel pura y una cucharada de vinagre de manzana *o* de jugo de limón fresco. Beba lentamente. Cepille sus dientes para eliminar todo residuo de miel y vinagre. Y entonces, ¡a la cama y que tenga dulces sueños!

Concéntrese mentalmente en su respiración

Si se siente estresado, necesitará concentrarse mentalmente en su forma de respirar. Respire unas cuantas veces de manera lenta y profunda para ayudar a relajarse. Piense en cosas felices, y pronto podrá descansar apaciblemente. Cuando su respiración y sus pensamientos se relajen, lo mismo hará todo su cuerpo. Pronto sus tensiones se desvanecerán, y usted se sentirá maravillosamente tranquilo. Oprima el punto reflejo al plexo solar en el centro de su mano para relajar sus nervios.

Cuando los trastornos físicos ocasionan pérdida de sueño

Cada vez que usted experimenta dolor, su cuerpo se pone tenso y le resulta difícil disfrutar de un sueño apacible. Cuando usted está tenso, sus músculos se contraen, haciendo que el flujo natural de sangre se vea limitado. (Si existe inflamación, se bloquea un flujo de circulación aún mayor.) Es muy importante activar el flujo de sangre a cualquier área de su cuerpo afectada a fin de eliminar el dolor. Trabajar con los puntos reflejos apropiados en sus manos para eliminar el dolor le resultará de gran utilidad (ver Fotografía 43).

Con la ayuda de la reflexología, su cuerpo se relajará y su circulación mejorará. Los procesos curativos de su cuerpo serán más rápidos, y pronto podrá disfrutar de ese sueño tan necesario sin experimentar dolor alguno.

Cómo solucionar problemas de eliminación

La pérdida de sueño puede deberse a un problema de eliminación. Los órganos de eliminación trabajan las veinticuatro horas, sin importar que uno se encuentre despierto o dormido. Usted puede fortalecer estos órganos trabajando los puntos reflejos al colon, los pulmones, los riñones y la vejiga, para que puedan eliminar los desechos de manera eficiente.

Estimule a las glándulas linfáticas, las adrenales y el corazón por medio de un buen tratamiento reflexológico, para que su cuerpo se acondicione y se equilibre, y así recibirá la recompensa que merece... un buen sueño nocturno.

Una palabra amable puede mover montañas

Estimada Sra. Carter:

Dios no hizo una imitación barata en el caso de ningún ser humano. Todos somos perfectas obras de arte con la capacidad para rejuvenecernos a través de la estimulación. La mayoría de las enfermedades acaban siendo físicas, pero en esencia tienen un origen mental en la soledad, el estrés, las presiones ambientales, las circunstancias, la conducta aprendida, etcétera... Y en muchas ocasiones, el poder de la sugestión que insinúa que una persona puede ser curada es más poderoso que cualquier medicamento que se pudiera tomar. Los medicamentos mitigan la sensación, pero una caricia amorosa y una palabra gentil moverán montañas; esto renovará el interés de una persona por la vida y le mostrará que es alguien que merece amor.

He aprendido que podemos calmar nuestros nervios y eliminar el estrés. Como en los momentos de estrés las glándulas sebáceas se ven estimuladas de manera excesiva, esto a menudo ocasiona la aparición de acné. Una sesión de reflexología alivia la tensión y hace que la actividad sebácea sea más lenta, provocando con ello que las glándulas regresen a un estado normal. También me di cuenta de que si se estimulan las energías del pie, y después se pasa a las manos, al cúbito y al nervio radial en los brazos, al punto de estrés en el cuello y el hombro, y luego a los puntos de presión en la cara, las orejas, el cuero cabelludo y la cabeza... nuestros pacientes se convierten en personas completamente nuevas.

Atentamente:

–B.V.L.

La reflexología ofrece una alternativa a las adicciones

La reflexología ofrece una alternativa positiva a adicciones como el alcoholismo, comer, fumar, apostar, el sexo, el consumo de drogas y algunas otras, adicciones todas ellas que contribuyen de manera significativa a la aparición de problemas de salud mayores. La reflexología puede disminuir la tensión y sustituirla por una relajación profunda y una tranquilizante sensación de calma. A medida que su cuerpo se relaje, la reflexología incrementará al máximo las capacidades de su cuerpo para curarse desde adentro. Si conoce a alguna persona que tenga una adicción, usted puede ayudarla por medio de la reflexología.

AYUDA PARA COMBATIR EL ALCOHOLISMO

Los médicos están encontrando que el alcoholismo es un trastorno glandular que se puede comparar con la diabetes. Cuando una persona tiene diabetes, no se produce en ella suficiente insulina, provocando con ello que los niveles de azúcar en su sangre se incrementen. Sin embargo, en el caso de los alcohólicos, el caso es lo contrario. Se produce demasiada insulina, lo que da como resultado un bajo nivel de azúcar. Las dos principales glándulas involucradas en este proceso son las adrenales y la glándula que las regula, la pituitaria. Otra glándula muy importante es el páncreas, que es en donde se produce la insulina.

Primero, debemos concentrarnos en los puntos reflejos a la glándula pituitaria, ya que es ésta la que controla a las otras glándulas. En el centro de la yema de los dedos gordos de los pies, al igual que en la yema de ambos pulgares, encontrará puntos reflejos a la pituitaria (ver Diagrama 2).

Ahora pasaremos a los puntos reflejos a las glándulas adrenales y el páncreas, utilizando todavía los puntos reflejos existentes en las manos y los pies. Coloque su pulgar en el área refleja del riñón. Deslice el pulgar un poco más arriba en dirección a los dedos de la mano o el pie, hasta llegar al punto reflejo a la glándula adrenal. Trabaje esta área realizando un movimiento de presión y frotación.

Busque en el diagrama la ubicación del punto reflejo al páncreas. Se encuentra muy cerca de los puntos reflejos al estómago y los riñones. Usted puede continuar dando masaje de manera cruzada a través de la mano (o el pie). Trabajar también el punto reflejo al hígado es muy importante, y recuerde que si éste es sensible, trabájelo únicamente durante un minuto para regresar a él más tarde, y no olvide tampoco trabajar las glándulas linfáticas para que puedan expulsar cualquier materia de desecho, lo mismo que los químicos perjudiciales presentes en su cuerpo.

El estímulo a estas importantes glándulas y órganos hará que la fuerza vital y curativa regrese a ellos, y así que todo el cuerpo regrese a un estado de funcionamiento normal.

El Sr. H. había tenido problemas de alcoholismo toda su vida. Me escribió para contarme cómo es que la reflexología lo ha ayudado .

La reflexología ayuda a paliar problema de alcoholismo de 48 años

Estimada Sra. Carter:

Tengo cirrosis hepática y he estado usando su técnica durante cuatro meses. En todo ese tiempo, no he probado una sola copa de alcohol. Comencé a tomar a los 18 años y ahora tengo sesenta y seis. Ésta es la primera vez en años que he podido estar sin el alcohol. Además, ahora puedo comer bien y me siento verdaderamente bien.

–F.H.

Darle masaje a los puntos reflejos de la oreja ayuda a tratar los síntomas de la abstinencia

Una manera en la que la gente adicta puede ayudarse consiste en trabajar los puntos reflejos que se encuentran en la oreja. Esto es particularmente útil cuando alguien se siente estresado como consecuencia del síndrome de abstinencia (ver Diagrama 15). Comience trabajando la parte superior de la oreja, en donde se encuentran los puntos reflejos a los pies y los dedos de los pies. Trabaje esta parte de la oreja durante uno o dos minutos, y luego continúe trabajando hacia abajo. Deténgase en el centro de la oreja, en donde se encuentran los puntos reflejos al hígado y el bazo. Trabaje estos puntos reflejos por unos dos minutos, y luego continúe trabajando hacia abajo hasta llegar al lóbulo de la oreja. Trabaje los puntos reflejos que se encuentran en la parte de enfrente y detrás del lóbulo con un movimiento de presión y pellizco. Se le pueden dedicar de cinco a diez minutos a cada oreja, para luego liberar la presión. Repita este procedimiento tan a menudo como sea necesario, o hasta que la persona se recupere y ya no sienta la necesidad de recibir más tratamiento.

Para ejercer presión sobre el lóbulo de la oreja se puede usar una grapa reflexológica (ver Fotografía 19), ya que oprimir con el índice y el pulgar en esta posición por cualquier período de tiempo puede resultar muy cansador. Se ha reportado que esta técnica hace maravillas para aliviar ciertas adicciones. Los métodos reflexológicos se emplean para ayudar a recuperarse de resacas (cruda, *hangover*) o dolores de cabeza, al igual que para calmar la frustración, la tensión y el dolor producidos por el síndrome de abstinencia. Tome un mechón de cabellos y tire de ellos hacia arriba y hacia afuera. Mantenga los cabellos en esa posición durante quince segundos, y luego libere la presión. Tome otro mechón de cabellos y tire de él, continuando con este método para estimular los puntos reflejos en todo su cuerpo, incluyendo aquellos a su estómago y a los órganos internos (ver Fotografía 10).

Asimismo, darle ligeros golpecitos a la cabeza con un cepillo de alambre resulta útil cuando uno se está recuperando de una resaca (ver Fotografía 12).

La reflexología y las drogas

La mayoría de las drogas que ingresan al cuerpo son metabolizadas en el hígado y excretadas por medio de los riñones. Por lo tanto, los puntos reflejos a estos órganos, al igual que los puntos reflejos a las glándulas endocrinas, deberán recibir una atención adicional para equilibrar el cuerpo y promover la excreción en el hígado (ver Diagramas 2, 3 y 5).

Tal vez usted encuentre que los puntos reflejos al hígado y los riñones están sensibles, pues los venenos liberados por otros órganos del cuerpo les dan trabajo adicional. La reflexología, una buena nutrición y el ejercicio, traerán curación al cuerpo, determinación y confianza a la mente, y orientación al espíritu. El control de nuestros hábitos es esencial para una vida feliz, larga y libre de dolores. Debo recordarle nuevamente lo mucho que las funciones del cuerpo dependen del agua y el aire. La hidratación adecuada del cuerpo es algo fundamental, y el aire es esencial para nuestras vidas, especialmente cuando el cuerpo se está curando del abuso de las drogas. Recuerde que la vitamina C y el potasio son vitales para eliminar las sustancias venenosas de su cuerpo.

Prueba de consumo de drogas para obtener empleo

Estimada Sra. Carter:

Hace tiempo fuí a una entrevista de trabajo y la compañía me pidió que me sometiera a un análisis de orina para detectar cualquier consumo de drogas. La investigación a mi vida privada resultó algo insultante, y como se encontró en mi orina una pequeña cantidad de droga, no me dieron el empleo. Me fui a casa, estudié su libro, y me di un tratamiento reflexológico. Trabajé de manera consistente con los puntos reflejos a las glándulas linfáticas, especialmente aquellos en la parte superior de ambos pies, en el área que se encuentra ahuecada.

Una semana más tarde, regresé y me sometí a la misma prueba, ¡y los resultados revelaron que no existía ningún indicio de droga! Ahora me encuentro en lista de espera para recibir un empleo. Siempre experimento una serenidad única y una maravillosa sensación de tranquilidad después de cada tratamiento reflexológico. Gracias a su ayuda, ahora soy más productivo y tengo muchos menos problemas de salud que antes.

–M. N.

Cómo evitar la falta de oxígeno en los fumadores

Un gran fumador sufrirá de falta de oxígeno, lo que hará que su corazón tenga que bombear sangre más rápido de lo normal con el fin de hacer llegar a sus pulmones la cantidad de oxígeno necesaria. Y cuando los pulmones no reciben la cantidad de oxígeno necesaria, el cerebro sufre. Asegúrese de hacer llegar aire lleno de oxígeno hasta el último rincón de sus pulmones, para que su cuerpo no padezca de falta de oxígeno. Utilice las técnicas de respiración profunda ya descritas en este libro.

Cómo someter a prueba el funcionamiento de sus pulmones

Tome un fósforo (cerillo), enciéndalo, sosténgalo con el brazo extendido hacia adelante, respire profundo, apunte y sople para apagar la llama. Si esto le resulta fácil, lo más probable es que sus pulmones se encuentren funcionando bien. Si no puede apagar la llama, deberá trabajar el área refleja al corazón y al sistema circulatorio, al igual que aquélla al sistema respiratorio (principalmente los pulmones y el corazón) (ver Diagramas 3 y 5), y practicar la respiración profunda. Vuelva a hacer la misma prueba unos días más tarde; ahora debería poder apagar el fósforo.

Los beneficios de la reflexología para los fumadores antes y después de dejar de fumar

Fumar modifica la química de la sangre, ocasionando una contracción de los vasos sanguíneos en los dedos de las manos y los pies, lo que a su vez provoca una mala circulación. La reflexología mejorará la circulación de la sangre en todo su cuerpo. Un fumador que conozco se quejaba de frío en los pies y de calambres en los dedos de los pies. Después de tan solo dos tratamientos reflexológicos, me dijo que sentía los pies más calientes y que ya no padecía de calambres en los dedos de los pies.

La reflexología es también muy benéfica una vez que se ha dejado de fumar, pues ayudará a su cuerpo a eliminar los perjudiciales carcinógenos. Ya no tendrá que preocuparse de cualquier enfermedad o padecimiento que pudiera desarrollarse como consecuencia de su anterior hábito de fumar. El estímulo reflexológico llevará una nueva fuerza vital vigorosa a sus órganos y glándulas para que usted pueda disfrutar de un cuerpo saludable y de un alma feliz.

LA REFLEXOLOGÍA AYUDA A LOS ADICTOS A LOS SOLVENTES

La mayoría de los adictos a los solventes tienen dificultad para dormir y altos niveles de estrés, pueden volverse anémicos, desarrollar inflamación crónica de los riñones y padecer problemas de hígado. Por lo tanto, deberán recibir un tratamiento reflexológico completo. Deberá prestarse atención a todos los órganos vitales, con énfasis en los pulmones, el hígado, las glándulas endocrinas, el cerebro y la espina dorsal. El problema de la adicción a solventes como el pegamento, gases y otras drogas se está volviendo cada vez más común. Se estima que uno de cada diez jóvenes experimentará en algún momento de su vida con peligrosos solventes. He sabido de maestros que utilizan la reflexología para ayudar a resolver muchas de estas situaciones, tanto en escuelas de educación secundaria como en escuelas para niños de escasos recursos. Padres y reflexólogos voluntarios han acudido en ayuda de estos estudiantes, que a menudo tienen bajos niveles de autoestima y deben enfrentar la presión de los otros estudiantes. Estos voluntarios se toman el tiempo para realmente *escucharlos* y enseñarles a tranquilizar sus vidas por medio de la respiración profunda y la reflexología. Y obtienen resultados maravillosos.

Usted también puede ayudar a las personas adictas a los solventes o a ciertos químicos alentándolas a tomar mucha agua y enseñándoles cómo usar la reflexología para expulsar los desechos tóxicos de su cuerpo. Asimismo, usted deberá enseñarles la importancia de la respiración profunda (ver Capítulo 12).

LA REFLEXOLOGÍA Y LA EXPOSICIÓN A QUÍMICOS PELIGROSOS

Así como nos preocupamos por los jóvenes que experimentan con solventes, nos preocupamos por las personas que trabajan cerca de ellos o que se ven expuestos a químicos sin contar con protección alguna contra sus peligrosos gases. Quienes trabajan en establecimientos industriales sin una ventilación apropiada pueden tener problemas de salud similares.

Recibí una carta de la esposa de un veterano de Vietnam a la que le gustaría poder ver en todos y cada uno de los hospitales militares un equipo de reflexólogos completo. Su esposo se vio expuesto al "Agente naranja", un arma química que produjo una alteración en su cuerpo. He aquí la carta, que relata cómo están ambos haciéndole frente al problema:

Cómo ha sido ayudado un veterano de Vietnam por la reflexología

Estimada Sra. Carter:

Mi esposo se vio expuesto al famoso "Agente naranja" en Vietnam. Los médicos afirman que en el cuerpo opera algún tipo de cambio químico, de tal suerte que el "Agente naranja" se vuelve irreconocible en el cuerpo en su forma original. Sin embargo, sí es reconocible para aquellos que lo recibieron y que están todavía sujetos a sus efectos veinte años o más después. Uno de los síntomas es una depresión periódica.

Mi esposo y yo nos enteramos de la reflexología hace unos tres años. En este tiempo, he acumulado conocimientos a partir de libros y como resultado de mi contacto con otros reflexólogos. Durante los últimos diez meses le he estado dando masaje a los pies de mi esposo de manera regular y en forma más efectiva. Ahora podemos reconocer con claridad cuando comienza la tendencia a la depresión. Entonces procedo a darle masaje de inmediato, y luego continúo con el masaje durante los tres o cuatro días siguientes. La sensación de depresión se desvanece sin que se presente episodio alguno de conducta antisocial. El efecto del masaje es inmediato. Mi esposo a veces llega y se queja de que se siente muy mal. Se tira sobre el sillón reclinable y comienzo a trabajar sus pies. Cuando termino de darle un masaje vigoroso, me dice que se siente mejor y que puede pensar mejor. Se levanta y termina su jornada de trabajo sin mayor problema. (Vivimos en una hacienda que él administra, así que tiene cierta flexibilidad para distraer un poco de su tiempo y recibir el tratamiento.)

La reflexología nos ha dado una nueva vida. Todavía nos encontramos librando una batalla permanente, y no sé si su cuerpo podrá eliminar esa terrible toxina. Pero lo que sí resulta evidente es que darle masaje a sus pies dos veces por semana (y a veces más) le produce un mejor estado de salud en general y parece aumentar su nivel de tolerancia al dolor. (Tiene un fragmento de metralla en la pierna que le produce constantes dolores.) Me gustaría ver un equipo de reflexólogos completo en cada hospital para veteranos, y ojalá las esposas de todos los veteranos supieran acerca de la reflexología, no sólo para beneficio de sus esposos, sino de ellas mismas.

–C.E.

CÓMO AYUDAR A DETENER LAS ADICCIONES USANDO LA TERAPIA REFLEXOLÓGICA EN LAS OREJAS

Una forma en la que la gente puede ayudarse al tener que enfrentar una adicción no deseada consiste en trabajar los puntos reflejos que se encuentran en sus orejas (ver Diagrama 15). Ejercer presión sobre los puntos reflejos que existen en las orejas corregirá muchos síntomas de tendencia habitual. Y también resulta de especial utilidad cuando una persona se siente sometida a un gran estrés como consecuencia del síndrome de abstinencia.

Comience por la parte superior de la oreja izquierda, utilizando el pulgar y el dedo índice, con una técnica de pellizco y deslizamiento, y trabajando a través de la parte superior de la oreja durante uno o dos minutos (ver Fotografía 20).

Continúe trabajando hacia abajo de la oreja y deténgase en su parte central (en donde se encuentran los puntos reflejos al hígado y el bazo). Usando la punta de su dedo índice, oprima este punto reflejo con un movimiento circular muy pequeño durante un minuto. (Es probable que esta área se encuentre muy sensible.) Continúe trabajando hacia abajo oprimiendo y pellizcando cada punto reflejo entre sus dedos pulgar e índice contando lentamente hasta siete. Continúe trabajando hacia abajo hasta llegar al lóbulo de la oreja, estimulando los puntos reflejos que se encuentran tanto al frente como detrás de la oreja (ver Fotografía 21). Repita el mismo procedimiento en la oreja derecha.

Se pueden dedicar de cinco o diez minutos a cada oreja para reducir la necesidad de la adicción en los pacientes. Estos puntos reflejos pueden utilizarse con tanta frecuencia como sea necesario para eliminar la conducta adictiva. Trabajar con el índice y el pulgar en esta posición durante cualquier período de tiempo puede resultar cansador; de ser así, se puede utilizar una grapa reflexológica para ejercer presión sobre el lóbulo de la oreja (ver Fotografía 19).

Se ha informado que la energía curativa de la terapia reflexológica en las orejas hace maravillas para eliminar la predisposición a ciertas adicciones. Algunas personas han reportado una renovación completa de su salud y una liberación de sus adicciones con el uso de la reflexología. La reflexología es una técnica de la naturaleza para hacerle frente a la aflicciones, ¡y también representa una maravillosa alternativa para combatir las adicciones!

CAPÍTULO 31

Cómo la reflexología le puede ayudar a bajar de peso naturalmente

¿Qué le parecería poder apretar un punto reflejo y ver cómo esa grasa no deseada se desintegra y abandona su cuerpo como por arte de magia? Usted puede hacer uso de la reflexología para deshacerse de esos kilos de más de una manera fácil y natural, con tan sólo conocer la ubicación de unos cuantos puntos reflejos especiales que hay que oprimir.

Para ayudar a muchas personas a bajar de peso, los médicos acupunturistas han utilizado con gran éxito una terapia a base de agujas. Pero usted no debe necesariamente contar con agujas o con la ayuda de un doctor, ya que puede hacer uso de la reflexología para alcanzar el mismo objetivo en su propia casa y de una manera bastante segura.

Algunos de los puntos de presión que le voy a enseñar a usar son puntos reflejos que de manera directa afectan a las células generadoras del hambre que se encuentran en el interior del cerebro. Así, si oprimimos un punto reflejo clave que vaya a la parte del cerebro que influye en el apetito, engañaremos a esa célula y el cerebro le dirá a su estómago que está satisfecho (en otras palabras, no enviará un mensaje de hambre). Si usamos esta terapia reflexológica antes de consumir nuestros alimentos, reduciremos esa sensación de hambre y comeremos menos.

No se debe comer a menos que se tenga hambre. Cuando no se tiene hambre, el estómago no está listo para aceptar alimentos, y si le enviamos alimentos de manera forzada, los ácidos no podrán trabajar para digerir esos alimentos de manera apropiada. En consecuencia, comenzaremos a sufrir diversos tipos de molestias estomacales.

El Dr. Bahr tiene una clínica para bajar de peso en Munich, y afirma haber ayudado a bajar de peso a más de mil personas obesas en un año a través de la presión de ciertos puntos reflejos en la cara y el cuerpo. Una de las personas que perdió varios kilos gracias a este método fue el propio Dr. Bahr. Él afirma que en un lapso de dos meses perdió más de catorce kilos. El Dr. Bahr afirma haber descubierto este maravilloso y fantástico método para bajar de peso, y muchos doctores en toda Europa están usándolo ahora con gran éxito. Los doctores afirman que lo atractivo de este método para bajar de peso reside en el hecho de que es absolutamente inofensivo y de que el procedimiento detiene el apetito innecesario, pero no influye en el hambre real.

Las personas que hemos utilizado la reflexología en Estados Unidos durante muchos años somos conscientes de los puntos reflejos que ayudarán no sólo a contener el apetito, sino también a estimular a ciertas glándulas y órganos para ayudar al cuerpo a perder esa grasa innecesaria.

CÓMO CONTROLAR EL APETITO CON LA REFLEXOLOGÍA

Sé que algunos de ustedes han hecho la prueba con todo método existente para bajar de peso sin ningún éxito. Pero ahora, con la ayuda de la reflexología, usted podrá finalmente comprar esa ropa más chica que siempre ha soñado, a la vez que disfrutará de una mayor belleza y energía y se sentirá extraordinariamente bien.

CÓMO FUNCIONA LA REFLEXOLOGÍA EN LAS PERSONAS QUE COMEN DEMASIADO

Primero aprenderemos cómo funciona la reflexología en las personas que comen de manera excesiva. Existe un punto reflejo que se encuentra encima del labio superior, y otro que se encuentra en la oreja. Comenzaremos por el punto reflejo ubicado encima del labio. Está justo encima del centro del labio entre el borde de éste y la nariz. En el Diagrama 12, que muestra los diferentes puntos reflejos que existen en la cabeza, podrá ver todos los importantes puntos reflejos glandulares que se encuentran encima del labio y debajo de la nariz. Al hacer presión sobre esta área, son tres las importantes glándulas endocrinas que se verán estimuladas. Sabemos que en la parte central de la cabeza se encuentran los puntos reflejos a las glándulas pineal y pituitaria, y que también existen puntos reflejos muy importantes al páncreas y el bazo (ver Diagrama 2, que ilustra la ubicación de las glándulas endocrinas). Para contener cualquier acceso de hambre, oprima el punto reflejo que se encuentra encima del labio superior, y así abrirá la línea de fuerza eléctrica que va al cerebro, al igual que al páncreas y al bazo.

(Este punto reflejo combinado tiene muchos beneficios. Aquí mencionaré solamente algunos. Oprimirlo lo ayudará a tener un estado de alerta mental y resultará benéfico para algunos tipos de parálisis. Asimismo, para detener un sangrado nasal o un estornudo, puede oprimir al mismo tiempo la nariz y la parte central del punto reflejo del labio superior con el costado de su dedo índice.)

Una manera de encontrar el punto de presión exacto consiste en colocar el índice o el dedo medio, el que le resulte más fácil, debajo de la nariz. Dé masaje con un movimiento circular, ejerciendo presión contra el maxilar superior, mientras cuenta hasta diez. Repita tres o cuatro veces para ayudar a contener el apetito (ver Fotografías 50 y 68). Recuerde que al trabajar estos puntos reflejos, obtendrá mejores resultados si encuentra el punto correcto.

CÓMO SUPRIMIR EL APETITO

Para ayudar a suprimir el apetito aún más, pasemos a las orejas. Hace algún tiempo, se puso de moda acudir a algún médico acupunturista para que le colocara a uno en las orejas pequeñas agujas o grapas que ayudaban a detener los impulsos de hambre. Cada vez que la persona sentía hambre, debía oprimir estos pequeños artefactos, y entonces dejaba de sentir esa necesidad de comer. En muchos casos funcionó. Pero usted no necesita que le coloquen agujas en las orejas para obtener esos mismos resultados. Estos mismos doctores nos dicen cómo podemos hacer uso de los dedos para alcanzar el mismo objetivo.

El Dr. Robert E. Willner, médico y especialista en acupuntura, afirma que uno mismo puede detener esos accesos de hambre de inmediato haciendo uso de la técnica reflexológica que describo a continuación. Si usted utiliza este tipo de masaje reflexológico más o menos durante un minuto, se le irá el apetito. De acuerdo con los principios de la acupuntura antigua, esta técnica suprimirá el hambre de una a cinco horas, y se puede utilizar tan a menudo como sea necesario.

Primero, introduzca suavemente las puntas de sus dedos índices al interior de las orejas, con las palmas de las manos orientadas hacia el frente de su cara. Usando el pulgar, oprima la pequeña aleta que se encuentra encima del lóbulo de la oreja. (Fíjese en el Diagrama 15 en los puntos reflejos a la frente y la parte trasera o posterior de la cabeza. El punto reflejo para suprimir el apetito se encuentra precisamente entre estos dos puntos.) Trabaje este punto reflejo entre el pulgar y el dedo índice con un movimiento de presión y frotamiento por lo menos durante un minuto. Usando el dedo medio, oprima la depresión que se encuentra justo enfrente del lóbulo frontal (o trago) y ligeramente encima de él. Deberá trabajar estos pequeños puntos reflejos usando un movimiento circular por lo menos durante un minuto cada uno.

Puede utilizar este método reflexológico para detener el hambre antes de las comidas, y con ello quedará satisfecho comiendo menos. También se puede usar al final de una comida o incluso durante ésta si usted piensa que es necesario. Puede usar cualquiera de estos puntos reflejos, o los dos si así lo prefiere.

El Dr. Albert Fields, examinador acupunturista del *Board of Medical Quality Assurance* del estado de California, dice que estos puntos se deben usar de manera repetida, de cuatro a seis veces al día, y antes de las comidas. Esto le ayudará a alejar la tentación de comer entre comidas y también a comer menos a la hora de ingerir sus alimentos.

Se dice que darle masaje a estos puntos reflejos influye en el hambre a través de una acción nerviosa directa, ya que existen cinco importantes nervios craneales que tienen ramificaciones a las orejas. Uno de ellos es el nervio vago, el nervio más importante relacionado con el sistema digestivo. Este nervio influye en las secreciones y en el movimiento del sistema gastrointestinal. En consecuencia, al trabajar estos puntos reflejos se moderarán las señales de hambre que van al cerebro, su apetito se normalizará, ¡y usted dejará de sentir hambre de manera innecesaria!

Ahora que ya hemos aprendido a suprimir el apetito para poder comer menos, pasemos a los puntos reflejos que ayudan al cuerpo a eliminar la grasa que puede haber estado acumulándose durante años. Pasemos, entonces, a los puntos reflejos en otras partes del cuerpo que le ayudarán a disolver esa grasa no deseada.

Como ya hemos estimulado los puntos reflejos que van de la cara a la glándula pineal, la pituitaria, el bazo y el páncreas, le daremos a estos órganos y glándulas un estímulo adicional oprimiendo algunos puntos reflejos en otras partes del cuerpo. Observe en el Diagrama 2 la ubicación de las glándulas adrenales y tiroides, al igual que en los Diagramas que muestran el hígado, el colon y los riñones (Diagramas 3 y 5). Para ayudar al cuerpo a desintegrar esa grasa difícil de eliminar, usted deberá estimular y trabajar estos puntos reflejos especiales.

Recuerde la importancia fundamental de su dieta. Asegúrese de consumir mucha vitamina C y potasio todos los días. La vitamina C es necesaria para mantener los niveles de colágeno en su cuerpo. El colágeno es una proteína que forma el tejido conectivo en sus huesos, ligamentos y piel, y es vital para la eliminación de las sustancias venenosas. Juntos, el potasio y la vitamina C trabajan como agentes limpiadores que ayudan a eliminar las grasas y a desbloquear las arterias.

Utilizando la reflexología y consumiendo vitamina C y potasio todos los días, usted hará que su cuerpo elimine esos tóxicos y le ayudará a combatir la celulitis. Su nuevo cuerpo será hermoso y *saludable* de manera natural, sin el uso de "píldoras dietéticas" o de cualquier otra sustancia perjudicial para su salud.

LA REFLEXOLOGÍA, EL EJERCICIO Y LA DIETA AYUDAN A BAJAR DE PESO

Cuando usted consume azúcar y almidones, parte de ellos se convierte en células grasas amarillas, y usted continúa aumentando de peso a medida que estas células se van acumulando. Recuerde la importancia de un programa alimenticio saludable y seleccione únicamente alimentos nutricionalmente balanceados de la pirámide alimenticia. Al comprar alimentos, lea todas las etiquetas y manténgase lejos de grasas dañinas como el aceite de coco. Al preparar sus alimentos, utilice métodos de cocina como el "baño María", el horneado y el asado a la plancha o a la parrilla en vez de freír.

El ejercicio es otra clave para bajar de peso. Los órganos internos no pueden funcionar bien con músculos lánguidos y perezosos, así que usted deberá reafirmar su estructura abdominal. Los estudios realizados hasta ahora demuestran que ponerse únicamente a dieta no es tan efectivo como la dieta combinada con el ejercicio. La razón es que a medida que usted disminuye su consumo de calorías, su índice metabólico también disminuye. Por lo tanto, a menos que haga suficiente ejercicio, su cuerpo no quemará calorías tan rápido como lo hacía antes, y la pérdida de peso también se volverá más lenta, o se detendrá. Caminar o hacer ejercicio después de comer quemará más grasa y calorías que caminar o hacer ejercicio con el estómago vacío. Sin embargo, después de una comida el ejercicio deberá ser de baja intensidad, para no trastornar a su sistema digestivo.

Sea resuelto, aplique el poder de su mente a su programa de reducción de peso, ¡y pronto estará más saludable y lucirá y se sentirá mucho más joven! Con la combinación del ejercicio y la reflexología, ¡usted perderá ese peso de más, desintoxicará a su cuerpo y podrá controlar su apetito para convertirse en la persona saludable que siempre ha deseado ser!

Cómo quemar y eliminar la grasa con la reflexología y un método secreto para comer

Tal vez usted haya escuchado acerca de ciertos alimentos que disuelven la grasa de su cuerpo. ¡Realmente existen! Estos son alimentos como las frutas y las verduras crudas. Cualquier fruta o verdura fresca que se encuentre en temporada estará bien. Estos alimentos crudos contienen ciertas substancias que son producidas por células vivas y que actúan como catalizadores al interior del proceso metabólico para descomponer y eliminar las grasas antes de que éstas tengan oportunidad de incorporarse a las células.

El secreto consiste... en consumir estos alimentos crudos *antes* y *después* de sus alimentos. Sí, escuchó bien... comer alimentos crudos como col, zanahorias o pepinos, antes de sus comidas. Y luego, después de la comida, puede comer perejil, manzana, plátano o algún otro alimento crudo. De esta forma, las enzimas trabajarán con mayor vigor para descomponer todas las grasas de su comida. Este método secreto para comer, combinado con un tratamiento reflexológico completo, provocará una reacción metabólica que quemará y eliminará de su cuerpo esas calorías no deseadas. ¡Vea cómo esos kilos de más se desvanecen! En tan sólo una semana usted notará la diferencia.

Por qué la reflexología es importante cuando uno está a dieta

A medida que usted baje de peso, su cuerpo irá liberando grasa, parte de la cual, como parte de su proceso de eliminación, puede incorporarse al torrente sanguíneo. Si esto sucede, puede presentarse una acumulación de ácido úrico que haga que usted se sienta como si tuviera una indigestión. En ese momento la reflexología será de gran beneficio, pues le ayudará a energizar a sus órganos internos, y hará que sus sistemas circulatorio, digestivo y urinario trabajen mejor para eliminar cualquier desecho acumulado.

Cuando ese peso de más desaparezca, su cuerpo entero se verá afectado. Es por eso que un tratamiento reflexológico completo a todas las partes de su cuerpo es el mejor método para mantenerse bien tanto física como emocionalmente. Pronto todo su cuerpo se encontrará balanceado y disfrutará de una buena salud, además de estar libre del exceso de peso.

Por qué el agua y la fibra son importantes cuando uno está a dieta

Muchos estudios han demostrado que cuando la gente añade más agua a su dieta, los depósitos de grasa disminuyen. Cuando la gente bebe menos agua, los depósitos de grasa aumentan. Los exámenes realizados hasta ahora muestran claramente que el agua se lleva esos kilos.

El agua presente en el cuerpo ayuda a los riñones a funcionar apropiadamente; sin embargo, si los riñones no reciben la cantidad de agua necesaria, el hígado deberá hacer su trabajo. Es importante no sobrecargar al hígado, porque entonces no podrá hacer su propio trabajo; la principal función del hígado es la de metabolizar las grasas acumuladas para que se conviertan en energía, así que permitámosle que haga su trabajo. Si el cuerpo no tiene suficiente agua, ni el hígado ni los riñones podrán metabolizar las grasas.

La mayoría de la gente debería tomar diariamente seis vasos de agua de 240 ml (ocho onzas) cada uno. Sin embargo, las personas con exceso de peso tienen un índice metabólico más alto, y deberán tomar un vaso de agua de 240 ml adicional por cada nueve kilos (veinte libras) de más. Trabaje los puntos reflejos al riñón y al hígado, y tome agua pura todos los días para que el exceso de peso se mantenga alejado de usted.

La sal contribuye a la retención del agua en el cuerpo y puede también contribuir a la aparición de problemas de celulitis. Puede añadir una cucharada de vinagre de manzana a un vaso de 240 ml de agua y tomárselo con cada comida. El vinagre contiene potasio, que descompondrá y ayudará a desalojar las grasas. Use una pajita (popote) para beber esta mezcla, pues la exposición de sus dientes a demasiado vinagre puede llevarse el esmalte.

Veamos ahora los estudios realizados en relación con la fibra. Los resultados de estos estudios han demostrado que las personas que añaden un alto contenido de fibra a su dieta pueden perder peso de una forma mucho más rápida que aquéllas que no consumen suficiente fibra.

La fibra suprime el apetito de manera natural, ya que absorbe y retiene una gran cantidad de agua; por lo tanto, no tendremos esa sensación de hambre tan a menudo. La fibra también absorbe el exceso de grasa de los alimentos y los intestinos, así que al usar la reflexología, no olvide prestar una atención especial a los puntos reflejos a los órganos de eliminación para ayudar a que esas grasas y fluidos sean desalojados del cuerpo.

La combinación de reflexología, agua y fibra constituye un sistema excelente para la pérdida de peso exitosa.

Cómo someterse a una dieta puede provocar estreñimiento

Cuando usted modifica sus hábitos alimenticios, sus órganos internos no siempre saben cómo reaccionar ante los cambios. Si está a dieta, considere añadirle fibra. Si no añade suficiente fibra a su dieta, puede presentarse un estreñimiento.

Un joven que había perdido ya más de veintisiete kilos cuando vino a verme, había estado sufriendo de estreñimiento. Hicimos uso de la reflexología para estimular su cuerpo. Primero le di un tratamiento reflexológico completo a sus pies, prestándole una atención especial al área del intestino delgado y el colon. Necesitábamos promover la acción de algunos jugos digestivos para ayudar a desplazar la masa intestinal y la materia de desecho. Combinada con la terapia reflexológica, le di algunos consejos nutricionales, que incluían el uso de salvado y germen de trigo sobre yogur o mezclado en un vaso de jugo. También le di algo de té laxante de hierbas para ayudar a descomponer la masa intestinal. Hasta antes del tratamiento, cada vez que comenzaba una dieta y comía pequeñas cantidades de alimentos, sus intestinos sencillamente dejaban de funcionar, y esto le ocasionaba severos calambres y estreñimiento.

Una semana más tarde me llamó para decirme que el té, la fibra adicional y los métodos reflexológicos que le enseñé le habían dado excelentes resultados. Ya no tenía esos terribles calambres ni padecía de estreñimiento, y su pérdida de peso continuaba siendo exitosa. ¡Estaba feliz de decirme que se sentía de maravillas!

Al ponerse a dieta, su cuerpo requerirá de una eliminación sana para poder equilibrar su funcionamiento. Cuando esta energía está bloqueada, eso influirá no sólo en su peso, sino también en sus emociones.

Recuerde que jamás deberá degradarse haciendo cosas tales como colgar carteles de peleadores de sumo en las paredes de su cocina. En vez de eso, concentre toda su energía en tener pensamientos positivos y dé gracias por lo que es. Coloque notas con frases positivas en lugares en donde pueda verlas a menudo. Las notas pueden decir: "Hoy adelgacé más, ¡y me siento y luzco mejor que nunca!" Su fuerza de voluntad será mucho mayor cuando se dé ánimo. Estoy segura de que usted es una persona hermosa; recuerde que debe aceptarse tal como es, y verá que con cada día que pase se sentirá más feliz y con mayor confianza.

La historia de Shannon

Shannon vino a verme trayendo consigo todo un inventario de enfermedades. Pensaba que tenía edema, además de otros padecimientos, y estaba asustada de lo que pudiera decirle su doctor. Me llamó una semana antes de su cita con el doctor. Quería ver lo que la reflexología podía hacer por ella. Shannon tenía cuarenta y cinco años, medía 1,7 metros (cinco pies y siete pulgadas) y pesaba 108 kilos (237 libras). Estaba sometida a un gran estrés en el trabajo y pensaba que ésa era la razón por la que comía en exceso.

Después de una sesión de tratamiento reflexológico completo con Shannon, nos dimos cuenta de que todo lo que necesitaba era bajar de peso. Ninguno de sus puntos reflejos eran sensibles, a excepción de aquellos a sus riñones. Necesitaba eliminar de su cuerpo algunos fluidos tóxicos muy perjudiciales, así que le enseñé cómo dar un tratamiento reflexológico básico a sus pies. A Shannon le resultaba fácil levantar los pies, y además el método le gustaba. También le enseñé en dónde se encontraban los puntos reflejos para controlar su apetito arriba del labio y en la oreja. Le di un aparato mágico para masaje reflexológico y le dije que lo usara un minuto en cada mano cada vez que se levantara a comer algo. Y también que, en vez de comer, se tomara un vaso de 180 ml (seis onzas) de jugo de arándano y manzana para limpiar su vejiga.

Shannon volvió a verme en dos ocasiones. Y sigue progresando. Perdió 5 kilos en dos semanas y logró avances significativos en el control del impulso de comer cada vez que experimentaba tensión en el trabajo. Shannon piensa que, a través de la reflexología, su pérdida de peso será gradual, pero también cree que para ella así está bien. Me dijo: "¡Aunque alcanzar mi objetivo me lleve unos cuantos años, estaré feliz, porque la reflexología y caminar han hecho posible que mi cuerpo queme grasa, y no que la almacene o que acumule más!" Shannon no tuvo ninguna necesidad de ver al doctor, y tiene planeado mantenerse en forma por el resto de su vida. Ahora se siente saludable, luce muy bien, y afirma que su estilo de vida es de una mejor calidad. Estoy muy orgullosa de ella. Asumió el control de su propia vida y la mejoró significativamente y, como consecuencia de este nuevo estilo de vida saludable, ¡está aumentando su longevidad!

Vuelva a ser joven usando la reflexología

El mejor método para obtener una salud perfecta y gozar de juventud consiste en aplicarse un tratamiento reflexológico completo. Trabaje minuciosamente los puntos reflejos a *todas y cada una* de las glándulas y órganos de su cuerpo. Es necesario dar un estímulo especial a cualquier punto reflejo que sea sensible. Jamás subestime la importancia de las glándulas endocrinas. Todas estas glándulas deben encontrarse en un perfecto estado de funcionamiento para mantenerlo a usted físicamente energizado y mentalmente alerta.

Recuerde que las glándulas adrenales controlan tanto su energía como el impulso para la acción. Su tiroides necesita funcionar bien o su cuerpo entero se volverá perezoso. Evite el cansancio y ayude a todos sus órganos productores de hormonas a trabajar bien para que pueda gozar de una juventud renovada y de una vida activa y vigorosa (ver Diagrama 2).

VUELVA A DESARROLLAR CÉLULAS NUEVAS Y SALUDABLES

Usted puede protegerse contra el envejecimiento utilizando las maravillosas fuerzas curativas de la naturaleza para promover la regeneración celular. Cada una de los billones de células en su cuerpo es una entidad viviente. Usted envejecerá tan lenta, o tan rápidamente, como cada célula se regenere. Cuando los desechos y las toxinas se acumulan en nuestros tejidos, interfieren con el crecimiento y el desarrollo de las células y con el proceso de sustitución celular normal. Cuando están presentes desechos y toxinas, no es posible que haya una adecuada nutrición celular y una oxigenación suficiente. Las células que no reciben una nutrición suficiente pueden ocasionarnos enfermedades y envejecimiento prematuro.

Utilice la reflexología para desarrollar células nuevas y saludables a través de la reactivación de sus órganos de eliminación, es decir, los pulmones, el hígado, los riñones y la piel. Fíjese en el Diagrama 16, que ilustra la terapia por zonas, y trabaje los puntos reflejos para estimular a estos órganos. Al hacer uso de la presión reflexológica en las zonas correspondientes, muchos de los desechos y toxinas serán expulsados de su cuerpo rápidamente. A medida que su cuerpo vaya adquiriendo de nuevo un índice metabólico y una oxigenación celular normales, las células viejas serán sustituidas por células nuevas. Las células renovadas producirán tejidos renovados, y eso significa un nuevo cuerpo refrescantemente más joven y saludable.

REFUERCE SU SISTEMA DIGESTIVO

Un metabolismo perezoso combinado con un estado de estreñimiento hará que en los tejidos se presente una retención y una acumulación de desechos tóxicos que puede ocasionar muchos problemas de salud y a una sensación de debilidad. Trabaje los puntos reflejos a los intestinos, el colon y los riñones con una presión firme y deslizante, para que su cuerpo pueda recuperar su circulación natural y disminuyan los obstáculos a una buena salud y a la juventud (ver Diagramas 3 y 5).

Estimule su sistema digestivo por medio del ejercicio. Un buen ejercicio consiste en colocar el aparato mágico para masaje reflexológico en la palma de su mano izquierda, colocar la mano derecha sobre él y apretar las manos una contra otra tan duro como pueda. ¿Siente cómo se tensan los músculos de su pecho? Préstele atención también a los músculos de su estómago, y apriételos durante este ejercicio. Lo anterior fortalecerá a un sistema digestivo perezoso y al mismo tiempo reforzará su abdomen. Este ejercicio funciona mejor si lo hace de pie.

Manténgase joven para siempre

Le enseñaré cómo electrificar y revitalizar su cuerpo y su vida. Ya no tendrá que quejarse de la fatiga que le impide hacer esas cosas que siempre ha deseado hacer. Cuando le dé a sus puntos reflejos un tratamiento estimulante y vigoroso, se sentirá completamente energizado. Un buen ejercicio consiste en frotar con firmeza todos los puntos reflejos que se encuentran en los pies (ver ejercicio y Fotografía 67). Este ejercicio y el que describo a continuación estimularán sus impulsos nerviosos y le darán a cada célula y órgano una energía vibrante y renovada.

Una vez que le haya dado a sus pies un masaje vigoroso, sostenga su pie izquierdo con una mano por debajo del talón, usando la otra mano para golpear ligeramente con la palma la parte inferior, la parte superior y los lados de ese pie. Usando el pulgar y el índice, haga girar o mueva ligeramente de lado a lado cada uno de los dedos del pie, para luego darles masajes en la punta a cada uno de ellos. Ejercite su pie a la altura del tobillo, empujando los dedos del pie hacia adelante y luego hacia atrás, girando el pie a la izquierda y luego a la derecha, y después describa con el pie grandes círculos a la izquierda y a la derecha. Termine este ejercicio golpeando los talones contra el piso para estimular la circulación y renovar la energía en el cuerpo entero (ver Fotografía 54). A medida que la circulación lo fortalezca para propiciar una nueva acción celular, usted experimentará una sensación de cosquilleo. Pronto verá y sentirá los beneficios de una vitalidad juvenil.

Las hojas de alfalfa secas hacen maravillas

En el mejor de los casos, todos deberíamos vivir más o menos hasta los 120 años de edad. En el Tíbet muchas personas viven hasta los 125 años de edad. Estas personas le atribuyen su longevidad a su buena circulación sanguínea y al consumo diario de hierbas. La hierba favorita de los tibetanos es la alfalfa. Es la única planta que se sabe que contiene todos los nutrientes que necesitamos para crecer y gozar de salud. La alfalfa es un excelente remedio para la alta presión sanguínea, y contiene todos los elementos necesarios para reblandecer las arterias endurecidas. Es rica en hierro, que ayuda a resolver problemas de la sangre como la anemia; contiene potasio, para los tejidos y la piel; y calcio, así que usted puede estar seguro de que tiene un valor incuestionable para los huesos y los dientes.

La alfalfa hace maravillas con el hígado y los intestinos para desintoxicar al cuerpo; es muy efectiva para las personas que padecen de artritis; es buena para la pituitaria y las glándulas productoras de hormonas; actúa rápidamente para darle alcalinidad al cuerpo; y es muy benéfica para curar resfriados, la vejiga y problemas renales. La alfalfa contiene todas las vitaminas conocidas, inclusive aquellas no comunes como las vitaminas K, B-8 y la U para las úlceras pépticas. Me parece muy interesante que incluso contenga fósforo, que, de acuerdo con diversos estudios, acelera las vibraciones cerebrales. También le proporciona a la sangre los químicos necesarios para producir queratina, una de las proteínas que se encuentran en el cabello. Informes provenientes de Sudáfrica dicen que los avestruces alimentados con alfalfa producen mejores crías y sus plumas tienen un color extremadamente brillante y hermoso.

En la alfalfa encontramos todo un tesoro de elementos nutritivos. Una de las razones es que sus raíces son tan profundas y se esparcen tanto por debajo de la tierra que absorben muchos valiosos minerales y nutrientes. La alfalfa se puede adquirir en forma de tabletas. (Si usted está amamantando o está embarazada, consulte a su médico antes de usarlas.) La alfalfa combinada con la reflexología puede aumentar la resistencia de su cuerpo y fortalecer su mente al mismo tiempo. Es una fascinante combinación que, sin duda alguna, añadirá salud y juventud a su vida.

Usted también puede vivir hasta los cien años de edad. Todo lo que tiene que hacer es llevar una dieta nutritiva, hacer ejercicio para conservar un buen nivel de resistencia cardiovascular, y hacer uso de la reflexología para curar a las glándulas, órganos y músculos enfermos para promover una salud, un vigor y una juventud renovados.

La reflexología ayuda a rejuvenecer el cuerpo y la mente

Existe un punto muy útil que usted puede alcanzar en cualquier momento en que requiera de energía mental adicional. Este punto reflejo especial se encuentra debajo de su nariz, justo encima del labio superior (ver Diagrama 12 y Fotografía 68). Al oprimir este punto reflejo, usted estará enviando una fuerza de energía vital a las glándulas pineal y pituitaria (que se encuentran en el cerebro) y al bazo y el páncreas (para ayudar a controlar los niveles de sangre e insulina). Trabaje este punto de "reflejos combinados" con un suave movimiento de presión y deslizamiento como si estuviera usted frotando el área ósea que se encuentra debajo de la piel. (Usar los nudillos también resulta efectivo con este punto reflejo.) Oprima y frote contando lentamente hasta siete, y luego libere lentamente la presión durante siete segundos. Repita varias veces para fortalecer y recuperar su energía mental.

Al mismo tiempo, haga varias respiraciones lentas y profundas. La combinación de nuevo oxígeno en su sistema y el estímulo de este punto reflejo especial le traerá un estado de alerta renovado y un vigor mental nuevo e inmediato. A medida que usted reviva su estado de alerta mental, su confianza mejorará, y pronto lucirá y se sentirá más joven. Para alcanzar sus objetivos y disfrutar de la buena vida que merece, son necesarias tanto la salud física como la mental.

Otro método para desarrollar un estado de alerta mental inmediato consiste en recostarse sobre una cama, colgar la cabeza del borde de la misma durante cinco minutos, y hacer unas cuantas respiraciones profundas. Esto le enviará un nuevo y vigoroso suministro de sangre directamente a su cerebro. Repita cuatro veces al día cuando su intelecto necesite ser estimulado.

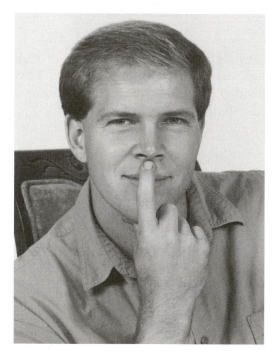

Fotografía 68: Este punto reflejo estimula el buen funcionamiento de las capacidades mentales. Ayuda a mejorar la memoria y a desarrollar un mayor nivel de alerta mental. También es benéfico para algunos tipos de parálisis.

RESPIRE EN SU CAMINO HACIA LA JUVENTUD

La reflexología y la respiración profunda natural harán maravillas para la conservación de su juventud y su buena salud. Utilice esta combinación para mejorar el potencial de su sistema inmunológico, equilibrar su presión sanguínea y mantener a sus sistemas cardiovascular y respiratorio funcionando adecuadamente.

A menos que se les suministre suficiente oxígeno, sus células y todos los sistemas de su cuerpo se agotarán, se cansarán, y se apagarán. En consecuencia, usted perderá su juventud y su vitalidad. Usted necesita respirar profundamente por lo menos setenta veces al día. El esfuerzo bien vale la pena si desea estar joven y saludable por el resto de su vida.

Déjeme contarle acerca de un ejercicio de respiración profunda muy efectivo que puede usar cuando se canse. Es un poco inusual; sin embargo, energizará a su cuerpo rápidamente y estimulará además su mente. Yo a menudo utilizo este método secreto para reforzar mis habilidades mentales.

Haga una buena inhalación a través de la nariz; oprima los labios de modo que queden bien pegados a los dientes, pero dejando entre los labios un espacio abierto muy pequeño. Exhale de manera forzada a través de este pequeño espacio, haciendo varias descargas de aire muy cortas. Exhale todo el aire. (Podrá escuchar estas distintas descargas de aire al pasar a través de los labios.) Relájese y respire normalmente por unos treinta segundos aproximadamente, y luego repítalo. Sin embargo, *no* haga este ejercicio de manera excesiva al principio, y si por casualidad se marea o siente como si se fuera a desmayar, siéntese y no siga. Regrese a su respiración profunda y relajada.

La respiración profunda combinada con el tratamiento reflexológico le resultará algo calmante, relajante y bastante placentero. Lo dejará sintiéndose extremadamente descansado y jamás tenso o adolorido. Juegue un papel activo dentro de su propia salud, y enorgullézcase de su cuerpo usando la reflexología para controlar cualquier posible deterioración debida a la edad.

TOME AGUA PARA MANTENERSE JOVEN Y SALUDABLE

¿Sabía usted que beber un vaso de agua pura energizará a su cuerpo entero? El agua es el hacedor de juventud de la naturaleza, y evitará que usted envejezca. Ayuda a su cuerpo a funcionar en casi toda forma posible. Aumenta la eficiencia digestiva, ayuda a los riñones a eliminar las toxinas, evita el estreñimiento y ayuda a reconstituir al sistema inmunológico. El agua hidratará su piel y su cabello, permitiéndole verse joven y saludable. Usted debe tomar de seis a ocho vasos todos los días, y más si tiene exceso de peso.

Se sorprenderá de lo rápido que recuperará su energía y mejorará su rendimiento cuando su cuerpo reciba cantidades suficientes de limpia y rejuvenecedora agua fresca.

LA REFLEXOLOGÍA PARA CONSEGUIR UN MEJOR RENDIMIENTO DEPORTIVO

La reflexología, en combinación con ejercicios para aumentar la resistencia física, mejorará el funcionamiento del corazón, los pulmones y los vasos sanguíneos. Mantenga sus vasos sanguíneos libres de cualquier obstrucción a través del masaje reflexológico, y experimentará una fuerza renovada. La sangre fresca nutre a miles de millones de células y le da al cuerpo entero un vigorizante refuerzo de salud y energía.

Trabaje los puntos reflejos a sus pulmones y a su red vascular para mantener a su sistema circulatorio trabajando al máximo. Además de su tratamiento reflexológico diario, no olvide mantener a sus articulaciones flexibles y a sus músculos elásticos estirándolos, flexionando el tronco, caminando y estando en movimiento. Los atletas, los bailarines, y los que participan en programas de mejoramiento físico se beneficiarán del tratamiento reflexológico regular.

Reflexología beneficia a fisicoculturista y corredor

Estimada Sra. Carter:

A mí me encanta darle masaje al punto reflejo a mi nervio ciático. En el pasado, cuando trabajaba mis piernas como parte de un programa de fisicoculturismo, éstas me empezaban a doler al día siguiente. Desde que comencé a darle masaje a mis piernas, mis tobillos y mis talones, ya no tengo esos dolores. Incluso las rodillas me han dejado de doler aunque haga flexiones profundas de rodilla. Señora Carter, yo tendría que escribir un libro para explicar lo mucho que la reflexología ha hecho por mí. Gracias por escribir libros tan maravillosos.

–T.C.

A menudo encuentra uno en maratones y otros eventos deportivos a reflexólogos que ayudan cuando se requiere. Un hombre que no sabía nada acerca de la reflexología se encontraba corriendo una maratón y le comenzó a doler la espalda. Más tarde me dijo que "alguien" le preguntó a unos reflexólogos que había por ahí si podían ayudarlo. El hombre estuvo de acuerdo, y antes de que supiera qué era lo que estaba ocurriendo, ya estaba recibiendo un tratamiento reflexológico en la mano. Él me dijo que el reflexólogo que lo atendió había trabajado la parte trasera de su mano, luego su dedo índice, y que después continuó hasta llegar a la muñeca, por unos cuantos minutos, y entonces le enseñó cómo podía trabajar esos puntos reflejos él mismo por si lo necesitaba más adelante durante la carrera. Volvió a correr, se sintió bastante bien, y ya no volvió a pensar en su espalda sino hasta después de la maratón. "¡Jamás olvidaré la diferencia que ese reflexólogo voluntario logró en mí ese día!" me dijo.

MANTÉNGASE JOVEN Y EN BUENAS CONDICIONES

Trabaje el punto reflejo a sus glándulas linfáticas y el bazo para mantener a su sistema inmunológico activo y fuerte (ver Diagramas 3, 4, 5 y 12). Cuanto más poderoso sea su sistema inmunológico, menores serán las probabilidades que los organismos infecciosos tendrán de sobrevivir. Las células que atacan y se deshacen de los invasores, son las mismas células que lo protegen a usted en contra del envejecimiento. Su cuerpo necesita de linfocitos activos para mantenerlo fuerte y joven.

Elija la opción de mantenerse saludable, joven y libre de dolor usando el aparato mágico para masaje reflexológico con los dedos meñiques. Esto estimulará los puntos reflejos en sus manos y enviará un flujo de fuerzas vitales eléctricas energizadas a la mayoría de los órganos y glándulas en su cuerpo entero. Usted puede llevarlo adondequiera que vaya; tenga uno en el trabajo o ponga uno en su bolsillo y úselo mientras está de pie aguardando en una fila. En casa, puede colocarlo bajo su pie para masajear la planta del pie. Pronto se sentirá como nuevo y rejuvenecido (ver Fotografía 52).

POR QUÉ LA RISA Y LA SONRISA LO
MANTENDRÁN JOVEN

La risa energizará todo su cuerpo, ya que acelera el ritmo cardiaco y la respiración. Una buena risa liberará adrenalina, lo que le proporcionará energía inmediata, y estimulará y motivará a quien se sienta deprimido. La risa trae aire fresco a los pulmones, lo que también incrementará su nivel de energía. La risa es muy curativa para su cuerpo entero, y renovará cada célula y órgano de manera vibrante (ver Fotografía 69).

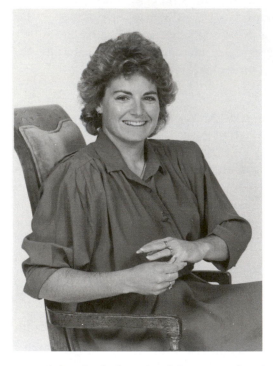

Fotografía 69: Manténgase joven por medio de la risa y renueve su energía aplicando presión al dedo meñique.

Además de los ejercicios para el estiramiento facial hecho en casa (Capítulo 34), sonreír hará que su cara se mantenga radiante y juvenil.

La cara cuenta con varios músculos que ayudan a expresar emociones. Cuando usted está feliz y sonríe, los músculos de la cara y el cuello se estiran hacia arriba. Cuando usted ríe con ganas, puede sentir cómo los músculos trabajan tensándose y relajándose. Tómese unos momentos para sonreír y fíjese cómo los músculos del cuero cabelludo tiran de los músculos de su frente hacia arriba. Los músculos de sus mejillas tiran de sus labios hacia arriba y hacia afuera, y los músculos de su pecho hacen que el cuello se tense. Cuando usted ríe a carcajadas, los músculos de la mandíbula hacen ejercicio al abrir la boca, y en ese momento puede sentir cómo el labio superior se mueve hacia arriba. Hasta los músculos que están alrededor de los ojos se benefician.

Tenga en mente que una expresión de tristeza o de enojo tirará de los músculos hacia abajo, haciendo que la piel se arrugue. A medida que envejecemos, nuestras expresiones habituales se vuelven cada vez más visibles en la cara, revelando qué músculos han sido utilizados más. Así que mejor opte por reír y sonreír. Al igual que la reflexología, este método para revitalizar su vida se puede utilizar en cualquier momento, en cualquier lugar, y no cuesta nada.

UNA SELECCIÓN DE CARTAS ACERCA DE PERSONAS DE MÁS DE OCHENTA AÑOS

Me gustaría compartir con usted unas cartas que he recibido de lectores de más de ochenta años de edad.

Reflexología ayuda a eliminar dolor y a dormir profundamente

Estimada Sra. Carter:

Hace tiempo se encontraban pavimentando y ampliando la calle en donde vivo, y al caminar entre unas zanjas en medio de la oscuridad, me lastimé un músculo o tendón en la parte interior del fémur derecho. Esa noche fui a jugar bridge, y cada vez que me levantaba para moverme experimentaba un intenso dolor. Al día siguiente, el dolor continuó, y ya para las seis de la tarde sencillamente no podía ni siquiera caminar sin tener que sujetarme de las sillas a mi alrededor. Estaba muy adolorido. Me fui a la cama y coloque un cojín calentador eléctrico debajo de mí, pero no me dio ningún resultado. Finalmente, la reflexología vino a mi mente. Decidí buscar algún punto sensible en mi pie derecho y encontré uno de inmediato. Trabajé con él por unos cuantos minutos, después me fui a la cama, y toda la noche dormí profundamente. (Por lo general me levanto una o dos veces durante la noche.) Por la mañana, el dolor ya había desaparecido. Tengo 84 años de edad.

Atentamente,

–B.B.

Suegra evita ir a hogar de ancianos

Estimada Sra. Carter:

Adjunto encontrará una fotografía de mi suegra, que vino a vivir con nosotros hace más de cinco años. Su corazón funcionaba muy mal, había tenido tres ataques de apoplejía, cáncer de seno, diabetes y una alta presión sanguínea. Nuestro doctor nos recomendó que la enviáramos a un hogar de ancianos, pues era poco el tiempo de vida que le quedaba, pero decidimos que se quedara con nosotros, y utilizamos la reflexología con ella. Desde hace muchos años tengo su libro. Mi suegra no ha tenido un solo resfriado en cinco años, come y duerme bien, disfruta de la vida y jamás tiene un mal día. La llevo al doctor dos veces al año para que le hagan una revisación médica, y los doctores nos dicen: "No sé lo que estarán ustedes haciendo, pero continúen haciéndolo". Hasta el momento no han detectado ningún problema con su corazón, sus pulmones están bien, y el cáncer no ha avanzado ni le ha dado problema alguno.

Ésta es una historia real, y mi suegra cumplirá ochenta y tres años el próximo diciembre.

–Un estudiante.

Cómo la reflexología ayudó a un hombre de 95 años de edad con problemas de invalidez ocasionados durante la primera Guerra Mundial

Estimada Sra. Carter:

Tengo noventa y cinco años y hasta hace poco me encontraba de manera casi permanente en cama a causa de una serie de problemas de invalidez ocasionados durante la Primera Guerra Mundial. Durante los últimos dos años sufrí una caída y me lastimé la cabeza, me practicaron una cirugía en el cerebro, tuve un ataque cardiaco, luego un ataque de apoplejía, y más tarde otro ataque de apoplejía. Tiempo después consumí alimentos contaminados y tuvieron que lavarme el estómago. Esta lucha solitaria y tener que utilizar un aparato para caminar ha sido todo un reto, pero pienso que con la ayuda de la reflexología y una buena nutrición, puedo vivir otros sesenta años. Creo que cualquier persona puede tener éxito usando la reflexología. El masaje reflexológico me ha ayudado con muchos de mis problemas físicos. Lo he utilizado para aliviar dolores en los pies, dolores del corazón, ansiedad, problemas de circulación y entumecimiento en mis piernas y brazos, al igual que para fortalecer a mi sistema inmunológico en su conjunto. Mucho amor para usted y los suyos. Tiene usted el fantástico don de la curación.

–S.H.

CAPÍTULO 33

Cómo la reflexología puede ayudar al atleta

LO QUE TODO ATLETA DEBE SABER

Todo aficionado a los deportes, desde el atleta de fin de semana hasta el profesional, depende de buenas habilidades físicas y de habilidades mentales bien afinadas que le permitan jugar bien y ganar. Si usted está esquiando cuesta abajo sobre nieve... listo para pegarle a la pelota... o a punto de golpear la bola con un palo de golf, deberá encontrarse en buena forma para todas y cada una de las jugadas. La reflexología es de gran beneficio para cualquier deporte y puede ser utilizada por personas de todas las edades. Un tratamiento reflexológico completo hará que su cuerpo se encuentre en condiciones óptimas y le dará esa energía y esa vitalidad adicionales que se necesitan para ganar. Asimismo, mejorará su estado de alerta mental, lo que le ayudará a prevenir accidentes y le dará más confianza en sí mismo.

Convierta a la reflexología en parte de su régimen semanal. Estudie este libro y tome sus precauciones. No deberá excederse en el tratamiento las primeras veces.

Si usted practica béisbol, deportes de choque o de campo, el esquí o la natación... usted depende de una buena visión y de un buen oído para estar en su mejor forma. Trabaje los puntos reflejos a los ojos y los oídos para asegurarse una buena visión y un buen sentido auditivo (ver Diagramas 3 y 5).

Quince beneficios que un atleta puede obtener de la reflexología

La reflexología:

1. Promueve la buena circulación.
2. Estimula la generación de energía.
3. Equilibra las energías vitales.
4. Incrementa el nivel de resistencia.
5. Aumenta el poder de concentración.
6. Ayuda a eliminar toxinas e impurezas.
7. Ayuda al cuerpo a sanar más rápido.
8. Abre y elimina obstrucciones en los canales neurales.
9. Renueva la salud física.
10. Ayuda al cuerpo a recuperar la vitalidad.
11. Activa el sistema nervioso.
12. Reduce el estrés y la tensión.
13. Mejora la energía mental.
14. Induce un estado de relajación tranquila.
15. Nos hace sentir de maravilla ¡y no cuesta nada!

SU CUERPO Y SU "EQUIPO" DE SISTEMAS INTERRELACIONADOS

Antes que nada, prestémosle atención a las importantes glándulas endocrinas. Estas glándulas están interrelacionadas, se complementan entre sí y dependen unas de las otras. Su funcionamiento y su desarrollo normal es de gran importancia para el bienestar de cualquier aficionado al deporte. Todos los atletas necesitan que estas glándulas se encuentren funcionando perfectamente bien, ya que influyen no sólo en su salud, sino también en el crecimiento de su cuerpo, en el funcionamiento de sus músculos y nervios y en la frecuencia cardiaca; controlan los niveles de azúcar en la sangre, promueven el coraje y producen adrenalina para darnos más energía y dinamismo. Éstas son tan sólo algunas de las importantes razones por las que usted debe mantener a este sistema trabajando en una forma armónica (ver Diagrama 2).

Desde luego, todos los sistemas están interrelacionados. Las células no funcionan solas, y los diferentes sistemas que tenemos en el cuer-

po tampoco operan de manera independiente. La reflexología activará
el flujo de una poderosa fuerza curativa a todas las áreas de su cuerpo,
y hará que éste en su conjunto alcance un nivel de equilibrio. Aunque
estamos compuestos por miles de partes, cada una con su propia función, todas trabajan juntas para dar vida a un cuerpo entero. (¡Qué
maravilloso equipo!) Es por eso que resulta tan importante un
tratamiento COMPLETO a todos los puntos reflejos. Mantenga a su
cuerpo saludable y balanceado para estar listo para su gran desafío final
(ver Diagramas 3 y 5).

AUMENTE SU ENERGÍA PARA DISFRUTAR DE UN RENDIMIENTO ÓPTIMO

Los dos factores más importante para un buen atleta son la resistencia y
el vigor. Poder mantenerse a la par con los demás es de una importancia capital. La reflexología estimula la generación de esa fuerza vital que
nos permite disfrutar de una energía renovada. Su cuerpo está diseñado
para construirse y reconstruirse a sí mismo. Siempre está cambiando, y
usted juega un papel muy importante dentro de su mantenimiento.

Una dieta nutritiva y hacer ejercicio son de una importancia capital para mantener a los huesos y músculos fuertes y sanos. La reflexología hará que la circulación fluya, para que la sangre le lleve suficientes
minerales y oxígeno a las células de los músculos y huesos. Sin esos
nutrientes vitales, ni los músculos ni los huesos tendrán la fuerza suficiente como para desarrollar una actividad vigorosa.

Qué hacer cuando necesita energía adicional

Un tratamiento reflexológico es una excelente manera de obtener ese
suministro adicional de energía al que conocemos como *fuerzas reco-
bradas*. Usted se sentirá adecuadamente energizado al hacer surgir esa
nueva reserva de brío y energía.

Un punto de presión que hay que trabajar cuando se necesita
energía adicional para caminar o correr es aquél a la glándula pituitaria.
Este punto reflejo se encuentra en cada uno de sus pulgares. Oprima y
pellizque demás sus dedos meñiques, y luego dé a sus manos, tanto por
delante como por detrás, un vigoroso masaje para estimular la producción de energía. Batir palmas también produce energía. Si a usted le
gusta algún deporte que deba practicarse descalzo, como trotar en la

playa, nadar o el *surf*, puede darle un masaje vigoroso a cada uno de sus pies. También préstele un poco de atención especial al punto reflejo a la pituitaria que se encuentra en cada uno de los dedos gordos de los pies.

Otro tratamiento rápido que le permitirá obtener energía adicional consiste en usar el pulgar, o el nudillo del dedo índice, de una mano para hacer presión sobre el centro de la palma de la otra mano. Utilice un movimiento de presión y masaje para enviarle energía vital al punto reflejo a las adrenales, lo que le permitirá obtener un refuerzo adicional de adrenalina. Si tiene un aparato mágico para masaje reflexológico, cubrirá estos puntos reflejos de manera bastante satisfactoria. Recuerde que no deberá estimular esta área de manera excesiva las primeras veces, ya que al trabajarla también estimulará a los órganos y glándulas más sensibles de su cuerpo.

RESPIRE EL COLOR ROJO PARA AUMENTAR SU ENERGÍA

Si usted desea realmente convertirse en un dínamo humano, siga este método. Evelyn Monahan nos ofrece una excelente técnica para utilizar el color y generar un flujo de energía incesante.

Antes que nada, recuéstese o siéntese en una silla de respaldo recto con un apoyo para la cabeza para que pueda relajarse por completo. Con el poder de su mente, imagínese un color *rojo* brillante y hermoso. Cierre los ojos e imagínese que este color rojo lo rodea por completo. Una vez que se vea envuelto en ese color rojo y esté totalmente relajado, comience a respirar este color haciéndolo penetrar en sus pulmones, usando la respiración de yoga que ya he descrito en este libro. Una vez que sus pulmones estén llenos de ese color rojo, relaje los músculos de su estómago, conteniendo todavía el rojo inhalado. Imagínese que el rojo fluye a través de su cuerpo entero, envíelo hacia abajo hasta que llegue a la punta de los dedos de sus pies, y luego hágalo ascender de nuevo para que recorra lentamente todas y cada una de las partes de su cuerpo, incluyendo la cabeza.

Usted deberá sentir como si su cuerpo entero estuviera envuelto en este color rojo. Al liberar el aire rojo, deberá hacerlo a través de todas y cada una de las partes de su cuerpo. Hágalo tres veces. Luego, mientras está relajado, deberá repetir mentalmente: "A través del uso de mi mente energizada, puedo aprovechar al máximo la energía ilimitada que la singularidad universal del rojo pone a mi disposición. Mi mente y mi cuerpo están llenos de energía infinita, y todo el cansancio y la fatiga me han abandonado y han sido sustituidos por un suministro inagotable de energía pura. Mi supremo ser me mantendrá en contacto constante con mi propia fuente de energía infinita".

Una vez más, deberá respirar profundamente para llenarse de rojo, relajando los músculos del estómago y haciendo que el rojo fluya a través de su cuerpo de la misma forma en que lo hizo la primera vez, liberando el aire a través de su cuerpo entero, pero reteniendo el color rojo. Repítalo tres veces.

Cuando sienta que el flujo de color rojo viaja a través de su cuerpo, imagínese y sienta la energía que está recibiendo de él. Con un poco de práctica, pronto dominará esta técnica para generar un suministro inagotable de energía, y jamás volverá a ser presa del cansancio de nuevo. ¡Realmente funciona! Yo a menudo utilizo esta técnica del color para hacerle frente a mi incesante ritmo de trabajo.

Al igual que la reflexología, este método para revitalizar su energía puede utilizarse en cualquier momento y en cualquier lugar, y no cuesta nada.

AYUDA PARA CONTUSIONES Y LESIONES

Al hacer uso de la reflexología, nos encontramos enviando impulsos eléctricos diminutos e invisibles a la glándula o el órgano correspondiente, lo que le permite a la naturaleza restablecer y renovar nuestro cuerpo tanto física como mentalmente.

La presión refleja JAMÁS deberá usarse en cortaduras, ampollas, raspaduras o huesos rotos. Si existen lesiones de gravedad, consulte a un médico. Si por algún problema nos vemos obligados a permanecer en cama varios días, eso puede ser bueno para estimular el funcionamiento de los ganglios linfáticos, que mantienen al sistema inmunológico sano y curan infecciones en el cuerpo. Juntos, el hígado, el bazo y el sistema linfático eliminan a las bacterias.

Un ejercicio bastante fácil consiste en elevar los pies y "bombear sus ganglios linfáticos". Apunte los dedos de los pies hacia adelante y luego hacia atrás y, a continuación, muévalos de lado a lado, para después hacer girar los tobillos en círculos a la izquierda, y luego a la derecha. Haga el mismo ejercicio con las manos para ayudar a la naturaleza a eliminar la congestión y la infección en todas las partes del cuerpo.

Un método para curar dislocaciones, distensiones y tendinitis

Existe un procedimiento común que a menudo se utiliza cuando una persona sufre una dislocación o una distensión muscular durante un evento deportivo. El primer paso consiste en descansar el área lesionada. El segundo en aplicar hielo a la parte lastimada durante 10 a 20 minutos, retirarlo y volverlo a aplicar cada dos horas mientras se esté despierto, en los dos días siguientes. El tercero consiste en aplicar compresas al área afectada, envolviéndolas en una toalla o un pedazo de tela suave (aunque sin demasiada presión, pues de lo contrario se impedirá la circulación). El cuarto y último paso consiste en elevar la parte lastimada por encima del nivel del corazón.

Cómo detener un calambre en la pantorrilla de inmediato

El método de *dorsiflexión* (de apuntar los dedos de los pies en dirección a la nariz) ha ayudado a detener muchos calambres en las pantorrillas durante eventos deportivos o durante la noche. También resulta de gran utilidad si usted tiene dolor en el nervio ciático en la parte inferior de la pierna. Una acción rápida reducirá su tensión nerviosa y ayudará a la pierna a relajarse.

Usted puede detener un calambre o un *"charlie-horse"* en cuestión de cinco segundos, siempre y cuando actúe de inmediato. Al primer signo de tensión en la pantorrilla, estire bien la pierna y, al mismo tiempo, doble el pie por el tobillo empujando el talón en dirección opuesta a su cuerpo y apuntando los dedos del pie hacia la nariz (lo que hará que los músculos de su pantorrilla se estiren). Mantenga esta posición hasta que todo el dolor haya desaparecido. Darle masaje suavemente a los músculos de la pantorrilla también le hará sentir alivio.

Campeón de bádminton vuelve a caminar

Estimada Sra. Carter:

He utilizado la reflexología en mí y en otras personas con gran éxito. He trabajado en algunos casos espectaculares ¡que se encontraban en contra de todo pronóstico médico! Lo que la reflexología puede hacer es bastante asombroso... incluso lo imposible se vuelve posible. Tomemos, por ejemplo, el caso del campeón individual de bádminton, el Sr. P.S., que se encontraba con medio cuerpo paralizado del hombro a la punta de los dedos, y que había estado postrado en cama durante seis largos años.

Con el uso de la reflexología, este hombre luchó contra todo pronóstico médico para hacer que su circulación volviera a la vida. En menos de cuatro meses, su estado paralítico ha mejorado significativamente. El Sr. P.S. era un perfeccionista, y con los efectos especiales de la reflexología, ahora puede caminar sin necesidad de bastón. Los deportistas deben siempre encontrarse en las mejores condiciones, pero no podrán hacerlo si sus funciones biológicas no son las adecuadas. La reflexología permite asegurarnos de que el cuerpo sea una "máquina" bien aceitada que funcione a la perfección.

–B.C.

Entrenador usa la reflexología

Estimada Sra. Carter:

Como he sido maestro de educación física y entrenador por 31 años, estoy consciente de la necesidad de tener una actitud positiva hacia la vida y mantener una buena imagen de uno mismo al manejar lo que la vida coloque en nuestro camino. Creo en un poder aún mayor que el mío y siempre tengo presente y comparto con otros la idea de que siempre existe una razón para lo que nos sucede, y que debemos tratar de levantarnos y crecer como resultado de esa situación. He hecho uso de la reflexología para ayudar a muchas personas que padecen de dolor, y he sido testigo de excelentes resultados.

–M.K.

El sensacional camino a la belleza usando la reflexología

Todos queremos ser bellos, desde la época en que somos niños hasta que nos volvemos viejos. *¡Usted posee una gran belleza!* Tal vez no lo perciba así, pero de verdad la tiene, y le voy a enseñar cómo hacerla surgir para que todo el mundo pueda admirarla.

El primer requisito para la belleza es una salud perfecta. Para alcanzar la belleza, usted deberá irradiar salud. En este capítulo le enseñaré una nueva manera de obtener esa salud y esa belleza vibrantes que jamás imaginó fueran posibles. Si esto le interesa, sencillamente siga mis instrucciones. Para poder disfrutar de una belleza radiante, deberá tener en su interior una salud y una belleza radiantes. Usted ya sabe cómo usar el masaje reflexológico para transformar un cuerpo cansado y enfermo en un cuerpo vibrante lleno de energía y salud. Ahora veremos la utilidad de la terapia reflexológica para poder disfrutar de una piel perfecta y lisa como un pétalo y para mantenerla bella por el resto de la vida.

Mantener a sus glándulas endocrinas en óptimas condiciones es algo de vital importancia. Manténgalas sanas dándole masaje a sus puntos reflejos (ver Diagrama 2).

Ayuda para la belleza de la piel

Como siempre he tenido una piel muy sensible y todo jabón o cosmético me provocaba irritación, durante años anduve en busca de la loción perfecta para darle belleza a mi piel y mantenerla hermosa. Durante mi búsqueda de una loción para la piel humectante y curativa que contuviera únicamente ingredientes naturales y puros, descubrí la zábila (el áloe), la planta milagrosa. El milenario jugo de la zábila tiene increíbles beneficios. Yo lo he combinado con la moderna vitamina E y con otros ricos emolientes para ayudar a eliminar problemas comunes de la piel como arrugas, manchas, líneas de envejecimiento, piel reseca y escamosa, espinillas, manchas marrones y acné, al igual que para ayudar a la piel a conservar la humedad.

La zábila es una variedad vegetal que pertenece a la familia de los lirios. Se trata de una planta suculenta originaria del norte de África que se utiliza en todo el mundo como la planta curativa y milagrosa de la naturaleza. Se sabe que la zábila ha sido utilizada con fines medicinales por más de tres mil años. Una de las referencias escritas más antiguas acerca de esta planta se encuentra en la Biblia (Juan 19:39). En tiempos bíblicos la zábila era muy valiosa. Se dice que las mujeres del antiguo Egipto y de la antigua Grecia utilizaban el gel de esta planta para mejorar la textura de la piel y del cutis. Se cree que la belleza de Cleopatra se debía a la zábila.

A través de la empresa *Stirling Enterprises, Inc.* (P.O. Box 216, Cottage Grove, Oregon 97424) está disponible la línea de cosméticos a base de zábila y vitamina E de Mildred Carter.

Un estiramiento facial casero

A todo el mundo le disgusta verse al espejo y encontrarse con que las líneas producto del envejecimiento comienzan a invadir su cara. Más y más personas cada día están recurriendo a la cirugía estética, si es que pueden pagar el precio, para eliminar estas líneas. Año a año se invierten millones de dólares en anuncios de remedios para la piel que prometen ocultar estos reveladores signos del envejecimiento. En capítulos anteriores expliqué cómo trabajar ciertos puntos reflejos a fin de superar todo tipo de enfermedades. Ahora le enseñaré cómo puede usar la reflexología para hacerse un estiramiento facial (*face lift*) *en casa* y mantener esa apariencia juvenil por el resto de su vida. Si se toma el tiempo necesario y sigue estas instrucciones al pie de la letra, podrá borrar una década de arrugas, pliegues y "patas de gallo". Este tratamiento funciona particularmente bien en el caso de mujeres y hombres de mediana edad. Cuanto antes trabaje sus arrugas, mayor será el éxito que alcance.

Gracias a la reflexología, usted tiene a su disposición un método sencillo, seguro y efectivo para hacerse un *lifting* sin los riesgos propios de la cirugía, sin ese doloroso período de recuperación y sin tener que pagar costosos honorarios médicos. Lo único que tiene que hacer es oprimir ciertos puntos reflejos en su cara con los dedos y, con el tiempo, ¡verá cómo desaparecen las arrugas!

En la Fotografía 70 podrá ver diversos puntos faciales que aparecen numerados. Al usar esta técnica de presión de puntos, cualquier tensión excesiva en sus músculos faciales disminuirá, y sus músculos faciales débiles se fortalecerán. Para ello deberá seguir la técnica de oprimir y dar ligeros golpecitos a estos puntos reflejos de su cara por un lapso de tiempo específico. Durante las primeras cinco semanas, practique este método reflexológico especial tres veces por semana. Durante las tres

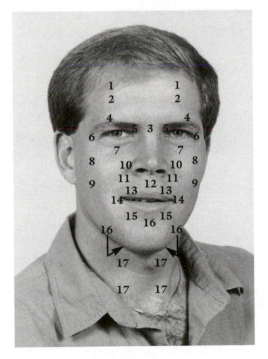

Fotografía 70: Los puntos faciales numerados nos muestran los puntos reflejos a trabajar para hacerse un estiramiento facial en casa.

semanas siguientes, haga el ejercicio dos veces por semana. Y durante las dos semanas siguientes, hágalo una vez por semana. Después sométase a un programa de mantenimiento de una vez cada dos semanas.

Muchos expertos coinciden en que usted puede disminuir las arrugas y mejorar su apariencia a través de esta técnica de reflexología facial. También coinciden en el hecho de que la piel reseca es la principal causa de las arrugas en la piel. Para obtener mejores resultados, deberá complementar este método reflexológico con el uso de cremas humectantes. Y es aquí en donde mis lociones a base de zábila y de vitamina E ayudarán a su piel a mantenerse suave y húmeda las veinticuatro horas del día.

Este sistema único es bastante efectivo, pues nos permite relajarnos y eliminar la tensión. Al mismo tiempo, los ligeros golpecitos con los dedos generarán una serie de ondas sonoras, ayudando así a mejorar la circulación y a llevarle un nutritivo suministro de oxígeno a la piel y las células, lo que resulta de un valor incalculable para poder disfrutar de una piel de apariencia más suave y más radiante. De hecho, esas pequeñas ondas sonoras le ayudan a las células de la piel a hacer ejercicio, contribuyendo con ello a tonificar y a fortalecer los músculos para evitar la aparición de líneas y arrugas en la piel. Aquellos músculos profundos que pudieran haber perdido su elasticidad pronto recuperarán su estructura original y tendrán una apariencia más juvenil.

Cómo relajar y tonificar los puntos reflejos

Siéntese en una silla cómoda. Tenga listo un reloj con segundero para tomarse el tiempo. En la Fotografía 70 aparecen claramente numerados una serie de puntos reflejos a cada grupo de arrugas. La mayoría de los puntos reflejos aparecen a ambos lados de la cara, así que deberá usar las dos manos al mismo tiempo.

Este método para ayudar a los músculos flácidos a recuperarse difiere del masaje a los puntos reflejos en la cara utilizado para estimular ciertas glándulas y órganos en el cuerpo. Este tratamiento de estiramiento facial natural implica la relajación y la tonificación de cada uno de los puntos reflejos que se indican.

Primero, *relájese y elimine la tensión*. Utilizando las yemas de sus dedos índice y medio, oprima firmemente el punto reflejo correspondiente a suficiente profundidad como para crear una moderada molestia. Mantenga esa posición durante diez segundos, y luego libere gradualmente la presión por otros diez segundos. Repita el procedimiento seis veces; el procedimiento completo le llevará dos minutos.

Ahora, *reafirme la piel* tonificando el punto reflejo. Dé al área ligeros golpecitos con las puntas de los dedos durante diez segundos, y luego haga una pausa de otros diez segundos. Repita el procedimiento tres veces. En total, le llevará un minuto.

Después de cada grupo de ejercicios, aleje las manos de su cuerpo, y agítelas para soltar los músculos y liberar la tensión.

Para hacer todos estos ejercicios necesitará más o menos una hora. ¿Dispone usted de una hora tres veces por semana para volver a disfrutar de un cutis hermoso, firme y juvenil?

No necesariamente debe realizar el procedimiento de estiramiento facial en su totalidad. Tal vez tenga únicamente uno o dos grupos de arrugas que quiera hacer desaparecer, por ejemplo en la frente o alrededor de los ojos. En este caso, el procedimiento únicamente le llevará unos pocos minutos.

Póngase cómodo, relájese y respire profundamente. Recuerde además tomar mucha agua para mantener a su piel hidratada; esto le ayudará a mantenerla húmeda y flexible. Son 17 los puntos reflejos que hay que trabajar para eliminar las arrugas en la cara y el cuello.

Comenzaremos con las arrugas que se encuentran en la frente, el punto de presión número 1, y luego seguiremos con el resto de la tabla que aparece a continuación:

Técnica a seguir:

Paso 1:   Oprima firmemente y mantenga la presión durante 10 segundos; haga una pausa de 10 segundos. Repita 6 veces.

Paso 2:   Golpee ligeramente durante 10 segundos; haga una pausa de 10 segundos. Repita 3 veces.

Paso 3:   Agite las manos con los músculos flojos durante 5 segundos; pase al siguiente punto reflejo.

TABLA DE LOCALIZACIÓN PARA EL ESTIRAMIENTO FACIAL CASERO

Localización	Teoría	Puntos de Presión
Arrugas en la frente	Ayuda a eliminarlas.	1, 2
Arrugas en el puente de la nariz	Ayuda a eliminar las líneas que cruzan el puente de la nariz.	3
Arrugas alrededor de los ojos	Desvanece las arrugas de arriba y abajo del ojo y las "patas de gallo".	4, 5, 6, 7
Arrugas en la cara (incluyendo las líneas a las mejillas)	Tonifica y reafirma las mejillas y la mandíbula y ayuda a desaparecer las líneas a las mejillas.	8, 9, 10, 11
Arrugas alrededor de la boca	Elimina las líneas a las mejillas y da firmeza a los labios.	12, 13, 14, 15
Mentón	Tonifica el mentón y le da una apariencia juvenil. Estimula a las glándulas para tener un cutis bello.	*16
Cuello	Renueva el tono muscular para controlar la papada.	17

*Otro ejercicio de reafirmación para el mentón y el cuello consiste en golpear rítmica y ligeramente la parte inferior del mentón con el dorso de las manos realizando al mismo tiempo un movimiento circular hacia afuera (30 segundos).

Complemento al estiramiento facial casero

Una vez concluido el ejercicio anterior, habrá cubierto todos los músculos faciales requeridos para concluir su estiramiento facial. Realizarlo le llevará un poco de tiempo, ¡pero piense en lo gratificante que será cuando sus amigos o amigas le comiencen a preguntar qué es lo que ha hecho para lucir tan joven! Si utiliza mis lociones humectantes especiales a base de zábila junto con este *lifting* especial, usted tendrá en sus manos un secreto inestimable para mantenerse con una apariencia juvenil y bella por el resto de su vida.

Proteja su piel de las arrugas

Para proteger su piel y mantener su cara libre de arrugas, use una almohada con funda de satén para dormir. Su rostro se deslizará por el satén, en vez de ser puesto fuera de forma por una áspera almohada con funda de algodón. Asegúrese de que su almohada no sea muy firme, o su cabeza resbalará hacia afuera de la superficie del satén.

Tire de sus orejas para tener más belleza

En el Capítulo 4, que habla acerca de las orejas, expliqué lo benéfico que es tirar de ellas para ayudar a estimular muchos órganos y glándulas, especialmente aquellos que influyen en la piel (ver Fotografías 19, 20 y 21).

Los puntos reflejos a las glándulas productoras de hormonas

Coloque sus pulgares debajo de ambos lados del mentón (ver Fotografía 26). Con los pulgares bien asentados sobre la parte inferior del mentón, trabaje sus ganglios linfáticos para hacer que esta área se vuelva suave y flexible. Esto aumentará tanto sus niveles de energía como el flujo de hormonas. La piel podrá respirar, y así tendrá una piel más sana y sin arrugas, al igual que menos necesidad de cosméticos. Su piel también será más fácil de afeitar. Haga presión con los pulgares y dé masaje a estas glándulas en dirección al mentón. Hágalo con un ganglio a la vez aproximadamente unas tres veces en cada lado.

El método de masaje reflexológico que describiré a continuación ayudará incluso a los hombres y mujeres de edad ya avanzada a mantenerse libres de arrugas. Coloque un pulgar a un lado del esófago (garganta) y los demás dedos de la misma mano en el lado opuesto (ver Fotografía 31). Comenzando desde abajo del mentón, oprima y dé masaje con un movimiento deslizante hasta llegar a la clavícula. Cambie de mano y repita el procedimiento con el pulgar y los dedos de la otra mano. Aplique este masaje tres veces con cada mano. Use el mismo procedimiento, sólo que en esta ocasión comenzando desde la clavícula, y dé masaje hacia arriba en dirección al mentón tres veces con cada mano. Esto también estimulará la producción de hormonas, dándole un cutis bello.

Un toque para la belleza

Fíjese en los puntos reflejos del rostro que aparecen numerados en la Fotografía 71. Usando el dedo anular, comience con el número 1 en la parte superior de la frente. Con un movimiento suave y deslizante, dé masaje a este punto reflejo contando hasta tres; a continuación, repita el procedimiento con los números 2 y 3. En el caso de los números 4, 5 y 6, utilice los dedos de las dos manos al mismo tiempo. Continúe con un solo dedo en los puntos reflejos 7, 8 y 9. Aplique este masaje dos veces al día mientras lava su cara, y conviértalo en un hábito para estimular su belleza, al igual que a las hormonas generadoras de salud en todo el cuerpo.

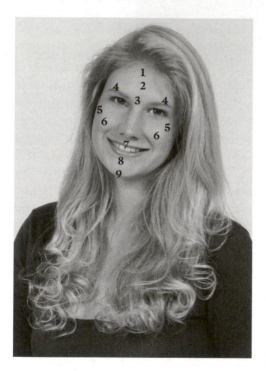

Fotografía 71. Los números que aparecen marcados indican puntos reflejos especiales que lo ayudarán a tener un cutis hermoso.

Usted cuenta ahora con varias técnicas que lo ayudarán a tener una piel hermosa y a mantenerla bella y saludable por el resto de su vida usando el simple toque de la punta de sus dedos. Recuerde siempre que su verdadera belleza provendrá de su interior, sin importar los métodos que utilice para embellecer su cuerpo externamente. Si su corazón está lleno de envidia, odio, celos y pensamientos tristes y desagradables, eso hará que usted se rodee de un aura negativa que todo el mundo podrá ver.

Aquello en lo que pensó ayer, lo vivirá hoy, y aquello en lo que piensa hoy, lo vivirá mañana. Si usted desea vivir una vida llena de salud y belleza, de alegría y felicidad, ¡entonces piense *solamente* en cosas bellas! Y la belleza llegará a usted.

AYUDA PARA EL ACNÉ

El acné representa para muchos jóvenes en la etapa de crecimiento una verdadera angustia. Sus efectos a veces tienen repercusiones psicológicas que se extienden incluso hasta llegar a la vida adulta. El acné no se puede curar solamente desde afuera. Es necesario atacar su causa, y la dieta es la raíz de esa causa. En vez de almidones y azúcares usted deberá comer muchas frutas y verduras crudas. Tome muchas vitaminas A, C, y vitaminas B. Haga mucho ejercicio para que se incorpore más oxígeno en su torrente sanguíneo.

Una cama elástica es especialmente buena para hacer que el oxígeno circule por todas las células de su cuerpo. La pequeña cama elástica se describe en el Capítulo 36, que trata del uso de aparatos reflexológicos.

Utilice la reflexología en todos los puntos reflejos a las glándulas endocrinas para estimular la incorporación de aceite y hormonas a su piel (ver Diagrama 2). Recuerde que un cuerpo sano significa una piel sana y un cutis sano.

A continuación le daré una cura segura para el acné que le permitirá llegar a su causa interior. Para esta receta se requiere levadura de cerveza, que tiene una abundante cantidad de las vitaminas del complejo B. Comience con una cantidad pequeña e increméntela hasta alcanzar la cantidad que se indica en la receta.

> Tome una o dos cucharadas de levadura de cerveza (no levadura para hornear), que se puede encontrar en cualquier tienda de alimentos naturales; una a dos cucharadas, o dos cápsulas, de lecitina (yo prefiero usar las cápsulas) y una cucharada de aceite (de cártamo preferentemente) extraído en frío. Tómelo mezclado con leche,

leche descremada o jugo de manzana. Si desea endulzar la
mezcla, no use azúcar, sino un sustituto. A mí me gusta la
melaza, que no sólo endulza, sino que también está llena
de minerales y es bastante saludable. Tómese esta bebida
cada mañana y compleméntela con vitaminas y calcio.

Si se mantiene fiel a esta receta y no deja de tomarla, no sólo se
convertirá en un dínamo humano de energía y felicidad, sino que también se verá recompensado con un cutis claro y hermoso y con un cabello saludable y brillante. Si sale de viaje, ya sea un viaje largo o uno de
una sola noche, lleve consigo su levadura de cerveza.

Le aconsejo utilizar únicamente jabones puros. (Yo jamás uso
jabón en la cara). Tal vez le interese usar mis lociones especiales para la
piel, que están elaboradas con zábila y vitamina E, para desarrollar y
mantener un cutis con una apariencia tersa y sedosa por el resto de su
vida.

Cómo eliminar las marcas dejadas por el acné

Si la usa regularmente, la zábila es excelente para ayudar a reducir de
manera gradual las cicatrices dejadas por el acné. Tal vez usted prefiera
tener su propia planta y cosechar sus hojas. Corte las hojas más cercanas
a la tierra, pues son las más viejas y las más potentes desde el punto de
vista medicinal. Únicamente necesitará un poco de gel del extremo por
el que se haya cortado la hoja. (Guarde el resto de la hoja en una bolsa
bien cerrada y métala al refrigerador para usarla más tarde.) Aplique una
delgada capa sobre la piel dos veces al día. Además, use una mascarilla
de cáscara de frutas para promover una exfoliación continua y la aparición de piel nueva. Si las cicatrices son profundas, es probable que
generar toda la piel nueva requerida le lleve hasta un año, pero se trata
de un proyecto que bien vale la espera. La zábila actúa como un astrin-
gente que reduce el nivel de aceite en la piel. Así que si usted tiene una
piel reseca, le recomiendo usar mis exóticas cremas humectantes especiales junto con el gel de la zábila. SIEMPRE proteja a su piel nueva de
los perjudiciales rayos del sol con una loción que incluya un filtro solar
mineral natural.

CÓMO CONTROLAR EL ECCEMA Y LA PSORIASIS

La psoriasis no es contagiosa y puede controlarse. Se trata de una afección persistente de la piel que requiere de atención tanto interna como externa. A menudo el estrés emocional o físico ocasiona problemas todavía mayores, y algunas personas afirman que su estado empeora durante los meses de invierno.

Las células de la piel normal tienen un período de vida de un mes aproximadamente, y luego se secan y se desprenden. Las células de la piel con psoriasis al parecer se secan y se desprenden en un lapso de cinco días aproximadamente, dejando debajo gruesas erupciones de color rojo cubiertas a veces por escamas de color plateado. La psoriasis por lo general aparece en la planta de los pies, las palmas de las manos, las nalgas, los codos, las rodillas o el cuero cabelludo. Si se extiende a las uñas de los dedos, éstas pueden desgastarse o volverse más gruesas y a menudo se decoloran.

Las vacaciones de verano de Carla

El verano pasado traté a una adolescente que es sobrina de una vecina. Carla se encontraba de visita por una semana y tenía planeado andar a caballo, nadar e ir de excursión con un grupo de muchachas a las que había conocido durante sus vacaciones el año anterior. Pero en vez de divertirse con sus amigas, tuvo que permanecer en casa, y además de la manera más aburrida, a causa de un intolerable salpullido en la piel. Esta adorable muchacha tenía una intensa comezón a causa de esa áspera, quebradiza y sangrante erupción en sus manos y codos.

La reflexología no es una cura para la psoriasis que ofrezca resultados de la noche a la mañana, pero yo sabía que ayudaría a Carla a relajarse y a equilibrar su sistema. Así que trabajé los puntos reflejos en sus pies y, al mismo tiempo, le enseñé cómo respirar profundamente. Le expliqué cómo es que la respiración profunda influye en la riqueza de la sangre, que es la base para la salud natural de nuestra piel.

Carla comenzó a dormir bastante, algo de gran beneficio cuando el cuerpo se está curando solo y se están produciendo nuevas células para sustituir a las viejas. La dejamos dormir todo lo que quisiera. Limpiamos su piel alrededor del área afectada para evitar cualquier infección, y luego le aplicamos un aceite a base de vitamina E. Su piel estaba muy sensible, así que no la frotamos. Sencillamente recubrimos el área aplicando una delgada capa del aceite.

Para aumentar el flujo natural de energía a través de su cuerpo, le dimos un tratamiento reflexológico completo a sus pies. Para cenar, Carla comió un poco de queso requesón (*cottage cheese*) combinado con media cucharadita de aceite de linaza y media cucharadita de aceite de hígado de bacalao (el requesón ayuda al aceite a aglutinarse mejor, permitiendo con ello que el cuerpo lo absorba con mayor facilidad). Ambos aceites son muy buenos para tratar trastornos de la piel. El aceite de linaza es especialmente útil para detener la comezón. Durante la cena, Carla también se tomó una bebida a base de frutas con una cucharada de lecitina, que es muy buena para ayudar a curar trastornos de la piel, y una tableta de vitamina E, que siempre debe tomarse junto con la lecitina (en la página 131, "Peligros de la lecitina", usted puede leer por qué).

A la mañana siguiente, Carla anunció que ya era muy poca la comezón que sentía. Su tía le dio un tazón de avena, con una mezcla de los aceites mencionados y unos gránulos de lecitina espolvoreados. Desayunó también un vaso de jugo y una tableta de vitamina E. La tía de Carla trabajó además los puntos reflejos en sus pies durante treinta minutos.

Los dos días siguientes, mi vecina continuó dándole a Carla vitamina E cada cuatro horas y trabajando sus pies durante treinta minutos cada mañana, recordándole también que respirara profundo. Le dio comidas nutritivas y alentó sus siestas por la tarde.

Después de tres días de tratamiento y de añadir vitamina E a su piel, lo mismo que aceites y lecitina a su dieta, Carla se encontraba ya montando a caballo y saliendo de excursión con sus amigas. El trastorno de su piel no había desaparecido por completo; sin embargo, no se aparecieron nuevos indicios de él y la comezón había cedido. Carla se encontraba disfrutando al máximo.

Cómo la reflexología y los aceites de pescado ayudan a la piel

La reflexología ayuda a combatir el salpullido eccematoso y el salpullido por psoriasis equilibrando la química del cuerpo. Un tratamiento completo en ambos pies o manos le traerá una mejoría significativa.

Es importante concentrarse en todos los puntos reflejos endocrinos, pues son los responsables de determinar la forma de nuestro cuerpo.

Trabaje el punto reflejo al hígado en cada mano o pie de siete a diez segundos, ya que este órgano ayuda a la liberación de sustancias que le permitirán contar con una sangre fuerte y curativa, además de ser un gran filtro y un formidable antiséptico natural (ver Diagramas 3 y 5).

Trabaje también los puntos reflejos a los riñones, para que éstos puedan filtrar y limpiar la sangre de una manera más eficiente. Sus riñones también le ayudarán a mantener un adecuado equilibrio de agua y ácido en el cuerpo. (Los estudios realizados hasta ahora han demostrado que los alimentos que contienen piña, tomate y otros ingredientes con un alto contenido de ácido, agravan la mayoría de los trastornos de la piel.) Sin embargo, existen ciertos alimentos y complementos alimenticios que ayudan a aliviar diversos trastornos de la piel. Alimentos como la sardina y el salmón son ricos en importantes nutrientes y, además, existen complementos alimenticios que contienen ácidos grasos naturales y aceites de pescado y que son extremadamente benéficos. Usted puede tomar aceite Omega 3, aceite de hígado de bacalao, o *Heralifeline* con hierbas especiales. Estos tres complementos contienen lípidos marinos líquidos y naturales que suministran un amplio espectro de ácidos grasos.

La reflexología y los aceites de pescado son muy benéficos para el corazón. Y un corazón saludable representa una gran ventaja para una piel saludable. Trabaje los puntos reflejos al bazo y al corazón. Encontrará estos puntos reflejos en el pie izquierdo y en la mano izquierda, en el área de su borde exterior (ver Diagramas 3 y 5), y debajo de su nariz (ver Fotografías 68 y 50). Esto le ayudará a mantener el proceso de producción de anticuerpos y a filtrar la sangre, al igual que a eliminar las células sanguíneas viejas, las bacterias y los desechos. Tampoco olvide dedicarle un poco más de tiempo al trabajo con las glándulas linfáticas. En el Diagrama 4 podrá ver cómo los puntos reflejos a los ganglios linfáticos cruzan la parte superior del pie y la muñeca. Con todo esto usted se encontrará apoyando a la naturaleza en sus esfuerzos por curar a la sangre, los nervios y los tejidos del cuerpo, y llevando al cuerpo entero a un estado perfecto de salud y de equilibrio.

Cómo la reflexología puede ayudar a los niños

Los niños son las personas en las que con mayor facilidad se puede utilizar la reflexología, ya que todavía están en armonía con la naturaleza y sus instintos les dicen que ésta es la manera correcta de encontrar la curación para cualquier padecimiento que pudieran tener.

A través de la reflexología he ayudado a curar muchos problemas y padecimientos en niños, y éstos siempre se han visto beneficiados por el tratamiento. Cada vez que oprimo un punto reflejo que realmente les duele, los niños se estremecen un poco, pero insisten en que siga trabajando. Saben que ésta es la forma de la naturaleza misma para superar cualquier congestión que pudiera encontrarse en su cuerpo.

A todos los niños se les debe enseñar acerca de la técnica reflexológica, no sólo para que la usen en su cuerpo, sino también en otros. Jamás se sabe cuándo su conocimiento podría salvar una vida en el futuro; esa vida que ellos salven ¡podría ser la suya!

Cualquier niño puede aprender a usar las fuerzas curativas naturales de la reflexología para aliviar en cuestión de minutos el dolor proveniente de una variedad de fuentes tales como dolores de cabeza, dolor de muelas, tensión nerviosa, e incluso enfermedades más serias como ataques al corazón o de apoplejía, o traumatismos producto de un accidente.

Cualquiera de los métodos descritos en este libro se puede utilizar en niños con una presión muy suave, incluso en los puntos reflejos del cuerpo, tal como se muestra en las ilustraciones. La única excepción es el punto suave que se encuentra en la parte superior del cráneo de un recién nacido. JAMÁS utilice presión alguna en esta zona; es ahí en donde las cuatro partes del hueso todavía no se han desarrollado y no se han soldado entre sí. Esta zona está protegida por una membrana firme que se cierra cuando el bebé tiene entre 10 y 20 meses de edad. Es posible utilizar la reflexología de pies y manos en bebés muy pequeños. Al comenzar el trabajo reflexológico, presione tanto como lo haría en el pétalo de una flor, aumentando ligeramente la presión al encontrar un punto reflejo sensible. Al tocar un punto reflejo sensible, el bebé saltará de inmediato.

LA REFLEXOLOGÍA RECONFORTA A LOS BEBÉS

He visto a muchos bebés dejar de llorar en cuestión de minutos una vez que se aplicó la reflexología. En una ocasión una amiga y yo viajábamos en automóvil y paramos en el restaurante de un hotel para cenar. Nos acabábamos de sentar cuando entraron dos mujeres con un pequeño bebé llorando y produciendo un sonido muy agudo. Lloraba a todo lo que daban sus pulmones. Las mujeres parecían ser una madre y su hija con un recién nacido. Se lo pasaban la una a la otra, tratando de calmarlo; sin embargo, el niño seguía llorando.

Se sentaron detrás nuestro, y mi amiga se acercó y les dijo que yo era reflexóloga. Les preguntamos si les gustaría que yo las ayudara y, cuando dijeron que sí, tomé el pequeño pie desnudo del bebé y comencé a trabajar suavemente la planta de su pie. El bebé pronto dejó de llorar y comenzó a dormir. Estaba tan cansado como las dos mujeres. Toda la gente en el restaurante se acercó de inmediato. Creo que pensaron que lo habíamos matado. Tan pronto como dejaba de trabajar su pie, el bebé se despertaba y comenzaba a llorar de nuevo. Le enseñé a su madre y a su abuela cómo frotar su pequeño pie. Lo durmieron, pidieron la cena a su habitación, y se fueron con el bebé ya dormido. Me dijeron que al día siguiente iban a comprar todos los libros sobre reflexología que encontraran.

Un movimiento muy suave sobre la parte trasera de las manos del bebé usando las uñas de los dedos, como si se estuviera rascando ligeramente, es muy relajador y por lo general tranquilizará a un niño inquieto. Las investigaciones realizadas hasta ahora han revelado que en los hospitales donde los bebés prematuros son tocados regularmente, estos progresan mucho más rápido que los bebés en hospitales en los que no se permite mucho contacto físico. Una de mis pacientes llamada Carolina me dijo que tenía un bebé con cólicos, lo que la hacía sentir inútil y llena de frustración. Después de usar la sencilla técnica de la reflexología, tanto ella como su bebé pudieron dormir.

Carolina tiene un trabajo de medio tiempo en una clínica médica, y se preocupa mucho por los problemas de los niños que atiende, especialmente en el caso de los niños que han sido objeto de maltrato físico. Tiene una verdadera pasión por los niños y un gran interés en la reflexología. Y puede dar fiel testimonio de que la terapia reflexológica hace maravillas. Con el amoroso contacto propio de la reflexología, tanto padres como hijos sentirán entre ellos un vínculo más estrecho, y ambos podrán relajarse más fácilmente y tener una mayor sensación de seguridad.

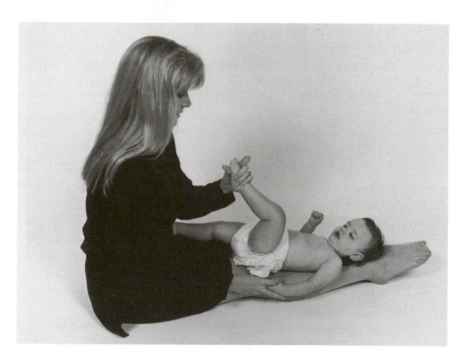

Fotografía 72: Recueste al bebé sobre su espalda de modo que puedan verse las expresiones faciales mutuamente. Ejercer una ligera presión sobre el pie del bebé le traerá armonía y buena salud.

CÓMO ALIVIAR PROBLEMAS DIGESTIVOS

Con su mano izquierda abierta, oprima suavemente el abdomen del bebé. Este punto reflejo por lo general se encuentra a unos 5 cm (dos pulgadas) por debajo del ombligo. Sin embargo, pregúntele en dónde le duele y coloque la palma de la mano directamente sobre esa área. Podrá sentir las pulsaciones de su sangre. Mantenga la mano en esa zona hasta que su calor le produzca al bebé un efecto tranquilizante y sedante. A medida que los problemas digestivos vayan desapareciendo, es probable que se produzca una sensación de limpieza (ver Fotografía 2).

El uso más efectivo de la reflexología es aquél en el que uno le da un tratamiento reflexológico completo a todas las glándulas y órganos para mejorar la circulación y estimular el flujo de energía. Sin embargo, si un niño se enferma, lo primero a lo que hay que prestarle atención es a las glándulas endocrinas. Comience con los puntos reflejos que se encuentran en los dedos gordos de los pies o en los pulgares. En los diagramas acerca de las glándulas endocrinas podrá ver la posición de todos estos importantes órganos productores de hormonas. Recuerde que si una sola de las glándulas endocrinas no está funcionando perfectamente, ésta hará que todas las demás glándulas endocrinas se desequilibren, causando así una falta de armonía en el cuerpo entero (ver Diagrama 2).

A muchas personas les preocupa la salud y el bienestar de los niños. Yo recibo muchas cartas de agradecimiento de padres y amigos de niños. Me gustaría compartir con usted unas cuantas de ellas.

Estimada Sra. Carter:

Me gusta cómo la reflexología puede ser de utilidad sin ser cara o dañina y cómo puede utilizarse por todos los miembros de la familia y los niños. Como padre de familia, me gusta prevenir y curar antes de que las cosas pasen a mayores y se requiera de atención médica. Y veo que este tipo de tratamientos es cada vez más popular. Se trata sencillamente de conocimiento en nuestras mentes que nadie nos puede quitar. Se puede utilizar casi en cualquier momento, y casi en cualquier lugar.

–D. R.

Estimada Sra. Carter:

He tenido experiencias maravillosas con la reflexología. Quiero contarle de una muchacha de trece años de edad a la que los médicos le habían dado dos semanas de vida porque padecía de envenenamiento por amigdalitis y los doctores no podían curarla. Un tratamiento reflexológico detuvo su dolor de cabeza... y después de cinco tratamientos pudo partir en un viaje de una semana a Nueva York con su familia. Una vez que regresó a casa, se le dieron cinco tratamientos más y ahora está EN BUEN ESTADO y CONTENTA. Ha recuperado la salud, y la gente no puede creerlo.

La admiro, Mildred Carter, por su maravilloso trabajo. Realmente creo en la reflexología... ¡Salva vidas!

–Sra. L.S.

Los niños son afortunados cuando cuentan con padres que se preocupan y cuidan de su salud. He aquí una carta de una madre que hizo uso de la reflexología y salvó las muelas de su hija adolescente.

Estimada Sra. Carter:

Mi hija, que tiene catorce años, estaba comenzando a padecer de dolores de cabeza. Los dolores eran cada vez más frecuentes y más intensos, y me preguntaba si acaso no estaría sometida a una fuerte carga de estrés por alguna causa que yo desconociera. Mientras tanto, la llevé al dentista para que la revisara, preguntándome si acaso no habría alguna otra cosa que pudiera estar ocasionando sus dolores de cabeza. Su dentadura estaba bien, pero el dentista me dijo que las muelas del juicio estaban ocasionando un problema de espacio en su boca y que necesitaban ser extraídas. Quería administrarle anestesia general y extraerle las cuatro muelas al mismo tiempo. Mi hija me dijo: "Espero que eso sea lo que está ocasionando mis dolores de cabeza, mamá". Entonces le dije: "Creo que debemos esperar un poco; prefiero ir a casa y pensarlo bien".

Nos fuimos a casa y le di masaje a sus pies. No había ni siquiera la más leve sensación de dolor en el área de sus puntos reflejos a los dientes y el maxilar. Sin embargo, sí encontré una sensibilidad extrema en el área del cuello y la espina dorsal. Después de varias visitas al quiropráctico, que confirmó mis sospechas, y de una segunda opinión de otro dentista, mi hija tiene todavía sus muelas del juicio, ¡pero ya no padece más de dolores de cabeza!

–C.E.

En octubre pasado recibí una carta de una madre muy preocupada por una infección en el oído de su bebé. Me decía que a su pequeña le iban a practicar una cirugía en el tímpano para detener una serie de infecciones. La madre quería utilizar la reflexología para tratar a la pequeña niña. Pensaba que, con la ayuda de Dios, podía curar esas infecciones.

En diciembre, me envió la siguiente nota:

Estimada Sra. Carter:

Quiero darle las GRACIAS, Mildred, por enseñarme el maravilloso método de la reflexología. Mi bebé YA NO necesita que le hagan una cirugía por problema alguno de oído. Ahora utilizo la reflexología en mi hija regularmente para ayudarla a conservar su buena salud.

–P.S.L.E.

Una de las experiencias más emocionantes y satisfactorias que he tenido en mi vida es la de la maternidad. Dedíquele tiempo a sus hijos; no deje pasar un solo día sin escuchar a sus hijos y hablar con ellos. Déles todo el amor que pueda; esto los ayudará a convertirse en individuos más seguros y adaptados, y les permitirá ver el mundo de una manera más positiva.

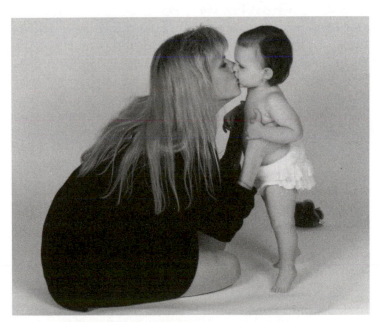

Fotografía 73: Déle a sus hijos mucho amor sincero e incondicional.

Cómo utilizar los aparatos reflexológicos para aliviar el dolor

El Dr. William H. Fitzgerald, fundador de *Zone Therapy*, hacía uso de varios implementos de cocina para ayudarse a ejercer una presión uniforme sobre los puntos reflejos durante un período de tiempo prolongado. En casos de dolor de muela, dolor de oído, dolores de parto, dolores de espalda, y muchos otros padecimientos dolorosos, encontró que podía anestesiar la parte del cuerpo a la que el punto reflejo conducía. Para ahorrar tiempo y para permitirle a sus pacientes tratarse a sí mismos en casa, el Dr. Fitzgerald les mostraba cómo usar aparatos comunes como gomas elásticas, pelotas de goma, pinzas para colgar ropa y peines.

La reflexología es una manera natural de obtener salud, y para poder disfrutar de sus beneficios no es indispensable que usted cuente con aparatos reflexológicos. El uso natural de sus dedos hará maravillas al estimular el flujo universal de la fuerza vital y hacer que esta fuerza recorra todos los canales de su cuerpo. Sin embargo, en algunos casos las gomas elásticas, un peine o algún otro objeto de uso común pueden ser de utilidad para mantener una presión uniforme sobre los puntos reflejos.

A lo largo de los muchos años que tengo de estar dando tratamientos reflexológicos, yo misma he hecho varias mejoras a esos implementos ya pasados de moda. En varias de las ilustraciones podrá ver el uso de mis aparatos reflexológicos. Usted puede utilizar estos aparatos sin peligro en su hogar, en su oficina, o mientras viaja; si por alguna razón no puede encontrar los aparatos reflexológicos aquí descritos en su farmacia o en su tienda de alimentos naturales, puede adquirirlos a través de *Stirling Enterprises, Inc.*, P.O. Box 216, Cottage Grove, Oregon 97424.

Frecuentemente necesitará ayuda para alcanzar muchos de los puntos reflejos, tanto para darles masaje como para mantener una presión uniforme sobre ellos. Mis aparatos para masaje reflexológico le permitirán obtener esa ayuda.

EL RODILLO REFLEXOLÓGICO PARA MASAJE DE PIES

Comencemos con el rodillo reflexológico para masaje de pies. Es fácil de usar y, no obstante, contiene un poder curativo del que jamás querrá prescindir. Sencillamente coloque el rodillo sobre el piso; al usarlo sobre una alfombra evitará que se resbale. Coloque ambos pies sobre los rebordes del rodillo, haciendo que gire hacia adelante y hacia atrás. Encontrará que puede darle masaje de esta forma a la mayoría de los puntos reflejos en sus pies. Con un poco más de práctica, podrá utilizar estos rebordes para darle masaje a los puntos reflejos a la espina dorsal, los puntos reflejos a los ojos, y así sucesivamente. Sobre el centro del aparato reflexor existen varios puntos reflejos elevados que le ayudarán a llegar a ciertos puntos reflejos difíciles de alcanzar que se encuentran a más profundidad en los pies (ver Fotografías 46 y 47).

Si usted pasa algo de tiempo frente a la televisión, este rodillo reflexológico para masaje de pies es invaluable. Simplemente siéntese y relájese, coloque sus pies sobre el rodillo reflexológico mágico, y déles masaje para que todos sus dolores y molestias desaparezcan. *Al principio no lo use durante mucho tiempo.* Es probable que al usar este aparato se sienta más relajado de lo que se ha sentido en años. Muchas personas han afirmado que no conocían lo que era un buen sueño nocturno hasta que comenzaron a utilizar la reflexología. Recuerde que con la reflexología usted estará ayudando a la naturaleza a rejuvenecer el cuerpo entero, y de manera natural.

El propósito de la presión

El objetivo de usar la presión reflexológica es liberar la contracción localizada de músculos y vasos sanguíneos, o la constricción de otros tejidos suaves. La reflexología ayuda a romper el círculo vicioso que se presenta en aquellos nervios en los que existe un "cortocircuito". El tratamiento reflexológico le permitirá mejorar su sistema de drenado linfático y aumentará su suministro sanguíneo. También le permitirá eliminar los desechos que se han acumulado en diversas áreas localizadas en cantidades suficientes como para provocar incomodidad y dolor.

La rueda para masaje reflexológico

Pasemos ahora a la rueda para masaje reflexológico. Este aparato esta siendo utilizado en todo el mundo por mucha gente que está realmente agradecida. Esta pequeña rueda le permitirá detectar todo punto reflejo sensible en su cuerpo. Usted puede hacerla rodar sobre las plantas de sus pies y sus tobillos para trabajar sus gónadas. Hágala rodar hacia arriba de su pierna hasta llegar cerca de la pantorrilla, para luego continuar hacia arriba hasta llegar al hueso de la rodilla, trabajando entonces por debajo y alrededor de la rodilla, tratando todo el tiempo de detectar puntos reflejos sensibles. Le será difícil creer que existan tantos puntos sensibles en su cuerpo. Utilice también la rueda para masaje reflexológico sobre la parte exterior de la pierna, haciéndola rodar hacia arriba sobre la parte exterior de su muslo y en muchos lugares de su pierna, siempre manteniendo una ligera presión. Cuando detecte un punto reflejo sensible, haga rodar la rueda hacia adelante y hacia atrás sobre ese punto reflejo o, una vez que haya encontrado algún punto que requiera del estímulo de la fuerza de vida universal, oprímalo y déle masaje con sus dedos durante unos cuantos segundos.

Usted puede utilizar esta pequeña rueda mágica en cualquier lugar de su cuerpo. Siempre es de gran ayuda contar con una persona que lo ayude a uno a masajear la espalda, hacia arriba y hacia abajo a ambos lados de la espina dorsal. No dé masaje con la rueda o con cualquier otro aparato para masaje que usted pudiera tener directamente sobre la espina dorsal. Sin embargo, estará bien ejercer una ligera presión sobre ciertas vértebras en los casos en los que se indica.

Fíjese en las ilustraciones que muestran los diversos usos de esta rueda para masaje reflexológico (ver Fotografías 7, 8, 30, 32, 45, 48 y 74). Recuerde que usted puede curar a su cuerpo entero haciendo que las líneas eléctricas bloqueadas se abran para que permitan que la fuerza vital universal fluya libremente. Usted se quedará sorprendido de los fenomenales resultados que obtendrá con el uso de esta rueda para masaje reflexológico, que le ayudará a detectar todos los puntos reflejos que conducen al bloqueo de su campo de energía.

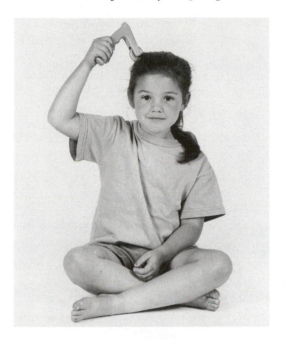

Fotografía 74:
Enseñémosle a nuestros hijos desde una temprana edad la manera natural de obtener salud a través del uso de la reflexología.

LA SONDA REFLEXOLÓGICA PARA LA MANO

Veamos la fantástica y pequeña sonda reflexológica para manos, un aparato que está siendo utilizado en todo el mundo. Úsela en lugar de sus dedos y evite que éstos se cansen. Las manos de muchas personas son demasiado débiles como para oprimir los puntos reflejos apropiadamente. Sus dedos se cansan, así que recurren a esta pequeña pero útil sonda reflexológica para manos. Se la puede utilizar sobre cualquier punto reflejo en el cuerpo al que, en otras circunstancias, le daría masaje con los dedos. En las Fotografías 29, 34, 36 y 75 se muestra el uso de esta fantástica y pequeña sonda para manos.

Muchas personas han utilizado un lápiz, pero un lápiz es difícil de sostener y la goma por lo general se rompe, así que recurren a la sonda reflexológica para manos para simplificar sus tratamientos reflexológicos. Las ayuda a curar el cuerpo entero abriendo las líneas eléctricas bloqueadas para que permitan la circulación total de la fuerza de vida universal a todas sus glándulas, órganos y células, lo que ayuda a disfrutar de una salud integral durante toda su vida.

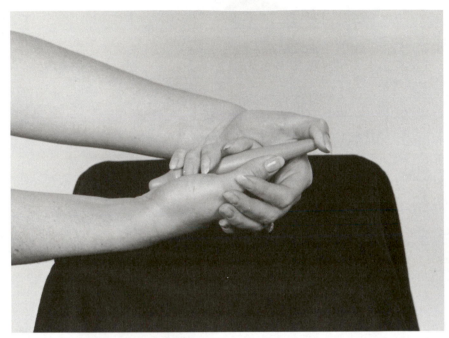

Fotografía 75: Usando la sonda reflexológica para manos para dar masaje a los puntos reflejos en el pulgar y estimular las glándulas pineal y pituitaria.

EL APARATO MÁGICO PARA MASAJE REFLEXOLÓGICO

Una pelota de goma mejorada, el aparato mágico para masaje reflexológico, permite oprimir los puntos reflejos que existen en la mano al apretarla (ver Fotografía 52). Desde que desarrollé este aparato, he recibido cientos de cartas de todo el mundo informándome de los increíbles resultados que muchas personas están obteniendo con él. Estas personas están utilizando el aparato mágico para masaje reflexológico para oprimir los puntos reflejos en sus manos y estimular todas las partes de su cuerpo.

A comenzar a utilizar este pequeño aparato para masaje, hágalo con moderación, no ejerza presión con él por más de dos minutos cada vez. Es tan poderosa la forma en la que estimula los puntos reflejos a tantas glándulas de manera inmediata, que liberar toda esta nueva fuerza vital de manera repentina provocará un *shock*. Sus glándulas podrían recibir un fuerte impacto después de haber estado casi dormidas durante un período de tiempo prolongado.

Cómo utilizar el aparato mágico para masaje reflexológico

Coloque el aparato mágico para masaje reflexológico en una de sus manos y rodéelo con sus dedos. Esto hará que los pequeños "dedos" del aparato hagan presión de inmediato a varios puntos reflejos de su mano. Haga rodar el aparato y se encontrará haciendo presión sobre un conjunto de puntos reflejos diferentes. Cada vez que lo haga rodar sobre su mano, estará llegando a diferentes puntos reflejos (ver Fotografías 33 y 76).

Hágalo rodar en su mano por unos dos minutos; entonces, cambie el aparato a su otra mano, dando masaje de nuevo durante dos minutos aproximadamente. De inmediato sentirá un estímulo de vitalidad magnética que recorrerá su cuerpo entero. No querrá dejar de usar este pequeño y maravilloso aparato, pero *recuerde: ¡no dé masaje de manera excesiva!* Podrá utilizarlo de nuevo al día siguiente, o tal vez más tarde ese mismo día. Todos los individuos son diferentes. Si su cuerpo está en malas condiciones, al principio utilice su aparato mágico para masaje reflexológico durante períodos cortos, con intervalos de tiempo prolongados entre masaje y masaje. No trate de ponerse completamente bien en un sólo día.

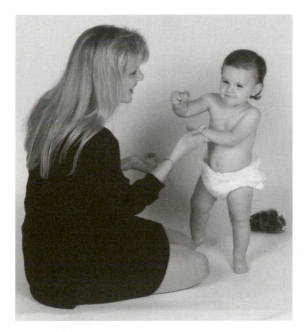

Fotografía 76: Un bebé se divierte con un aparato mágico para masaje reflexológico esterilizado usándolo como juguete y como ayuda para el crecimiento de un nuevo diente.

También se puede utilizar el aparato mágico con ambas manos. Coloque el aparato sobre la palma de su mano izquierda. Cúbralo con la mano derecha, entrelazando los dedos de ambas manos entre sí. Haga rodar el aparato en varias direcciones. Sentirá como sus pequeños "dedos" hacen presión al mismo tiempo en los puntos reflejos de ambas manos. Utilice este mismo movimiento de presión sobre sus pulgares y sobre cada uno de sus dedos.

El aparato mágico para masaje reflexológico también resulta de gran utilidad para muchas actividades deportivas. Los golfistas encuentran que este aparato le proporciona a sus músculos la cantidad de fuerza que se necesita para poder balancear los palos de golf adecuadamente. Aquellos que juegan a los bolos también encuentran que el aparato mágico para masaje les resulta muy útil, ya que mantiene a sus manos y brazos fuertes y relajados.

Para obtener mayores beneficios, algunas personas utilizan dos aparatos para masaje reflexológico al mismo tiempo, uno en cada mano. En el Diagrama 16 podrá ver por qué al usar dos aparatos para masaje podrá estimular los puntos reflejos a la mayoría de los órganos y glándulas que se encuentran a ambos lados de su cuerpo. Si oprime los aparatos para masaje firmemente con ambas manos, sentirá una tensión sobre cada músculo de su cuerpo, especialmente en los músculos interiores alrededor de sus glándulas y órganos.

Los ejercicios reflexológicos para la parte inferior del cuerpo no solamente serán de beneficio para el área lumbar inferior, sino también para el canal uretral y la vejiga. Serán de beneficio para los órganos reproductivos a grado tal que muchas personas sentirán un interés renovado en el sexo, como si hubieran sido rejuvenecidas.

Advertencia: No haga lo anterior de manera excesiva la primera semana, o comenzará a experimentar muchos dolores y a pensar que algo anda mal con sus órganos.

Haga estos ejercicios una vez al día durante los dos primeros días, y luego aumente su frecuencia a dos veces al día durante dos días, y así sucesivamente, hasta que sus músculos se hayan adaptado. De lo contrario, pasaría como si sometiera a sus piernas o brazos a un ejercicio excesivo y le dieran calambres en los músculos. No deje que se produzcan calambres en sus músculos interiores. La primera o la segunda semana sencillamente tómese las cosas con calma, y pronto encontrará que se habrá convertido en una persona nueva y más hermosa gracias a los milagros de la naturaleza y la reflexología.

EL LIMPIADOR PARA LA LENGUA

Por siglos, mucho antes de que comenzaran a existir los líquidos comerciales para lavado bucal, los pueblos de Oriente utilizaban un método natural para tener un aliento fresco y limpio, la limpieza de la lengua. Usted también puede utilizar un limpiador de lengua para eliminar esos depósitos que producen un mal olor en la boca. *¡El limpiador para lengua limpia lo que el cepillo de dientes no puede limpiar!* De hecho, su cepillo de dientes jamás fue pensado o diseñado para su lengua. Utilice un limpiador para lengua después de haber cepillado sus dientes. Su cepillo de dientes y su limpiador para lengua son una combinación perfecta que le permitirá tener una higiene oral completa y superior.

Antes de utilizar un limpiador para lengua, esterilícelo en agua hirviendo durante cinco minutos, o colóquelo en un lavavajillas automático.

Sostenga el limpiador por ambos extremos, de modo que su porción media y curva apunte al interior de su boca. Saque la lengua y, de manera suave y lenta, raspe la superficie superior con un movimiento de adentro hacia afuera, y viceversa (ver Fotografía 24). A continuación, coloque el limpiador bajo agua corriente para que el agua se lleve el depósito pegajoso. Ahora podrá entender lo sucia que estaba su lengua. Repita este procedimiento de raspado tantas veces como piense que es necesario, por lo general cuatro o cinco veces. Una vez que se haya acostumbrado a limpiar su lengua con este aparato, ajuste la presión de raspado de acuerdo a sus necesidades.

Esterilice su limpiador para lengua a intervalos regulares. No es recomendable que más de una persona utilice el mismo limpiador para lengua.

Si usted está utilizando el limpiador para lengua por primera vez, es probable que la lengua le quede sensible más o menos por una semana. Si esto llegara a suceder, no se alarme. No se presentarán consecuencias perjudiciales. Los niños pueden utilizar el limpiador para lengua, pero deberán hacerlo bajo la supervisión de un adulto.

EL MASAJEADOR REFLEXOLÓGICO PARA LA PALMA DE LA MANO

El reflexor para la palma de la mano es una pequeña pelota de goma todavía utilizada por muchos doctores para fortalecer a los músculos de los brazos. Se utiliza en muchos hospitales para ayudar a las personas que padecen de artritis, y también para ayudar a las personas que padecen de parálisis por diversas causas.

EL PEINE REFLEXOLÓGICO

Oprimir y dar masaje a los puntos reflejos con los dedos le dará resultados satisfactorios la mayor parte del tiempo, pero en algunos casos se requerirá de una presión uniforme y simultánea por varios minutos. Cuando éste sea el caso, utilice un peine. En caso de una emergencia podrá utilizar cualquier tipo de peine, pero tenga en mente que la mayoría de los peines están hechos de plástico. Si ejerce demasiada presión sobre los dientes, podría romper el peine fácilmente y lastimarse las manos o los dedos. Por lo tanto, en el campo de la reflexología los doctores recomiendan el uso de un peine de metal. Se cree que las vibraciones del metal también ayudan a estimular el flujo de las fuerzas vitales. Ciertos metales emiten "rayos o vibraciones" que estimulan la corriente de las fuerzas vitales al interior del cuerpo.

El peine de metal es muy útil, pues permite llegar a varios puntos reflejos al mismo tiempo. En la Fotografía 22 podrá ver cómo se oprimen las puntas de los dedos contra los dientes del peine al mismo tiempo que se oprime el pulgar sobre el extremo del mismo. Los dientes del peine también se pueden utilizar en las membranas que existen entre los dedos. Puede utilizar además la parte posterior del peine para ejercer una presión firme y uniforme.

Otros usos para el peine reflexológico

Tome el peine en su mano y oprima sus dientes contra las puntas de sus dedos, presionando al mismo tiempo su pulgar sobre el extremo del peine tal como se muestra en la Fotografía 22. Si usted tiene dos peines, utilice los dos, uno en cada mano, para obtener una sensación de fuerza vital renovada.

Trate de colocar los dientes del peine en diferentes posiciones. Oprima los dientes del peine contra los costados de su dedo pulgar. A continuación, oprima el pulgar contra el extremo del peine. Esto estimulará dos importantes glándulas endocrinas: la pituitaria y la pineal. Usted deberá sentir un alivio renovado casi de inmediato. Utilice este método en todos sus dedos.

También puede aplicar el peine reflexológico a sus pies de manera efectiva. Haga presión con el peine sobre toda el área de la base de su talón para llegar a todos los puntos reflejos del pie en esta área, trabajando los dientes del peine en dirección a su empeine pero manteniendo la presión de los dientes debajo de la base de su talón. Mantenga la presión sobre todos los puntos reflejos que le generen dolor contando lentamente hasta siete, y luego libere la presión y vuelva a ejercerla de nuevo. Repítalo de tres a cinco veces.

LAS GRAPAS REFLEXOLÓGICAS

En muchas ocasiones se han utilizado pinzas para ropa y gomas elásticas para hacer presión sobre los puntos reflejos. Sin embargo, ya están disponibles las grapas reflexológicas, que son más seguras, cómodas y fáciles de usar. Muchos doctores han utilizados estos sencillos objetos para anestesiar varias partes del cuerpo y curar muchos padecimientos.

Las grapas reflexológicas aplicadas a los dedos ayudan a aliviar el dolor de inmediato, en muchos casos de manera permanente. Edwin Bowers, M.D., que no sólo es médico, sino también autor de libros de autoayuda, afirma que "esta terapia de presión tiene una ventaja por encima de cualquier otro método para aliviar el dolor, ya que se ha demostrado que, en contraposición a los somníferos, cuando la presión (reflexológica) de una zona alivia el dolor, también tiende a eliminar la causa de ese dolor".

En la Fotografía 77 podemos ver grapas en el tercero, cuarto y quinto dedos de la mano derecha, estimulando con ello el borde exterior de la cabeza y las manos, al igual que los órganos que se encuentran del lado derecho del cuerpo. Si se colocan grapas al pulgar y al segundo y tercer dedos de la mano izquierda (ver Fotografía 53), estaremos tratando la zona del lado izquierdo de la cabeza y los órganos del cuerpo correspondientes.

Las grapas reflexológicas permiten mantener una presión uniforme sobre los puntos reflejos, para que usted pueda controlar varios puntos reflejos diferentes al mismo tiempo en vez de un sólo punto reflejo a la vez. Esto le permitirá controlar el dolor y las enfermedades de una manera más rápida y práctica, especialmente si usted está demasiado enfermo o tiene demasiado dolor como para oprimir cada punto reflejo con sus dedos por cualquier período de tiempo. Estas grapas se pueden utilizar en uno o varios dedos al mismo tiempo, en los lóbulos de las

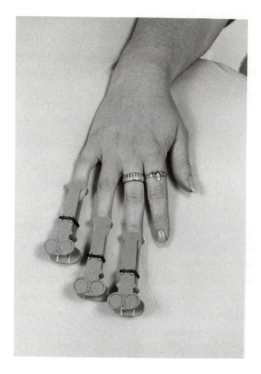

Fotografía 77: Grapas reflexológicas en el tercer, cuarto y
quinto dedo para estimular o
anestesiar la parte exterior de la
cabeza y el cuerpo.

orejas o en la membranas que se encuentran entre los dedos (ver
Fotografías 19 y 37). También se pueden utilizar en los dedos de los
pies.

Utilizando las grapas reflexológicas para obtener vitalidad

Estimada señora Carter:

No puedo decirle lo complacido que me quedé la primera vez
que utilice sus grapas reflexológicas. Cada vez que las colocaba en
los dedos de mis pies, parecían estimular a mis órganos internos y
hacer que mi vigor y mi vitalidad en general mejoraran por lo
menos en un 100 por ciento.

–L.C.

El prensador o sonda para la lengua

Un sencillo prensador para lengua permite resolver muchos problemas
de salud. Al oprimir los puntos reflejos en la lengua, usted puede eli-

minar dolores de cabeza, dolores de muela, dolores abdominales, calambres menstruales, dolor de garganta y muchas otras molestias (ver Fotografía 23). Es muy fácil de llevar en su bolsa o en su billetera para que lo pueda utilizar en casos de emergencia. *¡Advertencia! Si usted está embarazada, no utilice el prensador para lengua;* relajará a sus órganos reproductivos y puede ocasionarle un aborto.

EL CEPILLO DE ALAMBRE ESTIMULA LOS PUNTOS REFLEJOS

Cada vez que usted le dé ligeros golpecitos a sus puntos reflejos con las cerdas de metal de su cepillo, estará estimulando el flujo de la fuerza vital eléctrica para que entre en acción inmediata en el área con la que se está estableciendo contacto. El cepillo de alambre no sólo es excelente para cepillar su pelo, sino que también, al ser usado como se indica para golpear ligeramente su cabeza y otras áreas del cuerpo, puede estimular a todo su ser para que obtenga una energía y vitalidad renovadas (ver Fotografía 12).

EL MILAGRO DE LA PEQUEÑA CAMA ELÁSTICA

Brincar sobre una pequeña cama elástica fortalecerá cada una de las células de su cuerpo, una y otra vez, aproximadamente cien veces por minuto. Cada una de sus células se verá fortalecida con este esfuerzo. Este constante tirar y liberar a todas las células de su cuerpo al mismo tiempo las ayudará a ponerse firmes y fuertes.

Henry Savage, M.D., nos dice: "Durante mis treinta y cinco años como médico en ejercicio, jamás he encontrado un solo método para hacer ejercicio, a ningún precio, que haga más por el cuerpo que el ejercicio de rebotar".

No conozco otra forma más poderosa para fortalecer su cuerpo y ayudarlo a gozar de una perfecta salud, al igual que para conservarla, que estimular el crecimiento celular saludable por medio de una combinación de la reflexología y el ejercicio en una cama elástica miniatura.

LOS ELEVADORES DE CAMA

Muchas personas elevan la parte delantera de sus camas para que puedan dormir con la cabeza hacia abajo. De esta forma, durante un cierto tiempo, revierten la fuerza de la gravedad que, a través de un empuje descendente, afecta a sus cuerpos. Esa fuerza gravitacional descendente y constante a la que nuestros cuerpos se ven expuestos durante el día es una causa de envejecimiento. Las células del cuerpo se debilitan y los tejidos corporales comienzan a volverse flácidos. Nuestros cuerpos inclusive comienzan a encogerse como consecuencia de esa fuerza descendente y constante. Por lo tanto, usted necesita hacer que su cabeza quede a un nivel inferior al de su corazón por lo menos parte del tiempo. Para revertir el proceso de envejecimiento, usted puede elevar las patas delanteras de su cama de siete a 15 cm (tres a seis pulgadas).

La reflexología y sus mascotas

Los animales son una de las maravillas de la naturaleza. Son compañeros amorosos e incondicionales que están siempre a nuestra disposición para recibir nuestras caricias y nuestra atención, entablando con nosotros una relación que ha demostrado ser extremadamente benéfica tanto para nuestra mente como para nuestro cuerpo.

Las positivas contribuciones que los animales pueden hacer a la salud humana no pueden soslayarse. Sencillamente acariciar a una mascota puede disminuir los signos de tensión y aliviar el dolor. Una mascota hará que su mente se distraiga. ¿Alguna vez ha visto a un cachorro o a un gatito jugar con su cola, o saltar a una bolsa? Si lo ha visto, es muy probable que no haya resistido la tentación de reírse. El humor tiene una gran influencia sobre la enfermedad, el estrés y la depresión.

El State University College of Veterinary Medicine en el estado de Washington tiene un programa de interacción entre personas y mascotas en el que las personas discapacitadas llegan a hacer cosas como montar a caballo. Quien normalmente está en silla de ruedas puede subir a un caballo, sintiéndose más fuerte, más grande y mucho más feliz. Entre los animales y la gente por lo general se establece un vínculo muy estrecho, y en el caso de las personas discapacitadas, este vínculo hace que la vida sea aún más llevadera.

UNA MASCOTA ES LA MEJOR MEDICINA PARA UNA PERSONA SOLA

En la vida de muchas personas, el amor por los animales juega un papel muy importante. Para muchos, los animales toman el lugar de los hijos que ya han dejado la casa o de los hijos que jamás tuvieron. Todo el mundo debería tener alguna mascota. El tipo de mascota que sea no hará ninguna diferencia; ¡basta con que tenga *vida*!

Se ha demostrado científicamente que las personas con enfermedades del corazón viven mucho más tiempo si tienen una mascota a la que puedan amar y que les haga compañía. Una mascota es la mejor medicina para una persona sola, y todas las mascotas tienen una gran inteligencia, sin importar de qué animal se trate. Aunque algunos animales tienen cerebros muy pequeños, se sorprenderá de la respuesta que pueden dar a su amor y sus cuidados. Yo he tenido todo tipo de mascotas que usted se pueda imaginar, y no hubo una sola con la que no me relacionara estrechamente; inclusive una tarántula que mi paciente madre me dejó tener en la cocina durante mucho tiempo en una época en la que no tenía a ninguna otra mascota a quien amar. La ciencia está ahora demostrando que todas las formas vivientes tienen una gran inteligencia. Entonces, ¿por qué no habrían de responder a nuestra atención y nuestro amor?

CÓMO PUEDE AYUDAR A SU ANIMAL LA REFLEXOLOGÍA

Cada vez que su mascota se enferme, haga la prueba con la reflexología. Utilice el mismo método descrito en este libro. Trate de detectar cualquier área sensible en el cuerpo, de manera particular en la base de sus patas. Cuando el animal salte, eso le indicará que ha encontrado un punto reflejo a alguna glándula u órgano que está funcionando deficientemente, o a una lesión en alguna parte del cuerpo. Sencillamente oprima y deslice su dedo sobre ese punto sensible tanto como el animal se lo permita. Los animales parecen entender lo que usted está tratando de hacer, y casi siempre le permitirán que prosiga con el trabajo reflexológico, aun cuando se encuentren experimentando dolor. Sin embargo, si un animal enfermo no se muestra muy amigable, respete sus deseos y déjelo descansar.

Desde luego, la primera vez que haga uso de la reflexología en su mascota, hágalo de manera moderada. Tal vez le resulte útil comenzar a dar masaje suavemente en aquellas áreas en las que usted sepa que el animal disfruta, como sus puntos favoritos alrededor de la cabeza, a los lados del hocico, debajo del maxilar inferior y el cuello, el lomo y la cola (y, adicionalmente, en el caso de los perros, el estómago y la ingle). Una vez que su animal se encuentre relajado y sepa que puede confiar en usted, tome una de sus patas delanteras y trabájela con una presión suave y cuidadosa tanto por encima como por debajo de la garra. Trabaje los puntos reflejos que se encuentran en sus cojinetes, para luego hacer girar ligeramente cada uno de los dedos de su pata entre su dedo índice y su pulgar unas cuantas veces. Trabaje los tendones y los puntos reflejos que se encuentran hacia arriba de la pata. Usted deberá sostener la pata con una de sus manos para poder trabajar los puntos reflejos con la otra. Trabaje la pata en su totalidad en dirección ascendente y alrededor de ella, y también los tendones y los músculos de manera cruzada, prestando especial atención a la muñeca (la zona cercana al espolón) y a las articulaciones. Hágalo con cuidado. Repita el mismo procedimiento con la pata trasera del lado en el que se encuentre trabajando.

Usando ambas manos, sujete a su mascota de las cuatro patas y voltéela con cuidado. Una vez más, comience a trabajar con la pata delantera. Repita el mismo procedimiento con la pata trasera, trabajando en ella hasta llegar a la base de la cola. Trabaje cada una de estas áreas con un movimiento de presión circular.

Usted puede trabajar los puntos reflejos en otras zonas del cuerpo de sus mascotas en la misma forma. Sin embargo, recuerde que debemos trabajar con los puntos reflejos que se encuentran debajo de la piel, así que no le dé masaje a la superficie solamente. Haga que su mascota se relaje juntando las puntas de sus dedos y trabajándolas en pequeños círculos a lo largo de su espina dorsal. (No ejerza presión sobre las vértebras mismas). Si nota que su mascota salta al oprimir ciertos puntos reflejos, disminuya la presión, pues puede tratarse de un punto reflejo muy sensible.

Si usted sabe que existe una afección específica que pudiera estar provocando que el sistema de su animal pierda su equilibrio, todo lo que deberá hacer es trabajar el punto reflejo correspondiente para liberar un flujo de energía vital que vaya al área con un funcionamiento deficiente. Si está trabajando un área que pareciera ser particularmente sensible, o si el animal pareciera encontrarse experimentando debilidad en una pata, frótese las manos y colóquelas sobre el área correspondiente durante un minuto, dejando que el calor y la energía penetren en ella. Puede hablarle al animal y animarlo para que se ponga bien diciéndole que se va a curar.

¡Las mascotas son un lujo! Pero para su existencia dependen exclusivamente de usted. Por lo tanto, sea bueno con ellas... merecen llevar una buena vida.

Un buen toque final

Una vez concluida la sesión de reflexología, puede añadir un buen toque final acariciando a su animal de la cabeza a las patas. Puede comenzar por la parte superior, acariciando suavemente a su mascota en la cabeza, a lo largo del cuello, y luego descendiendo por su lomo hasta llegar a la cadera, para luego continuar hacia abajo por la pata trasera hasta llegar a la garra. Pase a la pata delantera y, de nuevo, déle masaje en dirección descendente hasta llegar a la garra. Lentamente, acaricie a su mascota y déle ligeras palmaditas con una o ambas manos cinco veces. A continuación, puede dar vuelta al animal para acariciar su otro lado de la misma forma. Su mascota se relajará mucho.

He recibido cartas de personas que han hecho uso de la reflexología para ayudar a sus mascotas a superar muchas enfermedades que sus veterinarios no podían curar. En muchos casos, los animales guían a sus propios dueños hacia los puntos reflejos que necesitan de estímulo mordiendo o rascándose ciertas áreas. El Sr. J. me escribió para contarme del éxito que tuvo al curar a su valioso perro guardián de una enfermedad desconocida.

Valioso perro guardián curado

Estimada Sra. Carter:

Borax es un hermoso gran danés de seis años de edad. Siempre había sido muy sano, hasta hace un mes. Es un perro guardián muy importante para nuestro negocio, además de un cariñoso compañero para toda mi familia.

Una mañana, al entrar al jardín, Borax no salió a saludarme como era su costumbre. Lo encontré en su cama temblando y muy enfermo.

De inmediato lo llevé al veterinario, y después de un cuidadoso examen, el veterinario me dijo que no había encontrado nada malo en él, así que me sugirió practicarle una operación exploratoria. Yo me opuse a ello y me llevé a Borax a casa para darle a la naturaleza la oportunidad de curarlo.

El veterinario me dijo que a veces los animales tienen sus propias técnicas para curarse. El perro continuó enfermo durante varios días, pero no parecía ni mejorar ni empeorar; sencillamente se quedaba quieto en su cama. Comencé a observarlo, y pude ver que en ocasiones hacía el intento de pararse y rascar su lomo contra el techo de su caseta. En ese momento pensé en la reflexología y en las cosas que usted ha dicho acerca de los animales en su maravilloso libro. Entonces comencé a tratar de detectar puntos sensibles sobre el lomo de Borax. Deslicé mis manos a ambos lados de su lomo y sobre sus costados al mismo tiempo que ejercía presión, tratando de detectar cualquier punto sensible. Borax parecía entender lo que me encontraba haciendo e insistía en voltearse, haciendo que su lado derecho quedara frente a mí. Me concentré sobre ese lado, y encontré un punto que lo hizo saltar y ladrar. En ese momento supe que había dado con la causa de su problema. Al principio trabajé el área suavemente; a medida que el dolor cedía, comencé a trabajar ejerciendo una presión mayor.

Utilicé esta técnica de presión y deslizamiento con mis dedos en Borax varias veces ese día, y esa misma noche pudo pararse, mover la cola y comer. Dos días más tarde, había regresado a su actitud de felicidad acostumbrada, corriendo para todos lados y jugando con los niños. Jamás supimos cuál fue su problema, pero estoy seguro de que de no haber utilizado la reflexología en él, habría muerto. Y todos nosotros creemos también que usted es la responsable por habernos ayudado a salvar la vida de nuestro amado compañero... ¡y sencillamente no existen palabras suficientes para agradecérselo!

Gracias y Dios la bendiga.

–Sr. J.

Estimada Sra. Carter:

Quiero contarle acerca de mi pequeño perro y la reflexología. Un día noté que se lamía y se mordía la pata izquierda casi constantemente, así que pensé que sería mejor examinarlo para averiguar qué era lo que andaba mal. No pude encontrar nada malo en su pata. Examiné sus dedos, la zona del cojinete y la pata misma, pero al examinarlo más detenidamente, descubrí que mi gato le había arañado el ojo y que tenía una gran cortadura en la zona del globo ocular.

Lo llevé al veterinario, que me dio unas gotas para que se las pusiera en el ojo y se curara. Pero el animal seguía lamiéndose y mordiéndose la pata del mismo lado del ojo lesionado. Comencé a trabajar los puntos reflejos en su pata, y su ojo pronto sanó.

Para mí, lo anterior demuestra que los animales recurren a la reflexología para curar sus padecimientos de una manera instintiva. Le recomiendo chequear a su mascota cada vez que la vea lamiendo y mordiendo sus patas. Tal vez se encuentre tratando de solucionar un problema en alguna otra parte del cuerpo.

Gracias, y Dios la bendiga por la reflexología.

Atentamente,

–J.W.

Estimada Sra. Carter:

A través de sus videos y sus libros... ¡ya siento como si la conociera! Le envío esta breve nota sencillamente para explicarle cómo fue que la reflexología ayudó a Roger, un miembro de nuestra familia. Roger es un hermoso perro de caza que comenzaba a mostrar síntomas de envejecimiento. Todo el tiempo se la pasaba durmiendo y presentaba signos de rigidez en sus articulaciones traseras. Su apariencia general era de debilidad.

Comenzamos a utilizar el masaje reflexológico básico en sus patas una vez al día. Trabajábamos aproximadamente por un minuto en cada pata, para luego pasar a la siguiente. La sesión en su totalidad duraba cinco minutos aproximadamente. También añadíamos una cucharadita de levadura de cerveza a su comida y le dábamos una tableta de harina de huesos una vez al día. Roger hace ejercicio una vez más con nosotros y sus signos de rigidez al parecer han desaparecido. Es bueno tener nuevamente a Roger como un miembro "activo" de nuestra familia.

Un millón de gracias por sus enseñanzas.

–T.G.

Reflexología ayuda a perro campeón

Estimada Sra. Carter:

Con orientación y mucho entrenamiento, mi cachorra se convirtió en una perra de exhibición campeona. Cuando tuvo sus primeros cachorros, una amiga se quedó con uno. De nuevo, con perseverancia, entrenamos al cachorro, Muffin, que también se convirtió en campeón. Muffin, ahora de quince años de edad, fue introducido a la reflexología la semana pasada. Mi amiga se sintió tan complacida que concertó dos citas semanales para que le dieran tratamientos reflexológicos tanto a Muffin como a ella.

–P.C.

Así que, cada vez que su mascota se sienta mal, recurra a la reflexología para estimular en ella una mejor circulación, una buena salud y relajación. Las sesiones reflexológicas regulares reforzarán el vínculo de afecto entre usted y su mascota. Las mascotas son nuestros compañeros, y nos reconfortan a través de su contacto. Ninguna persona que tenga una mascota carece de familia.

Conclusión:
Cúrese usted mismo y cure a su vecino

En este libro le he dado varios métodos naturales para curar desde un simple dolor de cabeza hasta la más grave de las enfermedades degenerativas crónicas.

No he escrito este libro para que lo lea y lo haga a un lado. Me gustaría que fuera de uso diario para usted, sus seres queridos y sus vecinos.

He dedicado mi vida a la investigación para llevar a cada hombre, mujer, niño o incluso animal, una forma natural, simple e inofensiva para vivir una vida sin dolor y sin enfermedad ¡de una manera libre y segura! Me gustaría que usted entendiera y aprendiera a usar el don más preciado que Dios nos ha dado: la *reflexología*, el camino natural hacia una salud perfecta.

Me resultaría imposible revelar en un solo libro todos los milagrosos métodos de curación natural que he descubierto a lo largo de mis muchos años de investigación en todo el mundo.

Puedo realmente afirmar que a lo largo de todos mis viajes y de las investigaciones que he realizado, tanto en Estados Unidos como en el extranjero, jamás he encontrado método de curación alguno que pueda compararse con el simple y dinámico poder curativo de la reflexología.

En algunas partes del libro he proporcionado algunos otros métodos de curación natural para su uso combinado con la reflexología, pero quiero que sepa que, si se usa de la manera indicada, la reflexología es la clave para deshacerse del dolor y obtener una curación natural a toda enfermedad.

Aunque el libro trata en su mayor parte de los aspectos físicos y materiales relacionados con la obtención de la salud y la eliminación del dolor, tenga en mente que el verdadero propósito de lograr una vida sana y duradera es el de reconocer el supremo propósito divino para el que todos hemos nacido. Una salud perfecta sería un desperdicio a menos que ese cuerpo saludable se usara como un molde en el que se desarrolle nuestro espíritu. Nuestra existencia en este planeta constituye un período de aprendizaje que nos permite mejorar y perfeccionar nuestras características humanas y divinas.

Siguiendo las instrucciones que se proporcionan en este libro y en mis libros anteriores sobre reflexología de la mano y el pie, usted podrá usar este dinámico poder de la curación natural para su bien y para el de aquellos que están llorando en medio del angustioso sufrimiento y la desesperación, a través del sencillo método de oprimir ciertos puntos reflejos eléctricos que están en el cuerpo. Aunque diferentes cuerpos requieren de diferente medicación y diferentes vitaminas, *la reflexología funciona de la misma manera para todos*.

Le he dado la llave para acceder a la fuente y al poder de la curación. Abra la puerta, crúcela, y cúrese usted mismo y cure a su vecino.

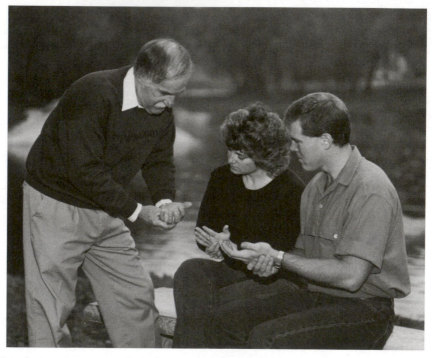

Ayude a otros a aprender cómo estimular una salud, un vigor y una juventud renovadas.

ÍNDICE ANALÍTICO

Si usted está interesado en adquirir cualquiera de los aparatos reflexológicos que se muestran en este libro, sírvase enviar $2.00 dólares y recibirá un catálogo. Esta cantidad le será reembolsada junto con su primer pedido.

Escriba a: **STIRLING ENTERPRISES, INC.**
P.O. BOX 216
COTTAGE GROVE, OREGON 97424

O llame al 1-503-942-4622.

Horarios de atención telefónica:
De lunes a jueves de 9.00 a.m. a 3:00 p.m. hora del pacífico.

Recuerde: Las compras por catálogo le ahorran el tiempo y la gasolina que invertiría para buscar estos exclusivos productos.

Estimada Sra. Carter:

Quiero expresarle mi agradecimiento por sus maravillosos libros. Siempre le hablo de sus libros a todas las personas que conozco, y tengo una gran fe en la reflexología. Espero ver el día en el que las operaciones, las drogas y los medicamentos de todo tipo desaparezcan, cediéndole el paso al método natural que Dios nos ha dado para recuperar la buena salud y conservarla de manera natural.

Gracias una vez más. Que Dios la bendiga.

—M.R., Canadá

Estimada Sra. Carter:

Antes que nada, me gustaría decirle que su libro *Helping Yourself with Foot Reflexology* es una de las posesiones más importantes que tenemos.

Somos tres generaciones de artistas, pero vivimos en 97 hectáreas en una granja al norte de Minnesota. Llegamos aquí hace ocho años y tenemos un negocio de alfarería, además de practicar la jardinería orgánica. Su libro le ha ahorrado honorarios médicos a mucha gente. Los doctores aquí tienen fama de ser malos, y todos estamos muy agradecidos a usted. Vivimos en un área rural apartada, así que durante el invierno (aunque nos encontramos fuera casi todo el día) contamos con su libro y con los alimentos orgánicos para mantenernos en forma. No sé qué haríamos sin la información que nos ha brindado la reflexología. Gracias por su excelente libro y por toda la ayuda que nos ha dado.

Atentamente,

—B.W.P.

Estimada Sra. Carter:

Trabajo con un grupo de hombres viajando adondequiera que nuestro trabajo nos lleve. En diversos sitios a los que somos enviados no contamos con ningún tipo de asistencia médica o con doctor alguno. Todos nosotros hemos aprendido a ser nuestro propio doctor en aquellos lugares en los que no había uno disponible. La reflexología nos ha ayudado en muchas formas, durante muchos años.

—C.V. y su equipo

Estimada Sra. Carter:

Después de haber leído su libro *Helping Yourself with Foot Reflexology*, deseo aprender más acerca de la reflexología. Tendré la oportunidad de viajar a Estados Unidos en julio, y me interesaría cualquier tipo de programa de capacitación que usted pudiera recomendarme.

Gracias. Le estoy agradecida por mi aprendizaje sobre reflexología. Espero tener la oportunidad de aprender más.

Atentamente,

–R.P.

Estimada Sra. Carter:

Antes que nada, estoy muy agradecida por su maravilloso libro *Hand Reflexology: Key to Perfect Health*, que me ayuda mucho a mí y a mis amigos. Sé que usted recibe miles de cartas de todo el mundo con las mismas expresiones de agradecimiento. Sin embargo, no puedo evitar hacer lo mismo, pues siento la necesidad de comunicarle personalmente qué felicidad, realmente, nos ha dado a mí y mis amigos. Que Dios se lo pague un millón de veces.

Le repito: ha hecho usted un trabajo maravilloso, un legado al mundo entero para toda la vida. Felicidades, y se lo agradezco infinitamente. Espero escuchar de usted. Orando por usted,

–L.M.T., Monasterio Carmelita